权威·前沿·原创

皮书系列为
"十二五""十三五""十四五"时期国家重点出版物出版专项规划项目

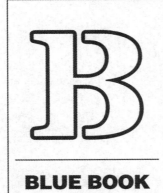

BLUE BOOK

智 库 成 果 出 版 与 传 播 平 台

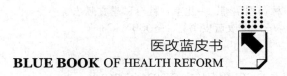

医改蓝皮书

BLUE BOOK OF HEALTH REFORM

中国医改发展报告
（2024）

DEVELOPMENT REPORT ON HEALTH REFORM IN CHINA

(2024)

组织编写／中国医学科学院
主　　编／杨建立　王　辰　邓海华
执行主编／秦　坤　刘　辉
副 主 编／薛海宁　庄　宁　林　莉

社会科学文献出版社
SOCIAL SCIENCES ACADEMIC PRESS（CHINA）

图书在版编目（CIP）数据

中国医改发展报告. 2024 / 中国医学科学院组织编写；杨建立，王辰，邓海华主编；秦坤，刘辉执行主编；薛海宁，庄宁，林莉副主编. --北京：社会科学文献出版社，2024.12. --（医改蓝皮书）. --ISBN 978-7-5228-4708-5

Ⅰ. R199.2

中国国家版本馆 CIP 数据核字第 2024XC2260 号

医改蓝皮书
中国医改发展报告（2024）

组织编写 / 中国医学科学院
主　　编 / 杨建立　王　辰　邓海华
执行主编 / 秦　坤　刘　辉
副 主 编 / 薛海宁　庄　宁　林　莉

出 版 人 / 冀祥德
组稿编辑 / 周　丽
责任编辑 / 王玉山　李艳芳
责任印制 / 王京美

出　　版 / 社会科学文献出版社·生态文明分社（010）59367143
　　　　　　地址：北京市北三环中路甲 29 号院华龙大厦　邮编：100029
　　　　　　网址：www.ssap.com.cn
发　　行 / 社会科学文献出版社（010）59367028
印　　装 / 天津千鹤文化传播有限公司

规　　格 / 开　本：787mm×1092mm　1/16
　　　　　　印　张：23.75　字　数：357 千字
版　　次 / 2024 年 12 月第 1 版　2024 年 12 月第 1 次印刷
书　　号 / ISBN 978-7-5228-4708-5
定　　价 / 128.00 元

读者服务电话：4008918866

医改蓝皮书编委会

主　　编　　杨建立　王　辰　邓海华

执行主编　　秦　坤　刘　辉

副 主 编　　薛海宁　庄　宁　林　莉

编写成员　　（按姓氏笔画顺序）

万　腾	万新华	万艳丽	马　聪	马金辉
马辛格	马晓静	王　芳	王　正	王　智
王　峥	王秀峰	王春晓	王敬媛	冯佳园
冯芮华	叶小敏	叶志强	叶志宏	付　强
包鹤龄	史真真	宁　光	许树强	孙　斌
孙晓北	刘阳（小）	刘志刚	刘秀娟	刘思琦
刘逸杰	刘颖琪	朱建国	朱薇薇	闫　捷
吴沛新	吴胤歆	吴晓程	吴红艳	吴蓓雯
李　建	李　洋	李　创	李　琴	李晓燕
李军民	李春明	李秉航	张　宇	张　琪
张小可	张小娟	张文智	张立强	张光鹏
张铁山	张廷浩	张植晟	张维斌	张抒扬
张英楠	陈　斌	陈　恔	陈　康	陈灼林
陈伊航	杨　孜	杨肖光	杜　勇	杜　斌

应亚珍	沈士祺	肖睿宏	严晓博	周　倩
周小园	周端华	罗　立	罗　欣	明　强
卓　纳	贺　宏	郑　爽	赵　锐	赵　君
赵明阳	赵维苢	侯　莹	段文利	徐　斌
徐小平	徐保华	郭　欣	郭珉江	贾　梦
唐文静	洪令瑶	倪　洁	栾婧姝	常云峰
黄　飞	黄元斌	饶　霞	曹　华	曹晓琳
谢又荣	谢远雄	韩　梅	蔡映红	管雪帆
潘建波	戴　唯	瞿介明		

主编简介

杨建立 现任国家卫生健康委体制改革司司长，历任卫生部办公厅副主任，国家卫生计生委办公厅监察专员，国家卫生健康委直属机关党委常务副书记（正司局长级）兼人事司副司长。

王 辰 中国工程院副院长，中国医学科学院北京协和医学院院校长，国家呼吸医学中心主任。中国工程院院士，美国国家医学科学院、欧洲科学院外籍院士，欧洲科学与艺术学院院士，中国医学科学院学部委员。担任世界卫生组织（WHO）多项重要专业职务。*Chinese Medical Journal*（中华医学杂志英文版）总编辑。主要研究领域包括呼吸病学、群医学及公共卫生。在 *New Engl J Med*、*Lancet* 等国际权威期刊发表论文 300 余篇。获得国家科技进步特等奖、一等奖、二等奖。

邓海华 现任中国医学科学院北京协和医学院党委书记、副院校长。历任卫生部办公厅副主任、新闻发言人，健康报社党委书记、社长，健康报社有限公司董事长、党委书记等职务。长期从事新闻宣传管理和突发事件风险沟通工作，参与了原卫生部新闻发布和发言人制度的建立和完善，亲历了非典、H5N1、H1N1、H7N9 等重大突发公共卫生事件的风险沟通工作。带领健康报社进行了转企和改制，逐步建立完善公司法人治理体系，形成科学的管理体制和现代企业制度。

摘　要

　　中国医学科学院以科学性、严谨性和代表性为原则，组织医改领域有关专家、地方卫生健康委，以 2023 年医改主要进展和现阶段医改重点领域、重点问题为主要内容编写本书，基于事实证据对医改进行客观分析，提出面向新时代的改革战略构想，为进一步深化医药卫生体制改革提供有力支撑。

　　2023 年是深入贯彻落实党的二十大精神的第一年，深化医药卫生体制改革，不断完善以人民健康为中心的发展机制，以体制机制改革创新为动力，聚焦重点领域和关键环节，推进医药卫生事业高质量发展，以健康中国建设的新成效增强人民群众获得感、幸福感、安全感。优质医疗资源扩容和区域均衡布局持续推进，以公益性为导向的公立医院改革不断深化，多层次医疗保障体系持续完善，医药领域改革和创新发展推进提升药品供应保障能力，国家公共卫生体系进一步健全，发展壮大人才队伍等改革相关领域的建设成效凸显。党的二十届三中全会强调深化医药卫生体制改革的重大意义，将深化医药卫生体制改革作为进一步全面深化改革、推进中国式现代化的一项重要任务予以部署。未来医改发展战略应更加突出医疗卫生供给侧结构性改革和内涵式发展，更加突出卫生健康服务的系统连续，更加注重改革的系统集成，巩固和完善中国特色基本医疗卫生制度，不断完善卫生健康高质量发展体制机制，用创新技术和手段赋能卫生健康事业高质量发展。

　　本书包括总报告、专题报告和地方经验与案例三个部分。总报告围绕完善医疗卫生服务体系、深化以公益性为导向的公立医院改革、持续完善中国

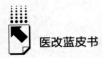

特色医疗保障制度、推进医药领域改革和创新发展、强化医药卫生全行业综合监管效力，以及人才、数智技术、科技助力医改深化等 2023 年医改的重点领域，系统、科学、客观分析各领域改革的主要进展、成效及问题。专题报告围绕医疗、医保、医药协同发展和治理，公立医院改革与高质量发展，医保支付方式改革等内容，客观、深入论证重点领域核心问题，从专家视角进行系统分析，希望能给读者带来启发和思考。地方经验与案例部分选取部分改革进度较快且改革成效有所显现的典型地区，对其实践经验进行总结，为推动全国医改向纵深发展提供借鉴和启示。

关键词： 医药卫生体制改革　高质量发展　体制机制改革

目　录 ⟩⟩

Ⅰ　总报告

Ⅱ　专题报告

Ⅲ　地方经验与案例

皮书数据库阅读使用指南

总报告

B.1

2023年深化医改进展与成效

中国医学科学院医学信息研究所课题组*

摘　要：　2023年，全国持续推进深化医改工作，多项关键改革举措落地见效：持续促进优质医疗资源扩容下沉和区域均衡布局，分层分级提高医疗卫生服务能力，医疗卫生服务体系不断完善；以公益性为导向的公立医院改革取得了重要进展，推进公立医院高质量发展；促进多层次医疗保障有序衔接，持续推动中国特色医疗保障制度高质量发展；推进医药领域改革和创新发展，药品供应保障能力进一步提升；创新医疗卫生监管手段，医药卫生综合监管效力得到强化。面对新的形势与挑战，未来医改发展战略应更加突出医疗卫生供给侧结构性改革和内涵式发展，更加突出卫生健康服务的系统性和连续性，更加注重改革的系统集成，巩固和完善中国特色基本医疗卫生制度，不断完善卫生健康高质量发展体制机制，用创新技术和手段赋能卫生健康事业高质量发展。

---

*　作者单位：中国医学科学院医学信息研究所、中国医学科学院北京协和医学院、国家中医药管理局监测统计中心医疗服务评价处。执笔人：刘辉、王芳、王秀峰、李建、赵锐、贾梦、冯芮华、包鹤龄、管雪帆、赵君、刘思琦、万艳丽、马晓静、孙晓北、郭珉江、张小娟、曹晓琳、刘阳（小）。

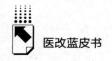
关键词： 医疗卫生服务体系 公立医院改革 医疗保障 药品供应保障
综合监管

引 言

党的二十大确立了全面建成社会主义现代化强国、实现第二个百年奋斗目标，以中国式现代化全面推进中华民族伟大复兴的中心任务。全面深化改革是实现中国式现代化的根本动力。在贯彻落实党的二十大精神的第一年，全国卫生健康系统深入推进医药卫生体制改革工作，不断完善以人民健康为中心的发展机制，促进医疗、医保、医药协同发展和治理，深化以公益性为导向的公立医院改革，进一步完善了促进全民健康的制度体系，助力中国式现代化迈出了坚实步伐。

"强基铸峰"推进优质医疗资源扩容和均衡布局。持续推进国家医学中心、国家区域医疗中心建设，中西部省份优质医疗资源布局更加均衡。落实对口支援工作，超过千余项诊疗技术在受援省份得到应用。提升市级和县级医疗机构能力，绝大部分县级医院达到二级及二级以上医院医疗服务能力。开展全国医疗卫生机构信息互通共享三年攻坚行动，推进智慧医院建设。全面加强紧密型县域医疗卫生共同体、紧密型城市医疗集团建设，部分地区探索建设县域次中心，更好地适应了新的经济社会发展形势，基层医疗卫生服务体系建设和分级诊疗工作探索出了新路径，群众在家门口就可以享受到更加优质的卫生健康服务。

"立破并举"完善卫生健康事业高质量发展保障机制。实现中国式现代化需要全面深化改革，贯彻新发展理念，构建新发展格局。深化医药卫生体制改革将为健康中国建设提供持续的动力和活力。2023年是"十四五"攻坚的关键一年，本年度全国卫生健康系统坚持以体制机制改革创新为抓手和先立后破、不立不破的原则，不断深化以公益性为导向的公立医院改革，建立以医疗服务为主导的收费机制，优化调整医疗服务价格，更好地体现技术进步、医疗劳务价值以及成本变化；推动各地落实政府办医投入责任，加强编制动态优化调整，完善薪酬分配制度，加大固定薪酬所占比重，公立医院主要负责人年薪制有序推进；新的经济驱动机制更加完善，相关改革成果不断显现。

"点面结合"推广三明经验，丰富中国特色医改新举措。国家层面采取重点指导、全面监测的方式，保证三明经验落地生根、开花结果。强化对综合医改联系省、公立医院改革与高质量发展示范城市等的指导，推动公立医院、紧密型医疗联合体等改革取得实效，率先形成引领示范效应；完善推广三明经验监测评价机制，明确医改重点工作和主要抓手，制度化推动各地强化对医药卫生体制改革的组织领导、落实政府投入责任、推进优质医疗资源扩容下沉和区域均衡布局、动态调整医疗服务价格等。各地结合自身实际情况，不断丰富医改探索路径，先后出现一批典型地区如浙江湖州、江苏盐城、河南周口、湖南湘潭、贵州遵义、四川攀枝花等，进一步拓展了三明医改内涵。

"协同共治"持续推进卫生健康治理现代化。强化医疗、医保、医药协同联动机制建设，探索紧密型县域医共体实行医保基金总额付费、结余留用、合理超支分担机制，落实药品和医用耗材集中采购医保资金结余留用政策等。推进紧密型医疗联合体建立药品联动管理机制、促进上下级医疗机构用药衔接，推动基层开单上级检查、基层检查上级诊断和检查检验结果互认等。持续加强行风建设，开展大型医院巡查，推进全国医药领域腐败问题治理，完善长效机制建设，进一步净化行业风气。多部门联合开展打击欺诈骗保专项整治等工作。坚持和加强党的全面领导，强化全面从严治党主体责任，防范廉洁风险。

党的二十届三中全会对深化医药卫生体制改革提出新要求、作出新部署，新阶段的医药卫生体制改革，需要锚定中国式现代化总体目标，助力健康中国建设，坚持新时代党的卫生与健康工作方针，全面完善健康优先发展战略实施路径，不断深化以公益性为导向的公立医院运行机制改革，为卫生健康事业高质量发展保驾护航，有效提升人民群众看病就医获得感。

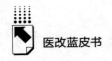

一 进展与成效

（一）进一步完善医疗卫生服务体系

2021年，习近平总书记在视察福建省三明市沙县总医院时，对深化医药卫生体制改革作出重要指示，强调要均衡布局优质医疗资源，做到大病重病在本省就能解决，一般的病在市县解决，头疼脑热在乡镇、村里解决。习近平总书记的重要指示为我国加快建立分级诊疗制度，构建有序的就医和诊疗新格局指明了方向，提供了根本遵循。近年来，国家卫生健康委会同有关部门通过持续推动深化改革，不断完善医疗卫生服务体系，增加优质医疗资源，分层分级提高医疗卫生服务能力，有效地满足了群众就医需求。

2023年3月，中共中央办公厅、国务院办公厅印发了《关于进一步完善医疗卫生服务体系的意见》，提出到2025年，医疗卫生服务体系进一步健全，资源配置和服务均衡性逐步提高，重大疾病防控、救治和应急处置能力明显增强，中西医发展更加协调，有序就医和诊疗体系建设取得明显成效。截至2023年，基层医疗卫生机构诊疗量占总诊疗量的51.8%①。全国共建成各种形式的医联体1.8万余个，全国双向转诊人次达到3032.17万，较2022年增长了9.7%，其中上转人次1559.97万，较2022年下降4.4%，下转人次数1472.2万，较2022年增长了29.9%。

1. 建设国家医学高峰和省级医疗高地

推进国家医学中心和国家区域医疗中心设置规划。截至2023年，已设置了13个类别的国家医学中心，覆盖北京、上海、湖北、广东、四川、浙江、湖南等省份的24家拔尖医院。同时，按大区设置儿童类国家区域医疗

---

① 《2023年我国卫生健康事业发展统计公报》，国家卫生健康委网站，2024年8月29日，http://www.nhc.gov.cn/guihuaxxs/s3585u/202408/6c037610b3a54f6c8535c515844fae96.shtml。

中心，覆盖辽宁、浙江、广东、重庆和四川、陕西等省份。

布局国家区域医疗中心建设项目。国家发展改革委已会同国家卫生健康委、国家中医药管理局确定了89家高水平试点输出医院，由输出医院承担区域医疗中心运营和管理的主体责任，负责向试点地区输出人才、技术、品牌、管理，在较短时间内提高区域内医疗服务水平。随着第五批国家区域医疗中心项目批复，国家区域医疗中心如期完成全国规划布局，覆盖了除北京、上海、天津3个直辖市以外的所有省份。在区域规划布局上，聚焦跨省异地就医问题突出、人口基数大、医疗资源相对薄弱省份，特别注重向中西部地区倾斜，前四批76个国家区域医疗中心项目医院中，中西部地区（含新疆生产建设兵团及享受中西部政策地区）占比87%。在省域内布局上，向省域次中心城市、人口大市、重要枢纽和节点型城市倾斜，覆盖地级市范围扩大到79个。

据统计，输出医院长期派驻（连续派驻6个月以上）国家区域医疗中心项目医院的人员超过3000人，一大批来自北京、上海、武汉等地高水平医院的管理、医疗、护理、医技、辅助等专业中青年骨干人才扎根输入省份，在独当一面服务患者的同时，为输出医院本部学科发展、人才队伍建设蓄积了更强势能，开拓了发展空间。

国家层面积极引导输出医院承担"主营"责任，国家区域医疗中心项目医院采取了"总院长+执行院长"模式，项目医院领导班子由输出医院和依托医院共同组成。多数输出医院已派出专人担任了项目医院执行院长或班子成员，突破传统"对口帮扶"模式"只看病、不管人"的局限，加快把输出医院的办院理念、学科发展、队伍建设、科室管理、质量安全管理、科研创新等规范制度和管理模式全方位引进落地。

通过国家区域医疗中心建设，项目医院的重点专科能力迅速提升。据初步统计，前四批项目医院累计重点建设400多个专科，累计为所在地引入医疗新技术6200余项，其中填补省内空白1300多项，大量原先仅在北京、上海、武汉、广州等少数城市开展的复杂医疗技术惠及了广大人民群众。在改善跨省大病就医流向方面，重点专科跨省就医外转率稳步降低，

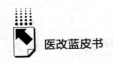

项目医院收获患者信任度和满意度方面的"好评"，越来越多的老百姓愿意选择就近留在省内就医，国家区域医疗中心项目医院成为他们信赖的"医"靠。

2. 持续提升地市和县级医疗水平

（1）开展城市医疗集团建设试点，全面推进紧密型县域医共体建设

2023年，国家确定了81个紧密型城市医疗集团建设试点城市，覆盖全国所有省份，计划到2025年，试点城市紧密型城市医疗集团管理体制更加科学，运行机制更加完善，服务模式更加优化，医疗资源供需更加匹配，就医格局更加合理。截至2023年7月，国家卫生健康委已完成紧密型城市医疗集团建设试点基线评估，了解试点城市基本情况，并印发《关于对口指导推进紧密型城市医疗集团建设试点工作的通知》，建立专家组对口指导机制，指导试点城市落实好试点工作方案要求。现阶段，各地紧密型城市医疗集团建设试点进展程度不同，体现在网格化布局、一体化管理、资源下沉共享等方面，紧密型城市医疗集团建设在配套政策协同、建立激励约束新机制以及信息化建设支撑等方面正在进一步探索和完善。

2023年12月，国家卫生健康委会同中央编办、国家发展改革委等9部门联合印发《关于全面推进紧密型县域医疗卫生共同体建设的指导意见》（国卫基层发〔2023〕41号），提出到2024年6月底前，以省为单位全面推开紧密型县域医共体建设的任务目标。2023年持续开展对全国828个县域医共体试点县的监测评价[1]，80%以上的县（区）达到紧密型标准。2018～2022年，紧密型县域医共体试点地区县域内就诊率从81.8%提升至89.9%，牵头医院达到县级医院综合能力或中医医院综合能力推荐标准的比例从43.2%提升至55.9%；牵头医院三四级手术占比从30.3%提升至46.9%；县域内基层医疗卫生机构门急诊占比从55.8%提升至62.7%[2]。

---

[1] 国家卫生健康委办公厅、国家医保局办公室、国家中医药局综合司《关于印发紧密型县域医疗卫生共同体建设评判标准和监测指标体系（试行）的通知》（国卫办基层发〔2020〕12号）。

[2] 《2023年基层卫生健康工作概述》，国家卫生健康委基层卫生健康司，2024年8月。

（2）加大城市医院对口支援力度，持续推进县级医院专科建设

2023年持续推进三级医院对口帮扶县级医院工作。鼓励三级医院探索与县级医院建立合作机制，实现疾病诊疗全链条合理分工、优势互补、利益共享。根据2023年县级医院医疗服务能力第三方评估结果，全国91.85%的县级医院达到医疗服务能力基本标准，56.40%达到医疗服务能力推荐标准，较2022年分别增加38家、199家①。

从2023年技术帮扶与管理帮扶落实成效来看，诊疗能力方面，提供血液内科、胸外科、神经外科常见病和多发病规范化诊疗服务的县级医院占比分别为72.57%、90.01%和86.09%，较2022年分别提高5.57个、5.75个和2.97个百分点。医院管理方面，平均每家县医院电子病历系统应用水平分级评价级别由2022年的3.01级提升到3.17级。国家区域医疗中心建设项目医院与当地市、县级医疗机构合理分工，推动优质服务向群众身边延伸，累计在当地开展远程医疗服务44.9万人次，面向当地及周边区县、乡村镇街开展对口支援、帮扶、义诊等累计服务104.6万人次。上海儿童医学中心贵州医院培训全省20余家基层州县医院医务人员1000余人次，先后在省内17个市州开展巡诊义诊，2万余名当地老百姓受益。

医疗人才"组团式"帮扶国家乡村振兴重点帮扶县级医院工作取得进展。2023年158家国家乡村振兴重点帮扶县人民医院中，有148家符合基本标准，其中67家符合推荐标准，较2022年分别增加12家和29家。县人民医院综合能力有所提升，儿科、妇科、肾内科设置率分别为99.36%、94.27%、78.34%，较2022年分别提高3.79个、5.03个、9.35个百分点。98%以上的县人民医院能够掌握急性脑血管病、急性胸痛、儿科急危重症的诊断与治疗，92%以上的县人民医院能够进行多发性创伤和严重产科并发症、合并症的急诊处置。

---

① 《国家卫生健康委办公厅关于通报2023年度县医院医疗服务能力评估情况的函》，国家卫生健康委网站，2024年9月29日，http://www.nhc.gov.cn/yzygj/s3593g/202407/59186515a500463fa0249165fdcc63f2.shtml。

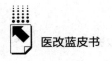

3.完善基层医疗卫生服务体系

（1）促进乡村医疗卫生体系健康发展

2023年2月，中共中央办公厅、国务院办公厅印发《关于进一步深化改革促进乡村医疗卫生体系健康发展的意见》，从总体要求、强化县域内医疗卫生资源统筹和布局优化、发展壮大乡村医疗卫生人才队伍、改革完善乡村医疗卫生体系运行机制、提高农村地区医疗保障水平、加强组织领导六个方面提出22条改革措施和工作要求，强化了乡村医疗卫生体系健康发展的政策保障。文件提出到2025年，乡村医疗卫生体系改革发展取得明显进展，乡村医疗机构功能布局更加均衡合理，基础设施条件明显改善；乡村医疗卫生人才队伍发展壮大，人员素质和结构明显优化；乡村医疗卫生体系运行机制进一步完善，投入机制基本健全。文件印发后，国家卫生健康委会同相关部门，指导和督促各地加强贯彻落实，截至2023年底，全国29个省份制定印发了省级实施方案①。

为推动建立城市医疗卫生人才定期服务乡村制度，有效提升县域特别是乡村医疗卫生服务能力，提高农村居民获得基本医疗卫生服务的可及性、便利性，国家卫生健康委会同国家中医药局、国家疾控局印发《关于做好县域巡回医疗和派驻服务工作的指导意见》（国卫基层发〔2023〕5号），指导各地采取"固定设施、流动服务"的方式，开展村级巡诊服务，面向乡村两级做好派驻服务，并对巡诊派驻服务条件、内容和频次等作出规范。

（2）加强乡镇卫生院和社区卫生服务机构能力建设

2023年，国家卫生健康委办公厅、国家中医药局综合司、国家疾控局综合司联合印发《关于实施"优质服务基层行"活动和社区医院建设三年行动的通知》（国卫办基层发〔2023〕22号），提出基层医疗卫生服务能力建设目标和建设重点任务，利用三年时间进一步提升基层防病治病和健康管理能力；2023年同时修订并印发了《乡镇卫生院服务能力评价指南（2023版）》《社区卫生服务中心服务能力评价指南（2023版）》，对《乡镇卫生

---

① 《2023年基层卫生健康工作概述》，国家卫生健康委基层卫生健康司，2024年8月。

院服务能力标准（2022 版）》和《社区卫生服务中心服务能力标准（2022版）》的内容予以细化解读，方便基层医务人员理解执行。

中国农村卫生协会和中国社区卫生协会对全国 24 个省份开展 2022 年度和 2023 年度"优质服务基层行"活动现场一致性评价工作，对 2022 年度2300 余个达到服务能力推荐标准的基层医疗卫生机构予以通报表扬。监测显示，截至 2023 年底，累计达到服务能力基本及以上标准的机构超过 3.5万个，占比超过 80%；其中，达到推荐标准的机构为 9400 余个，占比超过20%。2023 年新增建成社区医院 874 个，累计建成社区医院 4600 余个。争取中央财政补助资金 4.56 亿元，支持西部地区 12 个省份和新疆生产建设兵团 228 个乡镇卫生院医疗服务能力建设，每个机构 200 万元，引导地方政府加大基层投入①。

（3）深入开展基层卫生健康综合试验区建设

国家卫生健康委深入开展基层卫生健康综合试验区建设，为全国基层卫生健康高质量发展探索路径、积累经验。2023 年，国家层面深入开展调研，会同各省（区、市）、各试验区共同总结了第一批可复制的典型经验。在加强基层卫生健康治理方面，各试验区不断健全党委政府领导下的工作机制，加强部门联动和政策协同。在完善医疗卫生服务体系方面，多地因地制宜，不断优化医疗卫生机构布局。在提升基层医疗卫生服务能力方面，多地完善基层医疗卫生机构建设和设备配备标准，推动基础设施建设和设备提档升级；建成县域全民健康运行平台，助力管理效率和经营能力提升。在创新服务模式方面，多地推广一体化门诊，开展多病共防、多病共管服务。在深化体制机制改革方面，多地深入推进乡村一体化管理，将村卫生室全部纳入医保定点管理；完善薪酬分配机制，提高村医待遇。此外，根据《基层卫生健康综合试验区评价内容及要点（试行）》，组织开展综合试验区进展综合评价及年度监测调查，并将结果反馈各地，评价结果作为综合试验区动态调整的依据。

---

① 《2023 年基层卫生健康工作概述》，国家卫生健康委基层卫生健康司，2024 年 8 月。

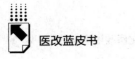
（4）推进家庭医生签约服务"六个拓展"

2023 年重点以《关于推进家庭医生签约服务高质量发展的指导意见》（国卫基层发〔2022〕10 号）为指引，进一步推进家庭医生签约服务实现"六个拓展"（具体指签约由全科向专科拓展，由基层医疗机构向二三级医院和专业公共卫生机构拓展，由公立医疗机构向民营医疗机构拓展，由团队签约向医生个人签约拓展，由固定 1 年签约周期向灵活签约周期拓展，由管理慢性病向慢性病和传染病共管拓展），旨在持续提高服务供给能力，稳步提升服务覆盖面。截至 2023 年底，全国 31 个省份制定落实《指导意见》工作方案，组建 45.7 万个家庭医生团队，重点人群签约率超过 80%[①]。2023 年 5 月国家卫生健康委办公厅印发《关于开展 2023 年"世界家庭医生日"主题活动的通知》，明确 2023 年活动主题为"签而有约 共享健康"，引导地方着力宣传家庭医生签约服务新政策、新措施、新内容，让家庭医生签约服务惠及更多群众。

4. 健全国家公共卫生体系

（1）加强医防协同、医防融合

医防协同、医防融合基础不断夯实。2023 年 1 月 8 日，对新冠病毒感染正式实施"乙类乙管"，防控重点转向"保健康、防重症"。国家联防联控机制采取重点人群精准分类管理、基层呼吸系统感染疾病监测、基层应急医疗物资保供、医疗机构应急药物储备和区域协调、市场监测与应急药械加快审批等举措，在经历"乙类乙管"实施、春运、春季开学等重大考验后，全国住院新冠重症患者、发热门诊和急诊就诊人数持续下降，医疗服务逐步恢复正常，取得抗击新冠疫情的最终胜利。

医防协同、医防融合制度保障逐步加强。2023 年 8 月，国家疾控局召开医疗机构疾控监督员制度试点工作启动会；10 月，国家疾控局、国家卫生健康委、国家中医药局联合印发《医疗机构传染病防控责任清单》，逐步建立医疗机构落实传染病预防控制责任的工作机制。上海、浙江、安徽、河

---

① 《2023 年基层卫生健康工作概述》，国家卫生健康委基层卫生健康司，2024 年 8 月。

南、湖北、广东、四川、陕西、甘肃9个省份启动医疗机构疾控监督员制度试点工作，其中浙江和甘肃开展全域试点工作。在试点的49个地市，861名专职疾控监督员和3484名兼职疾控监督员进驻1200余家医疗机构监督疾病预防控制工作①。

医防协同、医防融合模式持续创新。加强医防协同，通过县域医疗卫生共同体和紧密型城市医疗集团试点推进公共卫生机构参与医疗联合体工作，建立医联体内重大疫情监测预警机制，提升突发公共卫生事件应急处置能力，完善重大疫情防控救治体系，加强重大疫情医疗资源和物资储备。创新医防融合服务模式，在县域医共体建立公共卫生责任清单，围绕慢性病患者、老年人、儿童等重点人群，开展疾病预防、筛查、诊治、护理、康复等一体化服务，将预防融入临床诊治过程。

（2）以"大疾控"理念重塑疾病预防控制体系

疾控体系的系统性改革进入实施阶段。2023年12月，国务院发布《关于推动疾病预防控制事业高质量发展的指导意见》，首次提出"整体谋划疾控事业发展、系统重塑疾控体系、全面提升疾控能力"的指导思想，明确了未来疾控体系改革路径和总体目标。一是以"大疾控"理念重塑体系，强调疾控机构核心职能和医疗机构公共卫生责任，要以联防联控、群防群控为工作基础，建成以疾控机构和各类专科疾病防治机构为骨干、医疗机构为依托、基层医疗卫生机构为网底、军民融合、防治结合、全社会协同的疾控体系。二是完善协同联动机制，形成不同层级疾控机构、卫生健康和疾控系统内部协同联动，外部与相关机构密切协作和信息共享。三是提升监测预警、检验检测、应急处置、医疗救治、公共卫生干预等核心能力，建立智慧化多点触发监测预警体系、重大传染病防治体系等，早发现、早处置新发突发传染病，遏制传统重大传染病。四是加强疾控队伍建设，注重人才培养的应用型导向，完善人才使

---

① 《国务院新闻办公室2023年12月28日政策例行吹风会文字实录》，国家卫生健康委网站，2023年12月28日，http://www.nhc.gov.cn/xcs/s3574/202312/8b17a715b34f40e786c777e0801bace1.shtml。

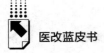

用和评价体系，规范公共卫生技术服务，落实科研激励政策，激发人才队伍活力。2023 年，全国省、市、县三级疾控局均完成挂牌，27 个省（区、市）和新疆生产建设兵团疾控局"三定"规定已经正式印发，19 个省（区、市）和新疆生产建设兵团的省级疾控中心已划转至省疾控局，23 个省（区、市）和新疆生产建设兵团省级疾控中心加挂预防医学科学院牌子。

（3）提升公共卫生服务能力

2023 年，健康中国行动和爱国卫生运动持续推进，健康促进、重大慢性病健康管理、心理健康和精神卫生、基本公共卫生服务、重大传染病防控、职业健康、食品安全等专项工作深入开展，公共卫生服务能力特别是基层机构公共卫生服务能力不断提升。

国家卫生城镇、健康城镇、健康促进县区、慢性病综合防治示范区等建设工作持续发力，居民健康素养进一步提高。2023 年，居民健康素养水平达到 29.7%，高于 2022 年的 27.8%，城乡差距继续缩小，健康生活方式、行为素养和慢性病防治素养大幅提高[1]。国家卫生健康委联合多部门制定《健康中国行动——心脑血管疾病防治行动实施方案（2023—2030 年）》和《健康中国行动——癌症防治行动实施方案（2023—2030 年）》，心脑血管疾病防治体系不断完善，癌症五年生存率水平持续提高[2]。教育部等 17 部门出台《全面加强和改进新时代学生心理健康工作专项行动计划（2023—2025 年）》，以儿童青少年心理健康为重点，在全国开展社会心理服务体系试点和教育系统心理服务网络建设，96% 的村和社区、100% 的高校及 95% 的中小学设立心理辅导室或社会工作室。

基本公共卫生服务项目经费稳定增长，以"一老一小"等重点人群健

---

① 《2023 年中国居民健康素养监测情况》，国家卫生健康委网站，2024 年 4 月 24 日，http：//www.nhc.gov.cn/xcs/s3582/202404/287e15ca9fd148b5ab9debce59f58c6d/files/ce8a57a52edd4858a2a95567e273a056.pdf。

② 《国家卫生健康委员会 2023 年 11 月 15 日新闻发布会文字实录》，国家卫生健康委网站，2023 年 11 月 15 日，http：//www.nhc.gov.cn/xcs/s3574/202311/53b7a4cfc1804f0e9eb1f369cf4e21f7.shtml。

康管理、高血压和 2 型糖尿病等患者管理质量、基层传染病与突发公共卫生事件预警处置为重点，通过家庭医生签约服务、基层卫生健康便民惠民服务举措等落实医防融合综合性服务。2023 年，为 1.3 亿 65 岁及以上老年人、1.1 亿高血压患者和 3952 万 2 型糖尿病患者提供健康管理，3 岁以下儿童系统管理率达到94.3%①，孕产妇、婴儿、5 岁以下儿童死亡率降至历史最低水平，宫颈癌和乳腺癌筛查县区覆盖率超过 90%。重大传染病防控工作继续加强，艾滋病、结核病等重大传染病防控经费预算达 208.8 亿元②，初步形成多渠道监测体系，传染病网络直报系统平均报告时间从 5 天缩短到 4 小时，100%的省级和 90%的市级疾控中心具备核酸检测和病毒分离能力③。国家卫生应急队伍实现省份全覆盖，支持新建基层传染病应急小分队。

职业健康保护行动持续开展，《职业卫生技术服务机构管理办法》完成修订，将职业病防治人才培训纳入中央转移支付项目，重点对中小微型企业进行职业健康帮扶和风险监测，逐步构建起覆盖省、市、县、乡镇的职业病诊疗康复体系。2023 年底，全国已有 1.9 万家健康企业，7.4 万名职业病防治专业技术人员，新发职业病病例数与 2012 年相比显著下降④。食品安全标准与风险评估能力提高。2023 年 11 月，国家卫生健康委发布新的《食品安全标准管理办法》并于当年 12 月 1 日正式施行，食品标准体系更加完善。2023 年新发布 85 项食品安全国家标准，填补食品接触材料、婴幼儿配方食

---

① 《2023 年我国卫生健康事业发展统计公报》，中华人民共和国中央人民政府网站，2024 年 8 月 29 日，https://www.gov.cn/lianbo/bumen/202408/content_ 6971241.htm。
② 《财政部 国家卫生健康委 国家疾控局关于下达 2023 年重大传染病防控经费预算的通知》，中华人民共和国财政部网站，2023 年 6 月 10 日，http://sbs.mof.gov.cn/zxzyzf/ggwsfwbzzj/202307/t20230721_ 3897809.htm。
③ 《国务院新闻办公室 2023 年 12 月 28 日政策例行吹风会文字实录》，国家卫生健康委网站，2023 年 12 月 28 日，http://www.nhc.gov.cn/xcs/s3574/202312/8b17a715b34f40e786c777e0801bace1.shtml。
④ 《国家卫生健康委员会 2024 年 4 月 25 日新闻发布会文字实录》，国家卫生健康委网站，2024 年 4 月 25 日，http://www.nhc.gov.cn/xcs/s3574/202404/55e709680ff84411828995274649f46e.shtml。

品等特殊领域空白①，实现居民消费食品全过程和全链条覆盖。

5. 开展接续性服务

（1）启动第三批国家安宁疗护试点，提升安宁疗护服务能力

全国安宁疗护试点工作自 2017 年起稳步推进，在前两批试点工作基础上，2023 年国家卫生健康委印发《关于推广两批国家安宁疗护试点工作经验的通知》与《关于开展第三批安宁疗护试点工作的通知》，并召开了第三批国家安宁疗护试点工作启动会，提出了建立服务体系、完善支持政策、壮大服务队伍及开展宣传教育四项具体任务。截至 2023 年，安宁疗护试点省（市）包括上海市、北京市、浙江省、湖南省 4 个省（市），试点市（区）共覆盖全国 185 个市（区），安宁疗护服务试点工作逐步从市（区）层面进入省（市）层面整体铺开②。北京市作为第一批全国安宁疗护试点地区之一，先后成立安宁疗护指导中心，遴选安宁疗护示范基地，出台安宁疗护实施方案，将推进安宁疗护机构建设纳入民生实事项目，截至 2023 年，已建成 12 家安宁疗护中心③。

（2）持续提升居家和社区医养结合服务能力

2022 年起，国家卫生健康委会同国家发展改革委、民政部等部门组织开展社区医养结合能力提升行动，有效利用基层医疗卫生和养老服务等资源，持续提升居家社区医养结合服务能力。各地主要通过财政投入、福彩公益金和申请中央预算内投资等渠道加大支持与投入力度。例如，四川省级财政共投入 2.19 亿元资金实施社区医养服务能力提升项目，支持 230 个基层医疗卫生机构建设医养结合服务中心；山西省 2021～2023 年连续三年每年

---

① 《国家卫生健康委员会 2023 年 11 月 24 日新闻发布会文字实录》，国家卫生健康委网站，2024 年 11 月 24 日，http：//www.nhc.gov.cn/xcs/s3574/202311/4b4569ebb26f4d2583763780c85c7ba4.shtml。

② 《2023 年我国卫生健康事业发展统计公报》，http：//www.nhc.gov.cn/guihuaxxs/s3585u/202408/6c037610b3a54f6c8535c515844fae96/files/58c5d1e9876344e5b1aa5aa2b083a51a.pdf。

③ 《本市健康指标保持全国领先 居民平均期望寿命增长到 82.51 岁 全周期健康服务提升市民健康获得感》，北京市人民政府网站，2024 年 8 月 23 日，https：//www.beijing.gov.cn/gongkai/shuju/sjjd/202408/t20240823_3780247.html。

投入400万元实施基层医养结合能力提升试点项目①。为有效扩大服务供给，各地依托社区卫生服务中心、乡镇卫生院等资源，通过新建或改扩建等方式建设社区（乡镇）医养结合服务设施。例如，福建省三明市累计投入1800万元建成社区医养结合卫生服务站64个；河南省焦作市在县、乡两级分别建设不低于100张床位的综合医养中心和不低于40张床位的区域医养中心。此外，多地鼓励引导二级及二级以下医疗机构开设或转型建设护理院（中心）、康复医院、安宁疗护机构等。例如，北京市将安宁疗护中心和老年护理中心转型建设纳入市政府重要民生实事项目，明确专人负责，并在机构审批、资金使用、绩效管理等方面给予支持；宁夏回族自治区每年安排1000万元专项资金支持基层医疗卫生机构建设康复中心、护理中心和安宁疗护中心②。

为进一步提升居家社区医养结合服务规范性，发挥示范引领作用，国家卫生健康委出台相关指南，推动示范项目创建工作。2023年，国家卫生健康委同国家中医药局、国家疾控局联合制定出台了《居家和社区医养结合服务指南（试行）》，指导有条件的医疗卫生机构通过多种方式为居家和社区养老的老年人提供健康教育、健康管理、医疗巡诊、家庭病床、居家医疗、中医药、心理精神支持、转诊等8类医疗卫生服务。另外，把居家社区医养结合服务作为重要创建标准，实施全国医养结合示范项目，共命名了100个全国医养结合示范县（市、区），99个全国医养结合示范机构，1个全国医养结合示范省（山东省）。该创建标准具体包括落实国家基本公共卫生服务老年人健康管理、老年健康与医养结合服务项目及家庭医生签约服务、家庭病床服务等。

（二）深化以公益性为导向的公立医院改革

党的二十大报告强调，"深化以公益性为导向的公立医院改革"。习近

---

① 《社区医养结合能力提升行动进展报告》，中国医学科学院医学信息研究所，2024年8月。
② 《社区医养结合能力提升行动进展报告》，中国医学科学院医学信息研究所，2024年8月。

平总书记指出"要坚持公立医院公益性的基本定位","破除公立医院逐利机制，建立维护公益性、调动积极性、保障可持续的运行新机制"。这些重要指示为确立公立医院的公益性提供了思想指引，也为推动新时代公立医院高质量发展指明了改革方向。

2023年是全面贯彻落实党的二十大精神的开局之年，以公益性为导向的公立医院改革取得了重要进展。通过加强党对公立医院的全面领导，深入推进医疗服务价格改革、公立医院薪酬制度改革、公立医院高质量发展等，公立医院在保障人民健康方面发挥了更加积极的作用。

1. 持续加强党对公立医院的全面领导

实行党委领导下的院长负责制，是加强党的全面领导的必然要求，也是推动公立医院和卫生健康事业高质量发展的组织和制度保障。以高质量党建引领公立医院高质量发展，积极构建党政协同格局，不断提升将政治优势和组织优势转化为推动医院高质量发展的治理效能。

（1）进一步落实党委领导下的院长负责制

构建党委统一领导、党政分工合作、协调运行的工作机制，健全完善医院领导班子议事决策制度。按照《2023年全国医院党建（指导）工作要点》要求，扎实推进2023年公立医院党建重点工作任务落实，举办全国公立医院党委书记培训示范班、全国三甲医院新任党委书记示范培训班和县级公立医院党建工作示范培训班，持续推动公立医院全面落实党委领导下的院长负责制。培育选树100家公立医院党建示范医院以及300个以上临床科室标杆党支部。开展公立医院党建工作质量评价。2023年，实行党委领导下的院长负责制的公立医院占90.6%，比上一年提高0.4个百分点。

（2）全面加强公立医院基层党组织建设

公立医院不断提升抓好基层党建工作的责任意识，实施党支部书记"双带头人"培育工程，着力培养党性强、业务精、有威信、肯奉献的党员临床医技骨干担任党支部书记，建立健全把业务骨干培养成党员、把党员培养成业务骨干的"双培养"机制。不断加强党支部标准化规范化建设，通过开展一系列活动，引导党员坚定信念，在本职工作中做好表率。

2. 落实政府投入责任

政府投入由 2010 年的 849 亿元增加到 2023 年的 5444 亿元，年均增长 15.4%，有力支持推动了公立医院改革和高质量发展（见图1）。2009~2023 年，全国公立医院财政补助收入占总收入的比例整体呈现上升趋势（见图2）。2023 年，由于居民医疗服务需求集中释放，医院医疗服务供给增加，总收入、总费用均较 2022 年有所增长，公立医院财政补助收入占总收入的比例较 2022 年降低 1.5 个百分点，为 13.4%。一些地方，如深圳市，持续加大卫生健康投入力度，医疗卫生资源配置大幅增加，2023 年全市公立医院财政补助收入占其总收入的比重达 26.7%，位居全国前列。

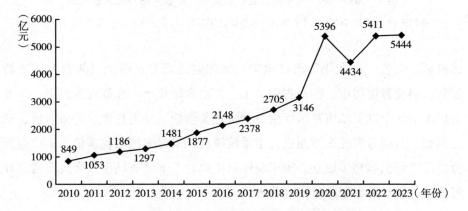

图1　2010~2023 年政府对我国公立医院的投入

资料来源：2010~2023 年《中国卫生健康统计年鉴》。

落实政府对符合区域卫生规划的公立医院基本建设和设备购置等投入政策。积极稳妥推进化解公立医院符合规定的长期债务，严禁举债建设和超标准装修。研究拓宽公立医院筹资渠道，如用好特需医疗服务政策、积极发展商业健康保险、规范支持公立医院接受社会捐赠等。

3. 推进医疗服务价格改革

（1）有序推进医疗服务价格改革试点

深化医疗服务价格改革，出台政策支持各地加快完善药学类医疗服务价

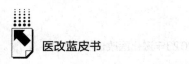
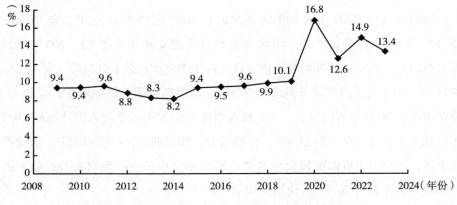

图 2　2009~2023 年全国公立医院财政补助收入占总收入的比例

资料来源：2010~2023 年《中国卫生健康统计年鉴》。

格机制，完善"适老化"价格政策，优先通过现有价格项目兼容方式支持创新。福建省厦门市、四川省乐山市、江西省赣州市、江苏省苏州市、河北省唐山市 5 个试点城市在医疗服务价格总量调控、分类管理、价格形成、动态调整、监测考核五个方面进行了系统探索，平稳实施两轮调价，医疗服务价格形成新机制初步建立。国家医保局组织对 5 个试点城市价格改革情况开展评估，启动医疗服务价格改革省级试点。

（2）稳步加快医疗服务价格动态调整

推动建立健全医疗服务价格动态调整机制，连续 3 年开展调价评估，2023 年有 28 个具备条件的省份调整价格。重点向体现技术劳务价值的手术项目、中医医疗服务项目倾斜，同时推动检查、检验等以物耗为主的医疗服务价格适当下降。海南调整医疗服务价格近 1000 项，江苏医疗服务价格调整力度大，着力弥补历史欠账。青海提高中医、民族医、诊察、护理、治疗类项目价格，调增的诊察费全部由医保基金承担。

（3）持续规范医疗服务价格项目

各省份医保局加快审核新增医疗服务价格项目，2023 年各省份新增医疗服务价格项目合计达到 1900 余项。"中医外治类医疗服务价格项目"等 6

批立项指南付诸实施，各省份规范整合现有价格项目，增加兼容性，支持新技术在临床及时应用。[①]

总体成效上，2023年，全国公立医院医疗服务收入（不含药品、耗材、检查、化验收入）占医疗收入的比例提高到30.1%，比2022年提高0.9个百分点，公立医院收入结构得以优化（见图3）。

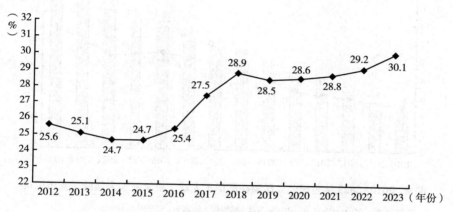

图3 2012~2023年全国公立医院医疗服务收入占医疗收入的比例

资料来源：2012~2023年《中国卫生健康统计年鉴》。

4. 深化公立医院人事薪酬制度改革

（1）科学核定公立医院薪酬水平

各地印发实施方案，综合考虑上年度业务和人员经费支出情况、当地经济发展水平、医疗行业特点、医院财务状况、机构功能定位等多种因素，分级分类考量公立医院薪酬总量，并建立动态调整和倾斜机制。公立医院人员经费支出占业务支出的比重、人均工资水平持续提高。宁夏回族自治区按不超过上年度绩效工资水平20%的增长率核定绩效工资总量，进一步完善岗位绩效工资制度，调动医务人员积极性。江苏省对于急需紧缺的高层次人

[①] 《2023年全国医疗保障事业发展统计公报》，国家医疗保障局网站，2024年7月25日 https://www.nhsa.gov.cn/art/2024/7/25/art_7_13340.html。

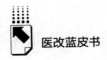

才，采取所需薪酬总量单列的办法。① 2023 年，全国公立医院在职职工人均工资性收入 17.8 万元，是 2012 年的 2.83 倍；人员经费支出占业务支出的比重由 2010 年的 28.3%提升至 2023 年的 41.9%（见图 4）。

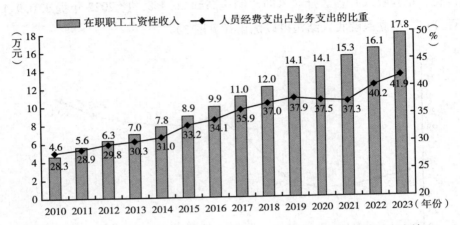

图 4　2010~2023 年全国公立医院在职职工人均工资水平和人员经费支出情况

资料来源：2010~2023 年《中国卫生健康统计年鉴》。

（2）探索优化薪酬结构措施

合理确定内部薪酬结构，注重医务人员的稳定收入和有效激励，进一步发挥薪酬制度的保障功能。严禁向科室和医务人员下达创收指标，医务人员薪酬不得与药品、卫生材料、检查、化验等业务收入挂钩。一些地区不断探索完善薪酬制度改革，逐步提升医务人员工资中固定收入部分比例，为医务人员提供更加可预测和稳定的薪酬待遇。例如，香港大学深圳医院实行"以岗定薪、人岗相适、同岗同酬、绩效管理"岗位薪酬制度，并采取"固定为主、绩效为辅"的薪酬策略，2023 年人员薪酬中固定部分占比达69.0%。湖南省湘潭市实行薪酬总额核定和年薪制、工分制、协议工资制相

---

① 《国家卫生健康委员会 2024 年 5 月 7 日新闻发布会文字实录》，国家卫生健康委员会网站，2024 年 5 月 7 日，http://www.nhc.gov.cn/xcs/s3574/202405/49db4b8da9a04a9fbc616b7d249d631e.shtml。

结合的薪酬模式，2023 年公立医院人员薪酬中稳定收入的比例达到 49.53%。

（3）探索更加灵活多样的薪酬支付方式

探索实行协议工资制、项目工资制和年薪制等更加灵活多样的分配方式。14 个省份实现全省或部分地区实行公立医院主要负责人年薪制，13 个省份已经出台方案，鼓励省内医院实行主要负责人年薪制。2023 年，河北省发文提出：到 2023 年底，全部省直公立医院、50%的市级公立医院、50%的县（市、区）至少 1 家县级公立医院落实党委书记、院长年薪制，年薪由同级财政负担①。安徽省也提出要建立健全负责人薪酬制度、积极稳妥推进公立医院主要负责人年薪制。福建省三明市实施公立医院薪酬制度改革，探索全员年薪制，不断提高医务人员的收入水平。

（4）赋予薪酬管理自主权

落实公立医院内部分配自主权，在核定的薪酬总量内，公立医院可采取多种方式自主分配，结合实际向群众急需且人才短缺的专业倾斜。个别地方在薪酬管理自主权方面做了一些探索，像天津、黑龙江在薪酬管理方面有更多的自主权，但绝大多数地方管控还非常严格，虽然政策上有了很大的突破，但在实际操作中还是没有松绑。

（5）积极探索编制制度改革

各地积极探索编制制度改革，形成了依据核定床位动态核增编制、建立编制周转池制度、编制在医共体内统筹调配使用等有益经验，使有资质、有能力、有良好医德医风的医疗专业技术人员能够得到编制保障，安心从事为老百姓服务的医疗工作。四川、江苏、重庆等省市探索采用人员总量管理，实行"事业编制+员额（或备案）编制"管理模式，事业编制主要用于核心骨干人才和引进高层次人才、急需紧缺人才等。同时，利用事业单位或医疗卫生机构或医共体内空余编制，建立编制周转池，按照总量控制、动态流

---

① 《河北省人民政府办公厅印发〈关于进一步完善医疗卫生服务体系实施方案〉的通知》，河北省人民政府网站，2023 年 5 月 5 日，http://hebfb.apps.hebei.com.cn/hebfb/index.php/Home/Essay/read.html? id=6097。

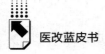

转、循环使用、人走编收的管理方式，盘活用好存量编制，统筹使用编制资源。

5. 加强公立医院运营管理

加强以业财融合为重点的运营管理，提高精细化管理水平，推动公立医院核心业务和经济管理深度融合。

（1）开展"公立医疗机构经济管理年"活动

继续强化"规范管理、提质增效、强化监管"的主题，聚焦发展和安全，持续加强以业财融合为核心的运营管理体系建设，推动公立医疗机构内部流程管理精细化、规范化和信息化，以高水平经济管理支撑保障高质量发展。外部政策导向与内部财务转型、高效运营等管理诉求叠加，中国科学技术大学附属第一医院（安徽省立医院）基于 ODR（Operational Data Repository，运营数据中心），融合数据集成治理与 BI（Business Intelligence）分析等技术手段，构建了以全面预算管理和内控流程为核心，以绩效管理为执行手段的医院智慧运营管理系统，实现了战略、业务、财务一体化的管理闭环。①

国家卫生健康委印发《全国医疗服务项目技术规范（2023 年版）》《关于加强公立医院医疗收入管理的通知》《公立医院成本核算指导手册》等规范性文件，指导医院加强精细化管理。

（2）逐步健全运营管理体系

推动公立医院建立健全总会计师制度。2022 年，全国 74.4%的三级公立医院设立了总会计师，56.4%的公立医院建立了内审机制。三级公立医院总会计师通过参与医院重大财务、经济事项决策并对执行情况进行监督，在医院重要经济事项分析决策中发挥了专业优势，在促进医疗服务提质增效、提高医院经济管理效能等方面起到了推动作用。

（3）着力防范化解公立医疗机构经济运行风险

落实《关于进一步加强公立医院内部控制建设的指导意见》，全面规

---

① 安徽省立医院：《基于 ODR（运营数据中心）的医院智慧运营管理》，中国医院协会信息专委会网站，2022 年 7 月 8 日，https://www.chima.org.cn/Html/News/Articles/15651.html.

范公立医院经济活动及相关业务活动，完善重点业务及高风险领域的控制措施，防范公立医院安全生产、经济运行和债务风险。《关于做好公立医院经济运行风险防范化解工作的通知》详细梳理了公立医院在经济运行中面临的十大重点领域风险点，并据此编制了风险清单，同时提出了一系列具体而有效的风险管控措施，旨在全面提升公立医院防范经济运行风险能力。

6. 持续开展公立医院考核评价

国家卫生健康委等七部门发布《2022年度全国三级公立医院绩效考核国家监测分析情况》[1]，要求持续开展二级及以上公立医院绩效考核，引导公立医院从"量的积累"转向"质的提升"，充分发挥指挥棒的作用，促进公立医院高质量发展的政策落实。

（1）医疗服务能力持续提升

诊疗技术水平进一步提升。2022年，全国三级公立医院出院患者病例组合指数（CMI值）较2021年略有增加；出院患者四级手术占比和微创手术占比均较2021年有所增长，三级公立医院解决疑难复杂疾病能力稳步提升（见图5）。

（2）质量安全水平持续提高

持续加强患者安全管理，减少医疗质量（安全）不良事件发生。与2021年相比，2022年全国三级公立医院手术患者并发症发生率和Ⅰ类切口手术部位感染率分别下降0.02个和0.04个百分点。

7. 发挥试点示范引领带动作用

（1）以医院为单位建设高质量发展样板医院

2023年，14家委省共建高质量发展试点医院瞄准1个2和4个60%的目标（CMI达到2，四级手术占比、医疗服务收入占比、人员经费支出占比、固定薪酬占比达到60%），集中优势力量，突破政策壁垒，在学科、技

---

[1] 《关于印发2022年度全国三级公立医院绩效考核国家监测分析情况的通报》，国家卫生健康委员会网站，2024年2月7日，http://www.nhc.gov.cn/yzygj/s3594r/202402/516d9853b9204e31867972c1a0e0be36.shtml。

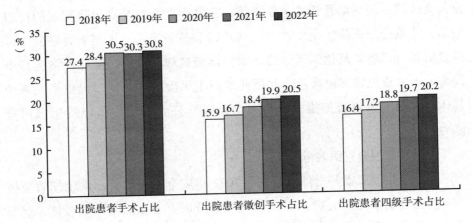

图5 2018～2022年三级公立医院出院患者手术开展情况

资料来源：《2022年度全国三级公立医院绩效考核国家监测分析情况》。

术、服务、管理创新和人才培养等方面取得一系列新进展新成效，试点医院的 CMI、四级手术占比、技术服务性收入占比总体较上年有所提升。

（2）以地市为单位实施公立医院改革与高质量发展示范项目

30个公立医院改革与高质量发展示范城市，改革发展步入快车道，围绕医疗服务能力提升、构建有序的就医和诊疗格局、因地制宜推广三明医改经验等加大创新突破。30个示范城市的中央财政资金和地方配套资金累计达到377亿元，平均每个城市投入12.6亿元。第一批15个示范城市中期评估结果显示，2023年示范城市医疗服务收入占比平均达到33.7%，比全国平均水平高3个百分点，实现收支平衡的公立医院占比为68.3%，比全国平均水平高12.1个百分点，基层诊疗量占比达到53.8%，比全国平均水平高2个百分点。

（3）以省为单位探索各级各类公立医院高质量发展路径

11个综合医改重点联系省份通过全面推开或分类选择试点的方式，率先探索各级各类公立医院高质量发展路径。其他省份也都制定了实施方案，积极推进省级试点，因地制宜推动各级各类公立医院高质量发展，确定190家省、市、县级公立医院开展省级试点。

（三）持续完善中国特色医疗保障制度

2023年，持续完善基本医疗保险、大病保险、医疗救助三重梯次减负的基本医疗保障制度，全国基本医疗保险参保人数达13.34亿人，参保率保持在95%，基本医疗保险基金收支水平达到3.35万亿元和2.82万亿元，当期结存5039.59亿元，累计结存3.40万亿元。大病保险制度不断优化，患者实际报销比例在基本医疗保险基础上平均提升10~15个百分点。夯实医疗救助托底保障，资助8020万人参加基本医疗保险[①]，实施门诊和住院救助15340万人次，农村低收入人口参保率稳定在99%以上。在此基础上，完善门诊待遇保障，推进医保支付方式改革，不断优化医保公共服务，逐步完善长期护理保险和生育保险制度，持续推动中国特色医疗保障制度高质量发展。

1.建立门诊共济保障制度，优化制度结构提升保障效能

继国家和各省份出台相关政策文件后，职工医保门诊共济保障制度逐步在各统筹区落地实施，将常见病、多发病门诊费用纳入统筹基金支付范围，如甘肃省兰州市职工医保规定普通门诊报销起付线200元，最高支付限额2500元，并按就诊医疗机构级别执行差异化报销比例（55%~70%），门诊保障水平明显提高。再如福建省泉州市调整职工医保普通门诊报销政策，提高门诊费用报销水平，普通门诊报销起付线由1000元降为700元/300元/50元（三级医院/二级医院/一级医院）；年度医保基金最高支付限额由2.3万元提高至15万元，同时将普通门诊统筹纳入职工大额医疗费用补助范围后，可再享受25万元的最高支付限额；职工医保普通门诊在三级医院、二级医院、一级医院的报销比例由55%、65%、75%，分别提高到80%、85%、90%，退休职工分别增加5个百分点。建立职工医保门诊共济保障制度，有助于提高门诊费用保障待遇，优化医保基金支出结构。2023年全国职工医保患者普通门急诊人次较2022年增长4.20亿（见图6），2023年非

---

① 不含其他部门资助参保人数。

住院费用较上一年增长 1833.13 亿元，非住院费用占比增加 0.32 个百分点（见图 7）。

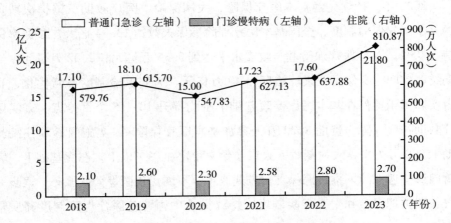

图 6　2018～2023 年全国职工医保患者医保待遇享受人次

资料来源：《中国医疗保障统计年鉴》（2021～2023）、《2023 年全国医疗保障事业发展统计公报》。

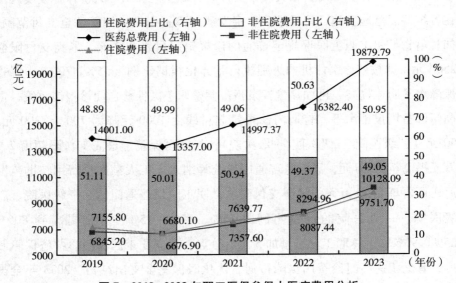

图 7　2019～2023 年职工医保参保人医疗费用分析

资料来源：《中国医疗保障统计年鉴》（2021～2023）、《2023 年全国医疗保障事业发展统计公报》。

此外，为了更好地落实职工医保门诊共济保障制度，2023年2月国家医疗保障局办公室发布《关于进一步做好定点零售药店纳入门诊统筹管理的通知》。2023年职工医保患者在药店发生的费用共计2471.31亿元，较上一年增长13.10亿元。

建立职工医保门诊共济保障制度的同时，优化个人账户支付政策，职工医保个人账户从"个人独享"变为"家人共享"。职工医保个人账户可以由父母、子女、配偶以及其他近亲属共享，实现家庭内部共济。实施门诊共济保障制度改革后，个人账户划入金额明显减少，将个人账户资金用于门诊统筹保障，实现了权益置换。2023年，职工医保个人账户收入6351.35亿元，较2022年减少1281.75亿元。另外，因为改革优化了个人账户支出范围，2023年个人账户支出6097.95亿元，较上年增加412.55亿元；个人账户当期结余253.40亿元，较2022年大幅下降，减少1694.3亿元，个人账户资金沉淀减少，医保基金支出效率提高（见图8）。

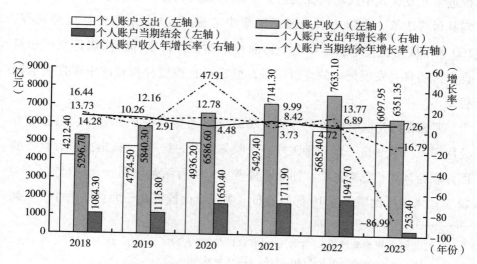

图8　2018~2023年职工医保个人账户收支及结余情况

资料来源：《中国医疗保障统计年鉴》（2021~2023）、《2023年全国医疗保障事业发展统计公报》。

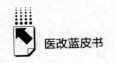
居民医保"两病"门诊用药保障机制持续完善，截至 2023 年底，全国累计 1.8 亿"两病患者"享受待遇，减轻用药负担 799 亿元。①

2. 持续优化支付方式改革措施，促进医疗、医保、医药协同发展和治理

（1）医保支付方式改革持续推进

2023 年各地因地制宜推进多元复合式医保支付方式改革，费用控制略有成效，次均住院费用减少，降幅增加。2023 年医院次均住院费用 10315.8 元，比 2022 年减少 544.8 元，按当年价格计算下降 5.0%，按可比价格计算下降 5.2%②，均高于 2022 年的下降幅度（1.3%、2.4%）③。

DRG/DIP 支付方式。截至 2023 年底，全国 384 个统筹地区开展了按病组和病种分值（DRG/DIP）付费，其中，开展 DRG 付费的城市 190 个，开展 DIP 付费的城市 192 个，天津、上海实行 DRG 和 DIP 并行付费④。

符合中医药特点的医保支付方式。国家中医药局会同国家医保局研究推进多元复合式中医药医保支付方式改革试点工作，开展中医优势病种按病种付费改革。中国中医药循证医学中心完成 50 个中医治疗优势病种、100 项中医适宜技术和 100 个中药品种的循证评价工作，探索建立更加符合中医药自身发展规律的评价体系，形成适宜按病种付费的中医住院病种目录。

紧密型医疗联合体支付方式。2023 年 3 月中共中央办公厅、国务院办公厅印发《关于进一步完善医疗卫生服务体系的意见》，提出探索对紧密型医疗联合体实行总额付费，加强监督考核，实行结余留用、合理超支分担。12 月国家卫生健康委等 10 部门发布《关于全面推进紧密型县域医疗卫生共

---

① 《国家医疗保障局 2023 年法治政府建设情况》，2024 年 4 月 11 日，https：//www. nhsa. gov. cn/art/2024/3/29/art_ 123_ 12264. html.

② 国家卫生健康委：《2023 年我国卫生健康事业发展统计公报》，2024 年 8 月 29 日，http：// www. nhc. gov. cn/guihuaxxs/s3585u/202408/6c037610b3a54f6c8535c515844fae96. shtml.

③ 国家卫生健康委：《2022 年我国卫生健康事业发展统计公报》，2023 年 10 月 12 日，http：// www. nhc. gov. cn/guihuaxxs/s3585u/202309/6707c48f2a2b420fbfb739c393fcca92. shtml.

④ 国家医疗保障局：《2023 年全国医疗保障事业发展统计公报》，2024 年 7 月 25 日，http：// www. nhsa. gov. cn/art/2024/7/25/art_ 7_ 13340. html.

同体建设的指导意见》，明确对紧密型县域医共体实行医保基金总额付费，加强医疗费用增长率、医保报销比例、基层就诊率、县域内医保基金支出比例、县域内基层医疗卫生机构医保基金占比等方面的考核，完善结余留用机制，健全合理超支分担机制。

按床日付费。部分省份已开展如精神类、康复类、临终关怀类等长期、慢性病住院医疗服务按床日付费工作，也有部分省份探索家庭病床按床日付费，如河南省将郑州市、开封市、洛阳市、许昌市、周口市纳入省级试点，其他省辖市选择1至2个县（市、区）作为市级试点，推行家庭病床服务。

门诊支付方式。2023年浙江省金华市推行按人头包干结合"APG点数法"（门诊费用按人头包干结合门诊病例分组点数法）付费，浙江全省正在推广金华做法。天津市①以糖尿病这一重大慢性病为切入点，推进家庭医生签约按人头总额付费，统筹医联体建设、家庭医生签约、药品集中采购、门诊共济保障等医药领域多项改革。安徽省桐城市②实施慢性病医保基金按人头总额付费管理改革试点，运用医保大数据测算出试点人群预算总额，由试点单位包干使用，结余留用，超支分担，引导医疗机构"治未病、防发病、控大病"。

（2）优化支付方式改革运行机制

各省（区、市）均已经建立并完善病组/病种、权重/分值、系数等要素调整机制，完善特例单议、除外支付等配套机制，积极发挥医保支付的基础性作用，促进医疗、医药协同发展。一是"特例单议"鼓励临床合理诊疗。为调动医疗机构收治医保危重复杂病例的积极性，2023年全国有90%以上的统筹地区建立了"特例单议"机制。二是"除外支付"鼓励医疗领域创新发展。湖北省制定了全省统一的单独支付药品目录，将"双通道"

---

① 天津市人民政府：《我市推进家庭医生签约按人头总额付费 该措施入选2023年度"推进医改、服务百姓健康十大新举措"》，2024年1月22日，https：//www.tj.gov.cn/zmhd/hygqx/202401/t20240122_6515461.html。

② 【部门解读】《〈桐城市慢性病医保基金按人头总额付费管理改革试点实施方案〉政策解读》，2023年9月25日，https：//www.tongcheng.gov.cn/public/2000002451/20224245 61.html。

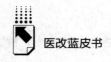

的部分药品，以及使用周期较长、疗程费用较高、适合门诊治疗的其他药品纳入单独支付管理。浙江省拟制定全省统一的医保支付方式改革创新医药技术支付管理办法，对于符合新技术使用适应症的病例，可按 DRG 付费与项目付费的费用差额，给予一定的激励①。

3. 依托全国医保信息平台，深入推进医保领域"放管服"改革

（1）优化医保公共服务和创新支付模式，提高群众保障可及性

为实现优化医保领域服务便民目标，一是制定医保经办领域行政法规。2023 年 8 月，国务院公布《社会保险经办条例》，弥补《社会保险法》对经办服务规制的简略与不足，进一步完善医保政务服务清单。二是推出首批十六项医保服务便民措施。2023 年 6 月，国家医保局印发《国家医疗保障局办公室关于实施医保服务十六项便民措施的通知》，提出通过减环节、优流程、优服务、一站办、减跑动，突破医保经办政务服务的难点和堵点②。三是"医保码"助力改善就医购药体验。截至 2023 年底，全国用户超过 10 亿人。全国 31 个省（区、市）和新疆生产建设兵团均已支持医保码就医购药，接入定点医药机构超过 80 万家。从各省份激活情况来看，浙江和青海两省已率先实现全省参保人全覆盖，半数以上省份的医保码激活率超过75%。四是助力优化适老服务。医保部门积极优化网上办事流程，为老年人等群体提供更多智能化适老服务。推广使用国家医保服务平台 App 亲情账户由亲属代为办理的功能。截至 2023 年上半年，医保码 60 周岁以上激活用户已超过 1.3 亿人，其中超过 1750 万人是由家人通过医保 App 亲情账户代为激活并办理相关业务③。

（2）持续优化异地就医直接结算服务，提高异地就医便捷性

2023 年，国家医保局推进基本医疗保险跨省异地就医直接结算经办规

---

① 《浙江省医疗保障局关于省十四届人大一次会议金 13 号建议的答复》，2023 年 7 月 3 日，http://ybj.zj.gov.cn/art/2023/7/3/art_ 1229226152_ 5135966. html。

② 《〈国家医疗保障局办公室关于实施医保服务十六项便民措施的通知〉政策解读》，https://www.nhsa.gov.cn/art/2023/6/16/art_ 105_ 10841. html. ［2023-06-16］。

③ 国家医疗保障局：《国家医保局举行 2023 年下半年例行新闻发布会》，https://www.nhsa.gov.cn/art/2023/9/22/art_ 14_ 11321. html. ［2023-09-22］。

程落地实施，运行基本平稳。全国普通门急诊、门诊慢特病及住院异地就医2.43亿人次，其中，职工医保异地就医1.61亿人次（包括省内异地就医1.01亿人次，省外异地就医0.6亿人次），居民医保异地就医8214.36万人次（包括省内异地就医5196.78万人次，省外异地就医3017.58万人次）。全国普通门急诊、门诊慢特病及住院异地就医费用7111.05亿元，其中，职工医保异地就医费用2806.51亿元，居民医保异地就医费用4304.54亿元①。2023年跨省异地就医直接结算1.29亿人次，减少参保群众垫付资金1536.74亿元，分别较2022年增长238.67%和89.91%。

4. 健全多层次医疗保障体系，推进长期护理保险和生育保险规范发展

积极应对人口老龄化，稳步推进长期护理保险制度试点。49个长期护理保险试点城市参保人数达18330.87万人，享受待遇人数134.29万人，保险基金收入243.63亿元，保险基金支出118.56亿元，长期护理保险定点服务机构8080家，护理服务人员30.28万人。为加强长期护理保险失能等级评估管理，2023年12月，国家医保局会同财政部印发《长期护理保险失能等级评估管理办法（试行）》，对评估机构、评估人员、评估标准、评估流程等作出规定。同时，适应国家人口战略形势和要求，通过巩固扩大生育保险覆盖面，允许灵活就业人员参加生育保险，推动各地将辅助生殖技术项目纳入医保支付范围等，完善和落实生育支持措施。

（四）推进医药领域改革和创新发展，提高药品供应保障能力

《深化医药卫生体制改革2023年下半年重点工作任务》（国卫体改发〔2023〕23号）中提出，要"推进医药领域改革和创新发展，支持药品研发创新，常态化开展药品和医用耗材集中带量采购，加强药品供应保障和质量监管"。2023年，我国政府深入推动医药领域全链条改革创新，加强"三医"协同治理，深化药品审评审批制度改革，深入推进"一老一小"相关

---

① 国家医疗保障局：《2023年全国医疗保障事业发展统计公报》，https://www.nhsa.gov.cn/art/2024/7/25/art_7_13340.html.〔2024-07-25〕。

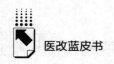

改革，完善药品供应保障机制，回应社会各方关切，推动医药产业转型升级，提高药品供应保障的能力，切实满足人民群众的安全用药需求，保障"供好药""用好药"。

1.深化药品审评审批制度改革支持创新药发展

国家药监局持续深化审评审批制度改革，打通能满足临床迫切需求创新药的政策堵点，为营造并维护良好的药品创新生态系统奠定制度基础。

一是改革临床试验管理方式。国家药监局加快临床急需短缺药、儿童用药、罕见病用药、重大传染病用药、创新医疗器械临床试验审批速度。2023年登记的临床试验总数首次跃升至4000项以上，较2022年增长26.1%。2023年登记的新药临床试验数量达到了2323项，与2022年相比增长14.3%。

二是落实优先审评审批程序，推进药品快速上市。获得适用优先审评审批程序的上市注册申请药品的审评时限由常规程序的200日缩短为130日，其中临床急需的境外已上市境内未上市的罕见病药品审评时限为70日。2023年度共纳入优先审评审批注册申请108件（80个品种），同比增加56.9%；有85件（59个品种）注册申请按照优先审评审批程序批准上市。2023年药品注册申请呈现显著增长趋势，国家药审中心受理各类注册申请18503件，同比增加35.84%；全年批准上市1类创新药40个品种，批准罕见病用药45个品种，批准儿童用药产品92个品种（包含72个上市许可申请），批准CAR-T细胞治疗产品3个，批准境外已上市、境内未上市的原研药品（化学药品5.1类、生物制品3.1类）86个品种，以及55项针对临床迫切需求的境外进口药品，体现了对关键医疗产品与技术的加速推进策略。①

三是多途径推动罕见病用药研发上市。第一，鼓励自主创新通道。设置突破性治疗药物、附条件批准、优先审评审批程序等加快上市通道，用于罕

---

① 《中国新药注册临床试验进展年度报告（2023年）》，国家药品监督管理局药品审评中心网站，2024年5月20日，https://www.cde.org.cn/main/news/viewInfoCommon/d25e2879906bd2d3ae6c929aece41e34。

见病药品申报。第二，加快引进通道，支持跨国医药企业在我国同步研发、同步申报、同步上市。采取建立临床试验默示许可制度、接受境外临床试验数据等一系列举措，鼓励境外已上市罕见病用药的进口。第三，设置临时进口通道，尽力保障特殊情况下的临床急需。支持海南博鳌乐城国际医疗旅游先行区、粤港澳大湾区医疗机构临床急需药品进口；支持北京天竺综合保税区设立罕见病药品保障先行区等探索快速准入通道。

四是构建完善中药监管体系引领中药发展。2023年1月，国家药监局出台《关于进一步加强中药科学监管促进中药传承创新发展的若干措施》（国药监药注〔2023〕1号），旨在全面加强中药全产业链质量管理、全过程审评审批加速、全生命周期产品服务、全球化监管合作、全方位监管科学创新，推进具有中国特色的中药科学监管体系建设。创新构建中医药理论、人用经验和临床试验"三结合"的中药注册审评证据体系，为中药新药的顺利上市提供坚实的理论支撑。近年来，中药新药的临床试验和上市申请数量、批准数量快速增加。2023年度，国家药监局药品审评中心共受理中药注册申请1163件，同比增加176.25%。受理中药新药临床试验申请75件，同比增长31.58%。

2. 医保战略购买助力临床用药"提档升级"

一是初步建立适应新药准入的医保目录动态调整机制。国家医保目录建立"每年一调"的动态调整机制，将调整周期从最长8年缩短至1年。将目录准入方式由专家遴选制改为企业申报制，申报范围主要聚焦5年内新上市药品。近五年内新上市的药品在年度新增目录中的占比由2019年的32%增加至2023年的97.6%。2023年有57个品种实现了"当年获批、当年纳入目录"，并建立了覆盖申报、评审、测算、谈判等全流程的创新药支持机制。新药从获批上市到纳入目录获得报销的时间，已从原来的5年左右降至1年多，80%以上的创新药能在上市后两年内进入医保。拓宽罕见病用药准入范围，2023年有15种目录外罕见病用药谈判或竞价成功，填补了10个病种的用药保障空白。现行版国家医保药品目录已有89种罕见病治疗用药，涉及56个病种。

二是建立谈判药品配备和支付"双通道"机制。将零售药店纳入谈判药品的供应保障体系，与医疗机构实行相同的报销政策，解决谈判药品临床使用"最后一公里"问题。截至2023年10月底，2022年版药品目录协议期内谈判药品已在全国23.92万家定点医疗机构配备，其中定点医疗机构和定点零售药店分别为6.67万家和17.25万家。

三是常态化开展药品集中带量采购。2023年3月，国家医保局发布《关于做好2023年医药集中采购和价格管理工作的通知》（医保办函〔2023〕13号），明确将持续扩大药品集采覆盖面，到2023年底，每个省份的国家和省级集采药品数累计达到450种。2018年以来，医保部门已累计开展九批374种药品和四批医用耗材集中带量采购。2023年3月启动的第八批国家药品集采，有39种药品采购成功，拟中选药品平均降价56%，按约定采购量测算，预计每年可节省167亿元。2023年10月启动第九批国家药品集采，此次集采有41种药品采购成功，中选药品平均降价58%，预计每年可节约药费182亿元。集采常态化开展并挤压虚高的药品价格水分，倒逼企业向创新研发转型。

四是探索完善创新药首发价格形成机制。2023年1月，国家医保局探索形成《新冠治疗药品价格形成指引（试行）》，随后3月出台《国家医疗保障局办公室关于完善新冠治疗药品价格形成机制 实施分类管理的通知》（医保办发〔2023〕8号）。在此基础上，探索上市化学药品首发价格形成机制，鼓励以临床价值为导向的药物研发创新，支持高质量创新药品的多元供给和公平可及，充分发挥市场决定性作用，健全药品价格形成机制。

3. 多措并举提升医疗机构合理用药水平和用药层次

一是初步形成以基本药物为重点的药品临床综合评价体系。目前已有30个省份制订了药品临床综合评价工作方案，发布100多份配套技术文件，开展心血管、肿瘤和儿童用药药品临床综合评价研究600余项，其中基本药物占61%。评价结果广泛用于优化医疗机构用药目录、制定临床用药路径、完善药品说明书、形成专家共识、降低药品费用、促进药品质量提升等多个方面。

二是持续提升仿制药质量并推进临床替代。为提高仿制药质量，提升制药行业整体水平，我国自 2016 年开始推进仿制药质量与疗效一致性评价工作，截至 2023 年底，已批准 3797 个品规、666 个品种的仿制药通过一致性评价。2023 年，国家卫生健康委会同多部门发布《第四批鼓励研发申报儿童药品清单》和《第三批鼓励仿制药品目录》。截至 2023 年底，已有 24 个儿童药品种和 33 个仿制药品种获批上市，其中有 10 个品种填补了国内治疗空白、7 个品种填补了国产空白①。持续探索仿制药一致性评价和国家基本药物目录、国家医保目录、药品集中采购的良性协同衔接机制，以形成"仿制药质量有保障、临床替代有信赖、保证疗效降费用"的联动效应。

三是逐步建立药师药学服务激励机制。2023 年 9 月，国家卫生健康委、国家中医药局、国家疾控局 3 部门联合制定的《全国医疗服务项目技术规范（2023 年版）》首次将药师门诊诊察、处方及医嘱药品调剂、住院患者个性化用药监护 3 个药学服务项目列入。国家医保局发布支持药学类服务政策文件，各地医保部门陆续出台药学类医疗服务政策文件，药师药学服务规范和收费政策逐步健全。

四是推进适老化、适儿化改革，满足特殊人群用药需求。在药品适老化改革方面，推广药品说明书适老化及无障碍改革，着力解决药品说明书"看不清""看不懂"的问题。江苏省扬州市等地通过设立家庭药师加强对老年患者开展用药宣教、用药服务，提高其用药依从性，确保用药安全。在药品适儿化改革方面，持续完善儿童用药供应保障工作机制，持续开展已上市药品说明书中儿童用药信息的规范化增补工作，为儿童合理用药提供支撑。加强个性化给药的标准化管理和技术探索，满足儿童特别是低龄儿童对药品剂型、剂量、口味的特殊要求。

4. 多种模式推进紧密型医共体内药品上下衔接，完善区域药品供应保障机制

发挥县域医共体牵头医院作用，促进县域上下级医疗机构用药衔接，提升基层药品配备和使用能力，是推动优质医疗服务资源扩容下沉、保障百姓

---

① 《国家卫生健康委关于〈关于印发第三批鼓励仿制药品目录的通知〉政策解读》，2023 年 12 月 25 日，http://www.nhc.gov.cn/yaozs/s7656/202312/0cf632b7b7b54d82877a6c4dcf8d2a65.shtml。

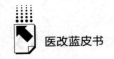

用药可及性的重要举措。2023 年 12 月 29 日，国家卫生健康委等十部委联合印发《关于全面推进紧密型县域医疗卫生共同体建设的指导意见》（国卫基层发〔2023〕41 号），文件提出"优化县域医共体内部管理，加强药品耗材管理，实行统一用药目录、统一采购配送；促进资源服务共享，畅通乡镇卫生院与县级医院用药衔接，实现目录统一、处方自由流动"。

推进县域医共体用药衔接的具体做法可分为两类。一类是以江苏、山东等省份为代表，依托牵头医院现有实体药房，建设县域医共体中心药房，健全完善药品联动管理机制。具体做法包括以下内容：一是统一药品采购配送。各成员单位在县域医共体统一用药目录内采购使用药品，通过药品阳光采购平台采购，其采购订单生成后，须经县域医共体中心药房审核同意后方可进入后续订单发送、药品配送等环节。牵头医院建立药品统一配送机制，重点保障基层医疗卫生机构药品供应。二是统一药品使用监测。各地进一步加强县域医共体信息系统建设，加快实现药品使用信息的互联互通。牵头医院重点加强县域医共体内的药品使用监测和不良反应监测。三是统一药品储备供应。牵头医院负责县域医共体药品供应保障工作，建立急抢救等重点药品常态化动态储备机制等。四是探索建设县域医共体"云中心药房"。依托县里有条件的医疗机构，向辖区基层医疗卫生机构提供"互联网+药学"服务，包括药品配供、中药煎煮、用药指导等内容。五是建立由各成员单位参与的药事管理与药物治疗学委员会。具体负责中心药房的建设管理工作，并根据区域内常见病、多发病、慢性病等用药需求，制定医共体内用药目录，统筹成员单位药师队伍资源，逐步实现医共体内药师资源共享、药学服务同质化。截至 2023 年，山东全省县域医共体中心药房已覆盖 117 个县（市、区）的 1799 家基层医疗卫生机构，取得阶段性成效。中心药房建立后，基层医疗卫生机构配备药品品种数量平均增加 10%，与牵头医院药品重合率提升 16.7%，药品配送时间缩短近 1 天，药品供应保障效能不断提升。

另一类是以重庆为代表，以慢性病管理为抓手，探索医共体内用药衔接。一是选择全市发病率比较高的高血压、糖尿病、冠心病、慢阻肺、慢性支气管炎、脑卒中等 10 种慢性非传染性疾病用药，以紧密型医共体为载体，推进医共体内上下级医疗机构用药衔接。二是实行用药"六个统一"。1)"统一工作管理",各试点区县制订工作实施方案,明确工作目标,分解落实责任。2)"统一用药清单",制定《慢性病用药衔接清单》,药品控制在150个品种左右。3)"统一药品配备",实行统一配备和临时购买相结合的方式,对未统一配备而群众有需求的药品采取临时购买的方式,保证3天之内满足患者用药需求。4)"统一药品配送",试点区县均做到清单内药品统一配送,配送及时率达100%。5)"统一药学服务",举办合理用药培训,现场开展用药指导、处方点评、区域化处方前置审核,提高基层医疗机构药学服务能力。6)"统一信息管理",建立医疗机构慢性病患者就诊信息台账,实现上下级医疗卫生机构信息互联互通,帮助基层医疗卫生机构做好用药指导等跟踪服务和企业药品配送服务。三是优化药学服务。通过医共体内药学培训、用药指导、处方点评、区域化审方等工作,基层医疗卫生机构临床用药行为更加规范,合理用药水平明显提高。通过以上举措有效解决慢性病患者在基层就近拿药的问题,前期25个试点区县10种慢性病实现药品衔接率、药品配送率、病人下转率、处方合格率"四个提升"。医共体内上下级医疗机构《慢性病用药衔接清单》中的药品匹配度最高达60%,药品配送到货率达100%,实现了慢性病患者诊断治疗在二级医院、稳定期回基层医疗机构就近拿药,减少往返奔波和排队,促进分级诊疗。

(五)强化医药卫生全行业综合监管效力

按照党的二十大提出的创新医疗卫生监管手段的要求,卫生健康、医疗保障、药品监督等相关部门全面化、制度化、系统化、协同化推进各领域综合监管制度和体系建设,法制化、常态化、智慧化开展综合监管工作,构建横向到边、纵向到底的综合监督体系,医疗卫生领域综合监督顶层设计逐步清晰、医保基金常态化监管制度基本确立,药品器械监管标准化水平不断提高,充分展现了新时代卫生健康治理体系的有效性和优越性。

1. 医疗卫生监管体系顶层设计更加清晰

卫生健康监督体系是保证卫生健康事业坚守民生底线、实现高质量发展

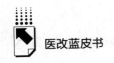

的重要制度安排。2023年我国卫生健康监督体系的顶层设计更加清晰、基本框架更加完善、工作内容更加具体，制度改革建设成效显著。

（1）明确卫生健康监督体系责任主体和重点工作

2023年12月，国务院办公厅发布《关于推动疾病预防控制事业高质量发展的指导意见》，在进一步突出"大疾控"发展理念的基础上，明确了卫生健康监督的主体责任，提出市、县级疾控中心与同级卫生监督机构整合，承担本辖区公共卫生、医疗卫生等监督执法任务，强化疫情防控和卫生健康行政执法职能。指导意见同时强调压实医疗机构的公共卫生责任，建立"疾控监督员"制度，监督医疗机构落实传染病防控和公共卫生责任，使其成为落实医防协同、医防融合机制的重要抓手。按照年度卫生健康重点工作有关要求，国家卫生健康委和国家疾控局联合制定了2023年国家随机监督抽查计划，确保监督抽查工作有效覆盖重点机构和场所。

（2）强化卫生健康行业监管体系建设

推动行业监督管理体系建设，保障医疗卫生工作高质量发展，是本年度行业监管体系建设的重点之一。2023年12月，国家卫生健康委等部门印发《医院巡查工作管理办法（试行）》，形成制度性行业监督管理安排，切实推动了医院行风建设工作规范化、制度化进程，重点关注党的建设、行业作风、运行管理三个方面政策落实情况。同期，国家卫生健康委办公厅发布《大型医院巡查工作方案（2023—2026年度）》，落实公立医院党建、强化行业作风建设、规范医院运营管理等有关政策要求，促进医院建章立制，对不合理医疗检查、医疗机构不合理使用医保基金等开展专项治理行动，初步形成了系统化、全方位的行业管理体系。

（3）推进医药领域腐败问题集中整治工作

做好医药领域腐败整治工作，是2023年工作的重中之重。2023年5月，国家卫生健康委等部门联合印发《2023年纠正医药购销领域和医疗服务中不正之风工作要点》，联合启动全国医药领域腐败问题集中整治工作，涵盖整治行业管理、行业组织、医药产品销售采购中的不正之风问题、医保欺诈骗保问题等，涉及医疗机构、医药企业、医疗器械供应商等多个环节。

全国各地加大了对医疗机构的监督检查力度，陆续出台了相关监管政策，采取"德法共治"的形式，以"高压+零容忍"态势，严厉打击各种医疗腐败行为。

（4）推进医疗卫生综合监督规范化发展

为规范医疗监督执法工作，维护医疗秩序，保障人民群众健康权益，2023年12月，国家卫生健康委、国家中医药局和国家疾控局联合制定并发布了《医疗监督执法工作规范（试行）》，进一步明确了县级以上地方卫生健康行政部门负责行政区域内医疗监督执法管理工作，县级以上地方卫生健康行政部门及其委托的卫生健康监督机构负责开展卫生监督执法，医疗监督执法内容聚焦资质、医疗技术临床应用管理、药品、医疗器械临床使用等。同时，强调完善信用监管、"综合查一次"等制度。卫生健康领域推进"智慧卫监"项目，利用人工智能技术，完善智能线上监管、实时在线监测、大数据分析预警等功能，提升对公共卫生、医疗健康服务的监管效能。

2. 医疗保障常态化监管制度更加健全

坚决守好人民群众"看病钱""救命钱"，持续推进医疗保障基金监管工作，是本年度医保部门基金监管工作的重点。通过建立常态化监管制度，强化多部门全行业综合监管，推进专项检查与飞行检查结合的工作模式，医保监管制度的顶层设计更加完善，制度化、法制化推进监管工作取得明显实效。

（1）健全医保基金常态化监管制度

完善常态化监管制度是本年度医保基金监管工作的重要特色。2023年5月，国务院办公厅印发《关于加强医疗保障基金使用常态化监管的实施意见》，提出坚持系统思维，推动构建全方位、多层次、立体化基金监管体系，保证各方权责明晰；加强基金监管能力建设，保证监管工作组织严密有力、监管安全规范、监督成效明显；综合运用多种监管方式，促进医疗、医保、医药协同发展和治理，形成多道防线，强化长效监管机制建设；做实飞行检查、专项整治、日常监管、智能监控、社会监督常态化五个方面的具体举措。以零容忍态度严厉打击欺诈骗保、套保和挪用贪占医保基金的违法行为，坚决守住医保基金安全底线。

（2）持续开展医保基金使用专项整治工作

国家医保部门对医保领域的欺诈骗保行为实施常态化高压态势，打击欺诈骗保工作成效不断巩固、监管威力持续显现。2023年4月，国家医保局联合相关部门印发了《2023年医保领域打击欺诈骗保专项整治工作方案》，开展年度医保领域打击欺诈骗保专项整治，重点查处党中央、国务院高度重视的重大问题，人民群众反映强烈的突出问题，对"假病人""假病情""假票据"等欺诈骗保行为进行重点打击。专项整治工作聚焦骨科、血液净化、心血管内科等重点科室；聚焦医保结算费用排名靠前的重点药品、耗材；聚焦虚假就医、医保药品倒卖等重点行为。2023年，全国医保系统共检查定点医药机构80.2万家，处理违法违规机构45.1万家；处理违法违规人员32690人①，有力维护了最广大人民群众的根本利益。

（3）制度化开展医保基金飞行检查

按照常态化开展监督工作要求，2023年2月，国家医疗保障局发布《医疗保障基金飞行检查管理暂行办法》，明确"双随机、一公开"的基本原则，作为年度常规性工作统筹安排相关工作。2023年8月，覆盖全国31个省（自治区、直辖市）和新疆生产建设兵团的医疗保障基金飞行检查重点聚焦医学影像检查、临床检验、康复三个领域纳入医保基金支付范围的医疗服务行为和医疗费用。2023年共组织飞行检查34组次，检查定点医疗机构66家、医保经办机构32家，查出涉嫌违法违规资金9.2亿元。在被检查的医药机构中通过协议处理拒付及追回资金134.07亿元，收取违约金14.47亿元，拒付或追回资金涉及定点医药机构19.87万家②。

（4）技术赋能全面提高医疗保障综合监督效能

技术赋能是扩展监管范围、强化监管深度、提高监管效率的重要举措。国家医保局创新大数据监管方式，依托全国统一医保信息平台，开展大数据

① 国家医疗保障局：《2023年全国医疗保障事业发展统计公报》，2024年7月25日，http://www.nhsa.gov.cn/art/2024/7/25/art_7_13340.html。
② 国家医疗保障局：《2023年全国医疗保障事业发展统计公报》，2024年7月25日，http://www.nhsa.gov.cn/art/2024/7/25/art_7_13340.html。

监管试点，研究开发"虚假住院""医保电子凭证套现""重点药品监测分析"等大数据模型，同时与公安部门协同推进线索查办，实现智能监管子系统覆盖所有的统筹区，对海量医保结算数据开展全面智能审核。

3. 药械监管治理标准化程度不断提高

为全面贯彻党的二十大精神，认真落实"四个最严"要求，建立健全法规制度体系，全面加强监测评价质量管理体系建设，药品和医疗器械领域的监管工作持续加强，夯实了医疗服务机构诊疗服务质量根基，切实保护了人民群众的健康权益，为卫生健康事业高质量发展，奠定了良好的基础。

（1）制度建设与监督监测并重强化药品管理

不断完善药品生产质量管理规范，发挥企业主体责任，做好药品生产质量源头保障工作。2023年6月，国家药监局发布《〈中药材生产质量管理规范〉监督实施示范建设方案》，试点省份包括安徽、广东、四川、甘肃四省，旨在推动中药材规范化生产，从源头提升中药质量，促进中药传承创新和高质量发展。加强药品安全风险防控和监测，完成36个（类）药品安全性评价，提出风险控制措施建议，国家药监局发布修订药品说明书公告34期。推进《药品不良反应报告和监测管理办法》修订，研究起草《非处方药转换为处方药工作程序》等技术指南和规范性文件。指导持有人开展药物警戒工作，推动药物警戒制度建立健全。重构药品不良反应监测系统，建设创新药和附条件批准药品不良反应术语库，为监测评价提供智能化技术支撑。2023年全国药品不良反应监测网络收到严重药品不良反应/事件报告37.8万份，报告数量与欧盟、美国等国家和地区药品不良反应报告数量发展趋势相同①。

（2）主动监督与自我约束并重强化医疗器械管理

为督促医疗器械注册人、备案人落实医疗器械质量安全主体责任，强化医疗器械生产、经营企业质量安全关键岗位人员责任落实，国家药监局

---

① 国家药品不良反应监测中心：《国家药品不良反应监测年度报告（2023年）》，https：//www.cdr-adr.org.cn/drug_ 1/aqjs_ 1/drug_ aqjs_ sjbg/202403/t20240326_ 50614.html。

发布的《企业落实医疗器械质量安全主体责任监督管理规定》于2023年3月正式实施。本年度的医疗器械质量安全专项整治工作，聚焦安全风险隐患、强化重点产品监管、压实企业主体责任、完善监管工作机制；重点监管产品包括疫情防控医疗器械、集中带量采购中选医疗器械、无菌和植入性医疗器械等产品。根据国家药品不良反应监测中心报告，2022年我国医疗器械不良事件监测信息系统基层注册用户数量持续提升，达到39万余家，28个省（区、市）的医疗器械不良事件报告县级覆盖率达到100%①。

（六）人才、数智技术、科技助力医改深化

1. 深入推进卫生健康人才队伍高质量发展

数量充足、结构合理、素质优良的人才队伍是推进卫生健康事业高质量发展和保障人民健康的基础。2023年，国家大力推进农村和社区卫生健康人才队伍建设，聚焦社会需求加强急需紧缺专业人才培养培训，创新性推动人才培养、评价、使用、激励机制改革，基层卫生健康人才队伍规模显著扩大、人才队伍专业结构逐步优化、人才素质能力得到有效提升、机制建设更加灵活高效，为推进健康中国建设提供了良好的人才支撑。

（1）以基层为重点不断发展壮大卫生健康人才队伍规模

2023年，中共中央办公厅、国务院办公厅出台《关于进一步深化改革促进乡村医疗卫生体系健康发展的意见》《关于进一步完善医疗卫生服务体系的意见》等相关文件，进一步明确以基层为重点推进卫生健康人才队伍建设的总方针和具体推进措施。同年，国家卫生健康委等五部门联合发布《关于实施大学生乡村医生专项计划的通知》，由各地专项招聘医学专业高校毕业生到村卫生室服务工作，并加大激励和保障力度，引导大学生乡村医生扎根基层、服务农村，全年共招聘大学生乡村医生6700多人②。

---

① 国家药品不良反应监测中心：《国家医疗器械不良事件监测年度报告（2022年）》，https://www.cdr-adr.org.cn/ylqx_1/Medical_aqjs/Medical_aqjs_sjbg/202304/t20230410_50478.html。
② 《国家卫生健康委：2023年招聘大学生乡村医生超6700人》，新华网，2024年3月1日，http://www.xinhuanet.com/info/20240301/33e8515661484459ae0e839cd8277e1e/c.html。

国家继续采取以"5年院校教育+3年规范化培训"为主的方式，结合全科医生转岗培训、农村订单定向本科医学生培养等多种途径，不断扩大全科医生规模①。2023年中央财政下达专项补助资金2.54亿元用于农村订单定向医学生免费培养②，全年共培养免费五年制本科医学生6150人③，培养全科医生4.7万名④。通过各方面积极努力，我国基层卫生人力资源总量显著提升。截至2023年底，全国基层卫生技术人员数达387.7万人（见图9），较2022年增长12.38%，远超全国卫生技术人员的增长水平（7.1%）；基层卫生人员中卫生技术人员占比由2022年的75.81%提高到2023年的78.28%，基层医疗卫生机构卫生技术人员数占所有卫生技术人员数的比重从2022年的29.59%提高到2023年31.05%⑤，每万人口全科医生数达到3.99人，较2022年增加0.71人，为实现分级诊疗奠定了良好的人才基础。

与此同时，国家统筹推进各类人才队伍建设，卫生健康人才队伍总量稳步增长。截至2023年底，我国卫生人员总量达到1523.70万人，较2022年增加82.7万人，其中，卫生技术人员1248.8万人，较上年增长7.12%，执业（助理）医师、注册护士、药师（士）分别较上年增长7.82%、7.91%、7.16%（见图10）⑥。每千人口执业（助理）医师数、每千人口注册护士数

---

① 《全科医生队伍建设加快推进（健康焦点）》，人民网，2024年5月31日，https://baijiahao.baidu.com/s？id=1800526926646960698&wfr=spider&for=pc。

② 《财政部 国家卫生健康委 国家中医药局 国家疾控局关于下达2023年医疗服务与保障能力提升（卫生健康人才培养）补助资金预算的通知》，财政部网站，2023年5月24日，http://sbs.mof.gov.cn/zxzyzf/ylnlts/202305/t20230524_3886456.htm。

③ 《国务院新闻办就"推动卫生健康事业高质量发展 护佑人民健康"举行新闻发布会》，国务院新闻办公室，2023年11月1日，https://www.gov.cn/lianbo/fabu/202311/content_6913348.htm。

④ 《国新办举行例行吹风会介绍〈深化医药卫生体制改革2024年重点工作任务〉有关情况》，国务院新闻办公室，2024年6月14日，https://live.baidu.com/m/media/pclive/pchome/live.html？room_id=9309536928&source=h5pre。

⑤ 《2023年我国卫生健康事业发展统计公报》，国家卫生健康委网站，2024年8月29日，http://www.nhc.gov.cn/guihuaxxs/s3585u/202408/6c037610b3a54f6c8535c515844fae96.shtml。

⑥ 《2023年我国卫生健康事业发展统计公报》，国家卫生健康委网站，2024年8月29日，http://www.nhc.gov.cn/guihuaxxs/s3585u/202408/6c037610b3a54f6c8535c515844fae96.shtml。

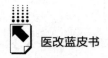
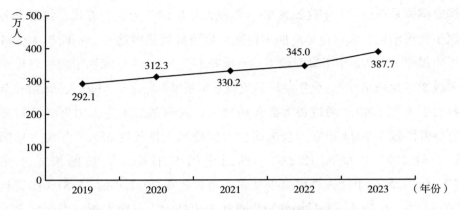

图9　2019～2023年我国基层卫生技术人员数量变化情况

资料来源：2020～2023年《中国卫生健康统计年鉴》、《2023年我国卫生健康事业发展统计公报》。

分别达到3.40人、4.00人，分别较上年增加0.25人、0.29人①，提前完成《"十四五"卫生健康人才发展规划》② 到2025年的目标（3.2人、3.8人）。

（2）聚焦社会需求逐步优化人才队伍结构

多项研究表明，适宜的人才队伍结构有助于提升体系整体绩效③。针对老年医学、儿科、全科、病理、精神、麻醉、安宁疗护等专业人才紧缺问题，国家和各省（区、市）以需求为导向，针对薄弱环节，加大力度开展人才培养、培训、转岗相关工作，逐步优化人才队伍结构，补齐短板，实现均衡发展。2023年12月，民政部等多部门联合出台《关于加强养老服务人才队伍建设的意见》，支持职业院校增设老年健康服务、养老服务相关专业，启动2023年全国老年医学人才培训项目，提升老年医学服务能力和水

---

① 《2023年我国卫生健康事业发展统计公报》，国家卫生健康委网站，2024年8月29日，http：//www.nhc.gov.cn/guihuaxxs/s3585u/202408/6c037610b3a54f6c8535c515844fae96.shtml。

② 《国家卫生健康委关于印发"十四五"卫生健康人才发展规划的通知》，中华人民共和国中央人民政府网站，2022年8月3日，https：//www.gov.cn/zhengce/zhengceku/2022-08/18/content_ 5705867.htm。

③ World Health Organization：Global strategy on human resources for health：workforce 2030，2020.7.7.https：//www.who.int/publications/i/item/9789241511131.

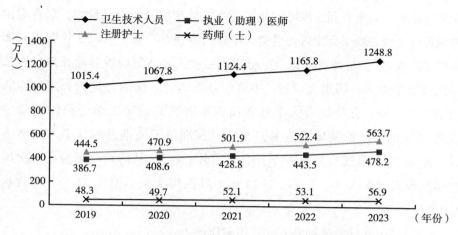

**图10 2019~2023年我国卫生技术人员及其执业（助理）医师、
注册护士、药师（士）数量变化情况**

资料来源：《2023年我国卫生健康事业发展统计公报》《2023年中国卫生健康统计年鉴》。

平；疾控部门以项目引领助力公共卫生人才培养，2023年，每万人口专业公共卫生机构人员数达到7.15人，较上年增加0.21人[①]；各地注重医学交叉领域、再生医学、中西医结合等复合型创新团队建设，在儿科、精神等薄弱专业重点加强临床应用型人才培养[②]，2023年全国共招收儿科、重症、精神等专业规培医师2.3万人，加大精神、儿科、老年医学、麻醉等专业医师紧缺人才培养力度；国家卫生健康委出台《关于开展2023年国家安宁疗护试点地区安宁疗护人才能力提升项目的通知》，对第三批国家安宁疗护试点地区安宁疗护专业人员进行培训；各地加强老年护理专业护士和养老护理员、医疗护理员队伍建设，稳定壮大护理人员队伍，医护结构逐步趋于合理。

多个省（区、市）积极探索推进建立高层次人才引培体系，打造生命健

---

① 《2023年我国卫生健康事业发展统计公报》，国家卫生健康委网站，2024年8月29日，http：//www.nhc.gov.cn/guihuaxxs/s3585u/202408/6c037610b3a54f6c8535c515844fae96.shtml。

② 《国家卫生健康委员会2023年4月13日新闻发布会 介绍优质医疗资源扩容下沉和区域均衡布局有关情况》，国家卫生健康委网站，2023年4月13日，http：//www.nhc.gov.cn/xwzb/webcontroller.do？titleSeq=11514。

康人才高地。云南省制定医疗卫生高层次人才招引三年行动计划，联合运用专项补助奖励、给予科研启动经费、年薪制待遇等手段，争取 3 年引进 1000 名高层次人才[①]；福建省实施卫生健康高层次人才队伍建设行动计划，遴选一定数量中青年科研重大项目、中青年领军人才、国内外优秀人才和团队给予重点支持；支持综合大学和省高水平医院共建医工结合硕博士学位点[②]。《深圳市居民健康白皮书》显示，深圳市积极推进医疗卫生高地建设，自 2014 年起通过实施医疗卫生"三名工程"，从海内外引进高层次医学团队和高层次人才，其中，2023 年引进高层次医学团队 37 个，总数达170 个[③]。

（3）多措并举整体提升人才队伍素质能力

一是基层卫生健康人才队伍服务能力和服务水平有效提升。持续开展县乡村卫生人才能力提升培训项目，2023 年中央财政下达专项资金 4 亿元，共培训基层医疗卫生人员 6 万人[④]。激励乡村医生参加学历教育、考取执业（助理）医师资格，2023 年有 4500 名农村医务人员通过考试取得乡村全科执业助理医师资格。创新多点执业、长期派驻、对口帮扶、巡回医疗、巡诊服务、老专家服务基层健康行动等多种举措，量化下沉要求、细化下沉任务，同时为基层"输血"和"造血"。浙江省启动"万名基层医师进修""万名定向培养卫生人才"行动[⑤]；上海市长宁区启动社区卫生全科医师职业能力提升行

---

① 《我省全面推进卫生健康人才队伍的整体素质 构建高层次医疗卫生人才高地》，云南省人民政府网站，2023 年 12 月 8 日，https：//www. yn. gov. cn/ywdt/bmdt/202312/t20231208_291419. html。

② 《福建省进一步完善医疗卫生服务体系实施意见》，福建省人民政府网站，2023 年 11 月 3 日，http：//zfgb. fujian. gov. cn/10639。

③ 《深圳市居民健康白皮书（2023 年度）发布》，《南方都市报》2024 年 8 月 9 日，https：//www. sohu. com/a/799616527_ 161795。

④ 《财政部 国家卫生健康委 国家中医药局 国家疾控局关于下达 2023 年医疗服务与保障能力提升（卫生健康人才培养）补助资金预算的通知》，财政部网站，2023 年 5 月 24 日，http：//sbs. mof. gov. cn/zxzyzf/ylnlts/202305/t20230524_ 3886456. htm。

⑤ 《浙江开展"万医进修"三年行动》，浙江省人民政府网站，2024 年 2 月 26 日，https：//www. zj. gov. cn/art/2024/2/26/art_ 1554467_ 60200434. html。

动①；四川省持续深化医疗人才"组团式"帮扶、城乡医疗卫生对口支援"传帮带"、巡回医疗、"万名医护走基层"等活动，下沉医务人员6.5万人次②。

二是各类人才能力提升工作统筹推进。以项目为引领，提升公共卫生人才队伍服务能力。2023年中央财政下达专项资金4.46亿元用于国家传染病应急队伍、专业人才、监测预警队伍、现场流行病学队伍的培养培训和能力提升③。深入开展疾控机构公共卫生医师规范化培训试点工作。实施中医药特色人才培养工程（岐黄工程），全国遴选100名西医学中医优秀人才，持续培养50名岐黄学者、200名青年岐黄学者和500名第五批全国中医临床优秀人才。北京市以"妇幼健康能力提升年"为依托，实施专业人才培养、专业服务下沉、专业技能提升三项行动④。上海市注重项目引领，以师带徒、社区中医流派人才培养、社区西学中人员培训、中医馆骨干人才培训等多种方式，打造基层中医药人才队伍⑤。江苏省宿迁市通过创新人才培养渠道、推动人才定期交流、畅通人员转归途径等多种方式推进院前急救人才队伍建设⑥。

（4）深入推进人才发展体制机制创新

一是医学人才培养培训机制持续完善。国家持续深化医教协同，以临床需求为导向，推动院校医学人才培养改革，巩固完善以"5+3"为主体、

---

① 《对市十六届人大二次会议 第0026号代表建议的答复》，上海市卫建委网站，2024年5月7日，https：//wsjkw.sh.gov.cn/rddbjydf/20240507/9c8a269e566d486da4fa7617254ba8bb.html。

② 《因地制宜构建梯队、激发活力、优化服务 四川卫健人才队伍"提质扩容"》，四川省人民政府网站，2024年4月25日，https：//www.sc.gov.cn/10462/10464/10797/2024/4/25/cf89a850c83544fb83c55d58ce505c3a.shtml。

③ 《财政部 国家疾控局关于下达2023年医疗服务与保障能力提升（医疗卫生机构能力建设、卫生健康人才培养）补助资金预算的通知》，2023年9月11日，财政部网站，http：//sbs.mof.gov.cn/zxzyzf/ylnlts/202309/t20230922_3908733.htm。

④ 《加强专业人才培养，赋能首都妇幼健康高质量发展》，北京市卫生健康委网站，2023年10月31日，https：//wjw.beijing.gov.cn/xwzx_20031/xwfb/202311/t20231103_3294398.html。

⑤ 《对市十六届人大二次会议 第0026号代表建议的答复》，上海市卫建委网站，2024年5月7日，https：//wsjkw.sh.gov.cn/rddbjydf/20240507/9c8a269e566d486da4fa7617254ba8bb.html。

⑥ 《宿迁推出院前医疗急救人才队伍建设新举措》，江苏省卫建委网站，2023年4月4日，https：//wjw.jiangsu.gov.cn/art/2023/4/4/art_7371_10853344.html。

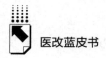

"3+2"为补充的医学人才培养体系。继续做好高水平公共卫生学院建设，探索公共卫生与预防医学人才培养模式，并将公共卫生与预防医学相关学科专业纳入"国家关键领域战略人才储备招生计划"①。推动医学院校加强全科医学学科建设，浙江、上海、湖北等省份推动各所高校设置了全科医学系。完善住院医师规范化培训质量管理，积极落实"两个同等对待"，以毕业后医学教育质量提升工程为依托，以评估为抓手，不断发展完善评价指标体系，凸显质量导向，继续医学教育质量明显提升②。

二是符合卫生健康行业特点和人才成长规律的人才评价使用机制逐步建立。自2021年人力资源和社会保障部等多部门联合出台《关于深化卫生专业技术人员职称制度改革的指导意见》以来，多地相继出台具体实施办法，大力推进建立以"实践能力业绩为导向"的卫生人才职称评价体系，进一步完善人才评价标准，取消论文篇数作为评审条件，不再将科研项目获奖情况作为申报职称必备条件，破除"四唯"倾向，根据机构、专业、人才类型，形成分层、分类评价体系，充分发挥职称评价的"指挥棒"作用。北京协和医院、四川大学华西医院、中山大学肿瘤防治中心等医院探索增设医疗型、教学型、医教研复合型的医师类职称岗位，开展科研人员的自主评审，使职称晋升的通道变得更加宽广③。为解决疾控机构等反映强烈的中高级专业技术岗位不足、员工职业发展路径不通畅、人员流失严重等问题，各地结合疾控事业发展新形势、新任务以及人才队伍结构特点，在提高专业技术高级岗位比例上取得重点突破。据调查，目前中国疾控中心专业技术高级岗位比例已由原来的37%提高到55%，全国24个省级疾控中心专业技术高级

---

① 《国新办举行〈关于推动疾病预防控制事业高质量发展的指导意见〉国务院政策例行吹风会》，健康中国网站，2023年12月29日，https：//baijiahao. baidu. com/s? id=1786605298524236833&wfr=spider&for=pc。

② 齐学进：《我国住院医师规范化培训工作十年回顾与思考》，《中国毕业后医学教育》2024年第1期。

③ 《官方发文：2024年或将实施卫技人员晋升主任医师特别推荐渠道制度》，好医生网站，2023年12月28日，https：//www. baidu. com/link? url=pkPUCPx31dVtZNtN4ZJvlvYKf1NLO19ZkxvM32Jn4l1W520XIJUNOC50B8VeCxz9S4wNLEUhXGQGjC938Dj4Kq&wd=&eqid=f8b8bc910001c1610000000366c841f4。

岗位比例达到40%以上，其中北京、江苏、山东、湖北四地已达到50%。

三是基层卫生健康人才编制制度改革取得历史性突破。2023年12月，中央编办等五部门联合印发《关于做好大学生乡村医生专项计划编制保障工作的通知》，强调大学生乡村医生专项计划编制实行专编专用、专门管理，在推进大学生乡村医生纳入事业编制管理方面实现历史性突破。各地深入推行"县管乡用、乡聘村用"政策，确保人才引得进、留得住。重庆市启动卫生人才"县聘乡用"改革，截至2023年底，全市累计下派两批次共计2048名"县聘乡用"人才，其中中级职称以上人员1811名①。贵州省习水、贞丰、凤冈、荔波、播州、惠水等县（区）统筹250余名编制村医入职村卫生室②。福建省三明市实施医共体内公立医疗卫生机构编制分别核定、统筹使用和管理，永安总医院（医共体）在核定的人员编制总量内，根据业务发展需要，统筹调剂同经费渠道的基层医疗卫生机构事业编制③。

四是薪酬制度改革持续深化。各级各类医疗卫生机构积极推动落实"两个允许"的要求，探索建立与岗位职责、工作业绩、实际贡献密切联系的收入分配机制。福建省建立基层医疗卫生机构绩效工资动态调整机制，允许按当地事业单位绩效工资基准线水平的10%左右增核绩效工资总量，主要用于提升全科医师薪酬水平④。重庆市公立医院探索建立行业内薪酬水平联动调控机制，形成以"基本薪酬+绩效薪酬"为主体、"追加薪酬+奖励薪酬"为补充的"2+2"公立医院薪酬结构，打破传统分配周期，制定跨年度调剂使用办法，实行"县聘乡用"虚拟单位薪酬管理办法，引导人员下

① 《重庆：卫生人才"县聘乡用"，让基层群众就近享有优质医疗服务》，《人民日报》2024年3月25日，http：//www.cq.gov.cn/ywdt/zwhd/bmdt/202403/t20240325_13062814.html。
② 《提升五级医卫服务能力 ｜ 加快建设优质高效的乡村医疗卫生体系》，贵州省卫建委网站，2024年1月19日，https：//wjw.guizhou.gov.cn/xwzx/sndt/202401/t20240119_83569669.html。
③ 《福建省三明市关于深化紧密型县域医共体人员管理的意见》，福建省三明市政府网站，2023年9月13日，https：//www.sm.gov.cn/zw/ztzl/shyywstzgg/zcwj/202309/t20230913_1943073.htm。
④ 宁永鑫：《打造"能战善战"的卫生健康人才队伍》，《中国卫生人才》2023年第4期。

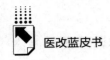

沉①。三明市紧密型县域医共体内所有机构实施全员年薪制②。福州市各级疾控中心在编人员人均增量绩效按照与各级三级公立医院在编人员前三年人均薪酬收入水平差额进行核定，并对公立医院公卫类科室在编在岗人员每人每月补贴2000元，增量绩效或岗位补助均由同级财政承担③。

2. 数智技术助力培育和发展卫生健康新质生产力

人工智能、大数据、5G、区块链等新一代数字技术应用不断深化，"数据要素×""人工智能+"等创新模式为医改注入新的活力，成为培育和发展卫生事业新质生产力的重要引擎。

（1）新时期数智化战略布局日益明晰

信息互通共享持续攻坚增强人民群众健康获得感。2023年，我国持续推进全国医疗机构信息互通共享三年攻坚行动。截至2023年，全国已有8000多家二级及二级以上公立医院通过各级区域全民健康信息平台实现信息共享，20个省份超过80%的三级医院已接入省级的全民健康信息平台，25个省份开展了电子健康档案省内共享调阅，17个省份开展了电子病历省内共享调阅，204个地级市开展了检查检验结果的互通共享④。信息共享促进了医疗、医保、医药业务联动，提升了群众的就医体验。截至2024年1月，北京市110家三级医院全部实现医保移动支付，通过互联网医院获得药品在线配送服务，逐步实现预约挂号、医保报销、药品配送全流程的掌上业务办理⑤。

---

① 重庆市卫生健康委：《重庆市"六破六立"深化公立医院薪酬制度改革的探索》，《中国卫生人才》2024年第7期。
② 《福建省卫生健康委员会关于转发三明、南平等地深化改革提升群众就医获得感有关举措的通知》，福建省卫生健康委网站，2023年12月29日，https：//wjw.fujian.gov.cn/xxgk/zfxxgkzl/zfxxgkml/qtzdxx/202401/t20240102_6370736.htm。
③ 《〈福州市人民政府关于加强公共卫生体系建设的实施意见〉政策解读》，福州市人民政府网站，2023年3月29日，https：//www.fuzhou.gov.cn/zcjd/bs/202303/t20230329_4567713.htm。
④ 《全国医疗卫生机构信息互通共享攻坚行动开展》，中国政府网，2023年11月8日，https：//www.gov.cn/lianbo/bumen/202311/content_6914114.htm。
⑤ 《加快全民健康信息化建设 数据多跑路 患者享便利》，中国政府网，2024年2月27日，https：//www.gov.cn/lianbo/difang/202402/content_6934416.htm。

"数据要素×医疗健康"促进数据价值有序释放。2023 年，国家数据局等 17 部门联合印发《"数据要素×"三年行动计划（2024—2026 年）》，提出要实施"数据要素×医疗健康"行动，提升群众就医便捷度。各地积极探索整合医疗医药数据要素资源，挖掘数据要素潜力，将数字能力转化为价值创造能力，推进数字化深度赋能医改。海南省积极探索打通医保、卫生健康和市场监管药品专网，努力实现实时统计分析数据共享，做到数据的即时调用共享①。湖南省深化数据赋能，通过大数据实现护理人员、居家老人和家庭成员之间的智能匹配、实时联系。

"人工智能+医疗健康"高效赋能行业创新发展。人工智能是引领未来的战略性技术。2023 年 7 月，国家网信办联合多部门发布了《生成式人工智能服务管理暂行办法》，促进生成式人工智能健康发展和规范应用。2024 年国务院《政府工作报告》提出深化大数据、人工智能等研发应用，开展"人工智能+"行动。在持续释放的政策红利、健康需求、技术革新的推动下，生成式人工智能、医学大语言模型等技术迅猛发展，推进医学人工智能逐渐进入临床试点阶段。浙江省打造省域共享、数实融合的数字健康人"安诊儿"，并将研发的医学人工智能大模型与其对接，成为数字家庭医生的基础智能底座，支撑院内院外全覆盖、线上线下一体化的新型医疗健康服务体系。安徽省将医疗大模型接入影像云平台，为患者提供有针对性的解答和医学解释。

（2）多领域多场景打造智慧健康新模式

智慧传染病防控提升公共卫生应急管理能力。根据国务院办公厅《关于推动疾病预防控制事业高质量发展的指导意见》要求，全国多地启动了传染病监测预警和应急指挥能力提升项目。国家开通和 32 个省级疾控机构的视频会商系统，搭建"监测预警一张图""应急指挥一张图"大屏原型展示系统。全国建立直达基层发热诊室监测系统，及时掌握各地基层医疗卫生

---

① 国务院新闻办公室政策例行吹风会文字实录，2024 年 6 月 14 日，http：//www.nhc.gov.cn/xcs/s3574/202406/3528e52da4234783a330886deb974f8c.shtml.

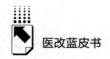

机构发热患者人数。山东省潍坊市通过传染病智慧化多点触发监测预警平台的应用，改进了不明原因疾病和异常健康事件监测模式，实现了从被动监测向主动监测的发展，建立了多途径、多维度、多节点监测数据汇聚渠道，实现了多渠道信息关联预警。

智慧医院建设创新医疗机构服务模式。智慧医院建设是医疗机构服务模式创新的具体行动之一。2023 年，国家卫生健康委办公厅印发了《医疗机构临床决策支持系统应用管理规范（试行）》，从标准规范建设方面有力推动了智慧医院建设工作[1]。在有关标准规范的指导下，各地医疗机构多举措创新探索智慧医院建设最佳实践路径，优化服务流程，提高诊疗效率，改善就医体验。江苏省人民医院建设全院统一调用的医学循证知识库、高级临床决策支持系统，基于患者画像提供覆盖患者住院全周期的疾病动态预警，助力医院提升医疗质量和管理效率[2]。中国医科大学附属盛京医院依托智慧医疗物联网平台，实现泛重症诊疗监管、医疗设备管控、资产管理等，提升了临床数据价值和医院设备精细化管理能力。

智慧基层建设提升城乡基层卫生服务水平。2023 年，各地积极开展智慧基层卫生服务建设，提升基层诊疗能力、服务水平，推动医疗资源下沉，让群众就近享受优质医疗服务。浙江省聚焦基层，融合人工智能、大数据等技术手段，引导居民精准就医，为患者和基层医生提供智能导诊、辅助诊断推荐、病历书写质量控制、医学知识检索等服务，高质量推进基层医疗服务提升。部分地区在紧密型医共体间推进智慧抓取、统一配送等共享服务，全力保障基层群众用药安全。贵阳市金华园社区卫生服务中心，患者心电图等数据采集后上传至健康信息云平台，上级医院做出医疗诊断并反馈，整个过程仅需 15 分钟[3]。

① 《国家卫生健康委办公厅关于印发〈医疗机构临床决策支持系统应用管理规范（试行）〉的通知》，2023 年 7 月 17 日，http：//www.nhc.gov.cn/yzygj/s7659/202307/fef263f5b9194aa08f4f3333d7dc5f01.shtml。
② 胡建平：《互联互通促进智慧医院建设：医院信息互联互通标准化成熟度测评案例集》，清华大学出版社，2023。
③ 黄金雄：《推进全民健康信息化建设》，《人民日报》2023 年 9 月 22 日。

信息共享支撑智慧医防融合新模式。落实医防融合是促进疾病预防关口前移、从以疾病为中心转向以健康为中心的具体体现。2023年7月，国家卫生健康委印发《关于做好2023年基本公共卫生服务工作的通知》，各地推进居民电子健康档案管理平台与区域范围内医疗卫生机构电子病历系统及慢性病管理、老年健康管理等重点公共卫生业务系统的条块融合和信息共享，积极探索医防融合服务模式。合肥市包河区方兴社区卫生服务中心，依托紧密型城市医联体，以家庭医生签约服务为载体，建设"AI+慢性病"一体化门诊，将基本医疗、基本公卫、健康筛查、分级诊疗等业务紧密融合，破解慢性病预防、诊断、治疗、随访等各个环节缺乏有效衔接难题，构建医防融合健康服务新模式。

智慧中医药打造全链条便捷药事服务路径。2023年，各地以建设智慧共享中药房为抓手，赋能中医药服务能力提升，为居民提供高效、便捷、质优的中医药服务。河南省巩义市总医院依托市公立中医院建成智慧共享中药房，实现中药统一采购、存储、审方、煎煮、配送等全链条综合性中药药事服务能力提升，确保全流程可控、可及、可追溯。

3. 推进卫生健康领域高水平科技创新，促医改提质增效

医学科技创新是推动卫生健康新质生产力发展的重要引擎，是医改持续推进和深化的动力源泉。大力发展卫生健康领域新质生产力，完善卫生健康科技创新体系，是不断推动医疗体系朝着更加完善、高效、公平方向发展的重要保障。近年来，中央全面部署，持续强化国家医学战略科技力量，以国家实验室建设、全国重点实验室重组为重点，同步加强国家医学中心、国家临床医学研究中心建设，全面推进卫生健康领域高水平科技创新，进一步完善国家医学科技创新体系布局。

（1）高质量高水平临床研究提升疾病防诊治能力

2021年2月，习近平总书记主持召开中央全面深化改革委员会第十八次会议，审议通过了《关于推动公立医院高质量发展的意见》。2022年，国家层面选择14家大型高水平公立医院开展高质量发展试点，推动医疗技术和医院管理升级换代。2022年6月，国务院常务会议决定，在一批高水平

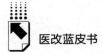

医院开展提升临床研究和成果转化能力试点。为努力建设高水平创新基地平台，充分发挥高水平公立医院在高质量医学创新中的主体、主导作用，截至2023年底，国家卫生健康委共依托25家医院建设了13个疾病领域国家医学中心及1个综合类国家医学中心[1][2]，并陆续发布内分泌代谢病、罕见病、血液病等疾病领域的中心设置标准，围绕我国人群疾病谱相关的重大疾病防治问题，开展"卡脖子""临门一脚"的核心技术攻关，坚持临床研究和临床诊疗协同，科研成果服务临床和疾病防控一线，形成了一批医学研究高峰、成果转化高地、数据汇集平台，切实推动解决了一批卫生健康领域"卡脖子"问题。已全面建成的50家国家临床医学研究中心围绕心血管疾病、神经系统疾病、慢性肾病、恶性肿瘤等20个疾病领域持续开展临床科研创新，同时，多地区积极推进省级临床医学研究中心建设，构建起央地协同的临床医学创新平台网络，充分发挥国家、地区卫生健康科技创新和成果转化基地功能，促进先进医学科技成果惠及百姓。全面加强转化医学大设施建设，围绕人类重大疾病发生、发展与转归中的重大科学问题，建设5个转化医学国家重大科技基础设施，加强基础研究和转化研究的有效衔接，推动医学基础研究成果快速向临床应用转化，系统布局建设109家委级重点实验室，实现省级行政区域全覆盖[3]。不同层级医学科技创新平台，围绕核心目标，开展高质量、高水平临床研究，切实提高了临床诊治水平，为持续推进医改提供了创新原动力。

（2）多学科交叉融合促进医学科技创新发展

随着前沿技术发展，特别是新兴的人工智能、大数据技术、先进生物技术、信息技术等与医学深度结合，我国医学科技创新不断破局，在医疗健康

---

① 《我国已建成13个国家医学中心》，[2023-01-13]．https：//medical．scienc enet．cn/sbh tmlnews/2023/1/368442．shtm。

② 《铸造健康中国"国之重器"，全国首个综合类国家医学中心 中山医院国家医学中心启动建设》，[2022-11-20]．https：//www．shanghai．gov．cn/nw4411/20221120/7628 464fc0334de fbc9376890977bb4e．html。

③ 《我国卫生科技创新能力显著提升》，[2022-8-26]，https：//www．gov．cn/xinwen/2022-08/26/content_ 5706885．htm。

领域的应用场景日趋丰富，为疾病检测、诊断及治疗模式带来变革，科技创新对卫生健康的引领作用进一步增强，卫生健康科技创新进入发展新阶段。2023年，人工智能（AI）技术在临床治疗领域进一步崭露头角，截至2023年12月1日，国内已有122款智能软件获得市场准入，2023年前11个月国家药监局公布的审评审批数总计48个，超越了2022年的32个①。影像学AI审评审批体系已趋于成熟，相关AI产品注册准入步入常态化，智慧AI应用将在未来几年全面覆盖、惠及临床诊疗体系，这将大大提升临床影像诊断的准确性、便捷性、高效性，特别是提升基层及偏远地区影像诊疗能力；运用可穿戴设备、慢性病管理App、在线医疗等技术工具，创新、优化慢性病管理模式，为改善重大慢性病健康管理提供新机遇；运用微观磁共振技术，实现对更小信号、更弱信号、更细分辨率的探测和成像，在微观尺度上对生物医学样本进行研究，为疾病的诊断和治疗带来更精准、更有效的解决方案。通过促进医工结合、医信融合等不同学科协同创新，推动医学科技领域前沿技术和未来产业的创新研发。

（3）重大专项科技攻关助力传染病防控能力建设

近年来，在传染病防治科技重大专项的支持下，国家传染病综合防控、应急处置和科学研究三大技术支撑体系持续完善，传染病防治人才队伍建设及自主研发的具有国际水平的诊疗产品等得到了跨越式提升，不仅为抗击新冠疫情提供了有力保障，更成功地应对了近年来国内外发生的新发突发传染病，形成了传染病防治的"中国模式""中国技术"。重大专项实施以来，成功研制出品类齐全的艾滋病诊断系列产品，综合预防干预及治疗技术取得突破，高危人群的艾滋病病毒新发感染率从重大专项实施前的1%降至1‰；创新血液筛查策略使我国血液安全达到发达国家水平，有效保证了用血安全；持续推进乙肝免疫预防优化策略研究，较好地控制了新发乙肝感染，显著降低了儿童乙肝感染率，自主研发的抗丙型肝炎药物使丙型肝炎治愈率达

---

① 《2023医疗人工智能报告：从边缘跃入核心，医疗AI涌入治疗》，［2023-12-29］，https：//www.cn-healthcare.com/articlewm/20231229/content-1625089.html。

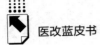
95%以上；结核病防治方面，构建了较完整的监测、诊断、预防产品体系，在全球首创的结核潜伏感染超短程预防性治疗新方案，大大缩短了疗程、降低了毒副反应，耐多药结核病优化方案的治疗成功率大于64%，病死率小于6%，均显著优于同期全球水平。

（4）优化卫生健康科技及人才评价体系，促进科技创新高质量发展

坚持正确价值导向、鼓励追求卓越医学创新，全面优化、改进科技项目、人才评价考核标准、方式。打破传统科研评价套路，弱化"论文数量""影响因子""成果奖励""人才帽子""课题数量""学术头衔"等传统评价形式。构建重视原始创新、重大科学发现、体现国家重大战略需求的评价体系，临床应用研究领域以实现国家目标和社会价值评价为主，注重技术转移和科研成果对防诊治等服务的影响评价，建立以研发能力、实际贡献、转化应用、技术服务、健康改善和产业发展等为导向的评价标准，推动面向世界前沿的有价值、真实可靠的科技创新，推动国家医学卫生健康事业发展。

（5）全面提升卫生科技行业治理能力，护航科技创新助力医改

健全完善临床研究、伦理审查、科研诚信、成果转化等医学研究管理相关政策及平台，促进医学研究规范、健康发展。国家医学研究登记备案信息系统上线运行，并于2023年11月实现与中国临床试验注册中心网站的成功对接①，监管服务功能不断升级完善，实现了医学研究从立项、伦理审查、监管、结题到成果转化等全链条备案及信息化管理，同时大大减轻了科研人员及医疗卫生机构开展相关医学研究的平台信息备案负担；在医学研究伦理审查及科研诚信建设方面，各地区相继出台相关政策，明确任务目标、加大管理力度、优化审查流程，如北京市卫生健康委2023年11月出台《北京市

---

① 《国家医学研究登记备案信息系统与中国临床试验注册中心平台正式启动对接试运行工作》，［2023－12－08］，https：//www.imicams.ac.cn/publish/default/sgdt/content/202312 0816595314130.htm。

深化医学伦理审查结果互认有关工作的若干措施》①，从加强伦理审查质量能力建设、全面推行伦理审查结果互认、提升伦理审查时效、优化伦理审查关联流程、主动提供伦理审查服务支撑、建立健全伦理审查组织保障等六大方面进一步加强伦理审查结果互认工作，促进多中心临床研究伦理审查提质增效。湖南省卫生健康委联合省科技厅、省教育厅开展专题培训，通过强化不敢失信的震慑、形成不能失信的约束、增强不想失信的自觉，落实机构科研诚信建设主体责任，进一步规范提升全省医疗卫生机构科研失信行为调查处理能力，加快构建医疗卫生领域科研诚信管理体系。

二　主要问题与不足

总的来看，中国特色的基本医疗卫生制度已基本建立，但有力支撑卫生健康现代化发展的机制仍待健全完善，特别是"腾笼换鸟"的全链条机制仍存在断点堵点，"腾空间"之后的"调结构""保衔接"尚待进一步发力，医疗卫生服务体系协同整合机制有待进一步优化，从以治病为中心转变到以健康为中心的内在激励机制尚未建立，医药卫生行业综合监管和廉政建设还需持续加强。

（一）医改实施推进机制方面

2023年以来，多数省份持续推进党政主要负责同志亲自抓医改、政府一位负责同志分管"三医"工作，取得了重要进展，但在医改实施推进方面仍然存在部门之间政策缺乏协调、难以形成合力、综合监管效能有待提升等问题。

1. "三医"跨部门协调机制尚未建立，影响改革政策协同

当前，促进医疗、医保、医药协同发展和治理的跨部门协调工作机制仍

---

① 《北京市卫生健康委员会关于印发〈北京市深化医学伦理审查结果互认有关工作的若干措施〉的通知》，2023年10月31日。

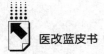

待建立，在涉及"三医"协同的重大规划政策目标和改革措施研究制订、医药卫生体制改革重点任务推进实施、改革实施进展监测评估等方面多部门协同职责分工需进一步明确，"三医"协同的数据信息基础还比较薄弱，信息互通共享联动还存在跨机构、跨行业领域堵点，制约"三医"协同的政策决策和治理能力提升。

2. 医改责任落实情况的督查考核和问责机制尚未建立

对有关地方和部门、各级各类医疗医保医药相关单位深化医药卫生体制改革和推进医改任务落实情况的督查考核机制和工作规则尚不明确，在督查考核组织实施主体、督查考核对象和指标体系、督查考核组织实施方式和结果运用等方面亟待加快制度化体系化建设，对履行医改职责的地方部门、单位和个人的责任划分及责任追究亟待厘清，"三医"协同发展和治理的各项责任还需进一步细化压实。

3. "三明医改经验"学习推广机制尚需进一步完善

地方部门和医疗机构对三明医改经验精髓的理解掌握有待加强，部分地方还没有立足实际制订学习推广"三明经验"的实施方案，部门间在进一步统一思想、凝聚共识、协调行动方面还需加力。更充分发挥综合医改重点联系省、公立医院改革与高质量发展示范城市等示范推广引领作用的有效机制需加快建立完善。地方因地制宜推动改革实践的经验做法总结凝练和分类推广机制仍需进一步健全。

4. 医药卫生综合监管效能有待提升

当前我国医药卫生领域的综合监管制度尚不健全，未形成政府主导、综合协调、相互衔接、协同配合的工作格局。监管体系以卫生健康、医疗保障、药品等"分业"监管为主，各行业监管规则不一，未形成监管合力。同时，卫生健康监管手段相对落后，主要依赖单一行政管理，未能充分发挥市场与社会监管的作用，尚未实现多元共治。信息化、大数据、人工智能等新技术在综合监管方面的智能化、精准化应用水平不高，非接触式监管的事前与事中监管力度有待加强。

（二）卫生筹资与投入保障机制方面

当前，与经济高质量发展和人民群众持续快速增长的高品质健康需求相比，我国卫生筹资与投入保障仍存在较大差距，结构性问题仍然存在，体系韧性仍需加强。

1. 卫生资金筹集和配置方面的结构性问题仍较突出

从卫生筹资结构看，受到社会卫生支出较大幅度增长等因素影响，2015~2023年，政府卫生支出占比由30.5%波动下降到26.7%，年均增速（8.6%）低于个人卫生支出（9.5%）和社会卫生支出（12.3%）。从卫生费用配置使用情况看，2020年预防服务费用占经常性卫生总费用的比重约为9%，占比仍然偏低；基层医疗卫生机构经常性卫生费用占比波动降低，2020年约为10.1%。数据显示，疾病仍然是致贫返贫风险的主要因素，重点监测的"三类户"中，主要返贫风险为因病人员的占比为40%以上。同时，商业健康保险发展滞后，费用占比不足8%，制约特需医疗发展和高品质、多层次、多样化医疗服务供给能力提升。医学科研创新投入不足，临床研究缺少专项支持，医学研究投入占全社会研发经费投入比例仅为2.2%，其中政府医学研究投入占比不足0.4%，与"四个面向"战略要求还有差距，制约医学科技发展和国际竞争力提升。

2. 卫生筹资与保障体系韧性有待加强

2009年以来，我国卫生费用年均增速接近12.5%，卫生费用占GDP的比重由2009年的5.15%增长到2023年的7.22%，财政卫生投入持续较快增长面临刚性约束。卫生筹资体系韧性需要加强，应对重大疫情等风险冲击的卫生筹资和储备机制亟待健全。同时，居民基本医疗保险基金安全稳定运行压力加大，2023年，全国居民医保基金当期结存仅为112.06亿元；职工医保在职与退休参保人员的职退比已由2012年的3下降到2023年的不足2.7，基本医疗与医保体系可持续运行面临较大压力。

3. 以公益性为导向的公立医院管理运行机制亟待建立完善

医保资金已成为我国医疗机构的主要收入来源，医保支付方式通过

"引导—激励—约束"对医疗机构的运行机制产生重要影响，公立医院药品占比已下降至历史最低水平，依靠药品和耗材来补偿医疗服务的旧机制已经不复存在，但医保支付方式改革对公立医院"腾空间"之后的"调结构""保衔接"激励引导机制尚未建立，维护公益性、调动积极性、保障可持续的公立医院运行机制亟待健全。公立医疗卫生机构经济运行压力加大，公立医院业务收支结余率逐年下降，同期亏损的公立医院占比由19%上升至33%。此外，随着公立医院经济运行压力加大，公立医院负债问题仍需持续关注。

（三）医疗卫生服务体系整合协作机制方面

在建成世界上规模最大的医疗卫生服务体系基础上，我国面临的医疗卫生资源配置不均衡、医疗卫生服务体系上下层级和不同机构间衔接协作机制尚不健全的问题仍待进一步加以解决。

1. 促进医疗卫生资源优化布局和均衡配置的机制仍待建立健全

在医疗卫生资源总量增长的同时，城乡区域布局等问题凸显，区域之间、城乡之间医疗资源配置仍不均衡。2022年我国医院数量东部地区（约1.5万个）高于西部地区（约1.1万个），三级医院数量西部地区（1055个）和中部地区（1016个）分别约为东部地区的73%和70%。县域基层医疗资源质量、结构和效率亟待提升，2010~2021年，城市每千人口医疗卫生机构床位数由5.94张增至7.47张，农村由2.60张增至6.01张，城乡医疗资源配置差异仍然较大，县域优质医疗资源不足、乡村基层医疗资源配置不充分的问题更加突出。特别是卫生人力资源不足仍是关键制约因素，2009年医改以来，我国每千人口医疗卫生机构床位数累计增幅118%，同期每千人口卫生人员数增幅为85%，医疗卫生机构床—医比从2009年的0.53降至2023年的0.47，规划对医疗卫生资源配置的刚性约束力不足。近年来我国每千人口执业（助理）医师数、护士数与医疗机构床位数"倒三角"结构问题逐步扭转，但每千人口注册护士数4人的配置水平仍然较低，与OECD国家8.8人的平均水平仍有较大差距。医疗卫生资源闲置与不足并存，医疗机构内部以科室为单元的床位资源配置模式普遍存在，多数未实现全院统筹管理，造成部分床位资源闲置浪费；医疗资源使用效率有待提升，2023年全国医院病床使用率79.4%，已基本回升至2019年的水平，但一二级医院病床使用率偏低的情况尚未得到根本改变。

2. 引导优化就医流向、减少跨区域就医长效机制有待完善

就医流向向大医院集中的趋势尚未根本扭转，2022年公立医院门急诊和住院服务量占比分别达到83.4%和77.6%，三级医院床均入院人次由2009年的28.2增长到2023年的33.8。在分科出院人次方面，2009年以来，康复、肿瘤、精神、眼科、皮肤、急诊等专科领域出院患者累计增幅均超过150%，群众就医需求持续增长，但分科床位配置相对滞后。北京、上海等地区的优质医疗资源仍相对集中，中西部地区和非省会城市三级公立医院的医疗服务水平相对较弱，加之人口大规模流动带来异地就医需求不断增长，越来越便捷的异地就医直接结算服务让更多患者的异地就医需求得以满足，"跨省异地就医"现象仍然突出。根据《2022年国家医疗服务与质量安全报告》数据，2021年北京、上海、江苏、浙江、广东5省市的省外就医患者占到全部三级医院收治省外患者的57.06%，安徽、河北、江苏、河南、内蒙古5省份占到全部省外三级医院就医患者的39.85%。

3. 以紧密型医联体为纽带的服务体系上下协作机制仍待健全

与全面推进紧密型县域医共体建设相适应的管理体制和运行机制需要加快建立完善，促进人财物一体化管理、双向转诊和出入院一体化等整合还存在堵点，相应的医保打包预付、人事薪酬、监测考核评价机制等也需要在实践基础上加快创新完善配套政策体系。同时，提升基层服务能力的资源配置和协同联动机制仍需强化，从近十年我国医疗资源配置的发展情况来看，社区卫生服务中心（站）和乡镇卫生院的财政拨款收入占医疗卫生机构财政拨款总收入的比重整体上不足30%；基层防病治病和健康管理能力不足，难以适应首诊分诊和分级诊疗要求。基层卫生人才短缺、结构不合理，仍是基层医疗卫生机构发展中面临的突出问题和发展瓶颈。基层医疗卫生机构薪酬制度改革激励引导作用有待加强，特别是面对医保资金"向上流"趋势，

对推动基层医疗机构的薪酬制度改革与财政、医保、医疗服务价格等政策协同的需要更加迫切。

4. 适应经济社会发展和人民高品质健康需求的医防协同、医防融合机制有待建立

随着更高水平、更高品质健康需求持续增长，群众对基本公共卫生服务的需求也不断增加并日益多样化。当前，在基本公共卫生服务项目实施中，受到多种因素影响，服务质量与精细化程度与《基本公共卫生服务规范》还存在较大差距；基本公共卫生服务项目众多，但缺少必要的整合，有效的医防融合机制和服务模式尚未形成，特别是在大城市医疗机构和基层医疗机构中，医防分离的现象依然存在。医疗机构和疾控中心在职责划分和资源共享上缺乏有效沟通与协调。居民健康素养水平提升也面临挑战，群众自主健康管理能力仍需提高；老年人、慢性病患者等重点人群的健康管理服务覆盖率仍然偏低，整合连续服务水平和获得感有待提升。

（四）医疗服务价格动态调整机制和医保支付方式方面

医疗服务价格动态调整机制仍需完善，以循证和价值医疗为导向的支付机制仍然有待建立，医保支付方式仍需有效统筹供需双侧。

1. 医疗服务价格动态调整不到位制约"以医补医"新机制的建立

目前，公立医院补偿渠道已经从原来的三个渠道转变为主要依靠财政补助和医疗服务收入两个渠道，但财政补助和医疗服务收入尚不足以弥补公立医院运营成本，公立医院经济运行压力加大，特别是，降低药品费用所释放的改革红利，未能及时通过医疗服务价格的合理动态调整及时转化为医疗服务收入的合理增长，部分以技术劳务为主的医疗服务项目价格长期处于低位，制约了医院收入的结构性调整，进而影响了医务人员收入结构的调整，制约了"保障公益性、调动积极性"的公立医院运行机制的建立。此外，医疗服务价格项目规范更新相对滞后，部分临床效果显著的新项目与技术未能及时纳入收费，制约了医疗服务技术质量提升和医药产业创新发展。

2. 医保支付方式需进一步完善，对医疗服务供给特别是诊疗行为的引导作用还存在不足

由于 DRG/DIP 等"打包付费"模式的支付标准有限，部分医疗机构为控制成本，容易出现治疗不足、推诿患者、费用转移、分解住院等问题，亟须合理确定支付标准并加快建立"结余留用"的内在激励机制。同时，按人头付费、按床日付费等非急性服务支付方式尚未建立以循证医学和价值医疗为导向的支付机制，缺乏国家层面的顶层操作指南，各地推进速度不一，仅少数地区在康复领域探索了以价值医疗为核心、以功能改善为目标的支付方式，但尚未经过充分论证与全面推广，不适应老龄社会下日益增长的康复、护理、安宁疗护、精神等领域的服务需求。

3. 科学有效的医保协商谈判机制尚未建立

医保涉及医疗服务提供方、药品供应方、费用支付方等多方利益，近年来，我国多地对基本医保协商谈判特别是 DRG 分组、权重、费率等进行了探索，但从全国总体情况看，协商谈判参与主体的构建、协商谈判内容的确立、相关机制的建立等仍有待完善，尚难以真正发挥调节价格、控制成本、提高质量、协调利益冲突的作用。特别是，作为医疗机构和医务人员利益代表的医院协会、医师协会等行业组织发展不成熟，在基本医保协商谈判中的作用未能得到充分发挥，医保经办机构和医疗机构的议价能力不平衡，谈判协商的关注点主要在单个机构医疗服务行为的规范和费用支付方面，尚未形成按服务绩效和健康结果付费的正向激励机制。

（五）编制动态调整和人员薪酬保障机制方面

医疗卫生机构编制和岗位动态调整机制仍需进一步优化，人员薪酬保障稳定性不足且内部差异较大等问题需加快解决。

1. 公立医院人员编制动态调整仍不到位

相对于业务量增长速度，卫生人员尤其是执业（助理）医师的增长速度相对缓慢，2010~2022 年，公立医院入院人次增幅86.9%，远高于同期卫生人员数和执业（助理）医师的增幅（分别为77%和71%），医务人员工作负荷持

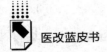

续加大。同时，编制是稳定人才队伍、维护公益性、促进公立医院平稳发展的重要保证。目前，我国公立医院的事业编制人员配备主要依据 1978 年的《综合医院组织编制原则（草案）》，公立医院编制标准严重滞后，长期未进行调整，目前编外人员占比已经超过 50%，编外人员薪酬待遇全部由医疗机构自行承担，大量医护人员"同工不同酬"、缺乏基本收入保障，既影响一线核心骨干队伍稳定性，也不利于维护和保障公立医院公益性。

2. "两个允许"落实不到位，医务人员薪酬结构需进一步优化

2016 年全国卫生与健康大会提出"允许医疗卫生机构突破现行事业单位工资调控水平，允许医疗服务收入扣除成本并按规定提取各项基金后主要用于人员激励"（即"两个允许"），但至今不少地方仍未制定具体落实办法。受制于事业单位绩效工资总量限制，特别是基层医疗卫生机构和专业公共卫生机构"公益一类事业单位"性质约束，机构缺乏收入分配自主权，"两个允许"落实不到位。同时，公立一级、二级、三级医疗机构间的绩效工资水平存在显著差距，不仅加剧了医疗人才向高级别医院的单向流动，使基层医疗机构面临人才短缺、服务能力弱化的困境，而且进一步拉大了城乡、区域间的医疗服务质量差距；医务人员薪酬中固定部分占比较低，基本工资、津贴补贴等保障性薪酬占比低，而绩效奖金占比高，业务收入在薪酬结构中起到了决定性作用，绩效部分比例过大带来逐利倾向，不利于稳定医务人员收入预期。同时，不同科室与专业间收入差距显著，特别是儿科、病理、精神、麻醉、全科、产科等相对薄弱学科收入明显低于其他学科。

三　形势与建议

党的二十届三中全会对进一步全面深化改革作出重要部署，更加突出改革的系统性、整体性、协同性，将深化医药卫生体制改革作为全面深化改革的重要任务，以推广三明医改经验作为切入点，旗帜鲜明地提出实施健康优先发展战略，健全公共卫生体系，促进医疗、医保、医药协同发展和治理，

促进优质医疗资源扩容下沉和区域均衡布局，深化以公益性为导向的公立医院改革，完善中医药传承创新发展机制等一系列改革任务要求，为当前和今后一个时期深化医改工作指明了方向。

（一）面临的形势

1. 人民健康在社会主义现代化强国建设中基础性地位与全局性作用进一步凸显，要求加快建立完善健康优先发展战略实施机制

健康是现代化最重要的指标。早在 2016 年全国卫生与健康大会上，习近平总书记就强调"各级党委和政府要增强责任感和紧迫感，把人民健康放在优先发展的战略地位"。2020 年 6 月 1 日实施的《中华人民共和国基本医疗卫生与健康促进法》以法律形式明确了各级政府健康优先发展的主体责任。党的二十大明确要求"把保障人民健康放在优先发展的战略位置"。党的二十届三中全会进一步强调"实施健康优先发展战略"，这是新时代新征程进一步全面深化医药卫生体制改革的重大战略举措。坚持把保障人民健康放在优先发展的战略地位，是维护促进人民健康、有效防范和应对公共卫生风险的迫切需要，也是深化供给侧结构性改革、增进民生福祉、扩大内需和提振消费的重要发力点和突破口，是提升综合国力和国际竞争力的必然选择。党的二十大明确把"建成健康中国"作为到 2035 年基本实现社会主义现代化的目标要求。联合国人类发展指数（HDI）将人均预期寿命列为三大指标之一。同时，保障人民健康对推动经济社会高质量发展、推进中国式现代化建设意义重大，保障人民健康优先发展，有助于扩大社会总需求，助推产业体系优化升级，通过把健康作为打造未来竞争优势、抢占战略高地的关键领域来全面塑造国家发展新优势。

2. 人民群众美好生活新期待推动医改目标与任务升级

随着我国经济持续发展和居民生活水平提高，群众健康需求持续升级，从"病有所医"转向"病有良医"和"增进健康"。特别是在扎实推进共同富裕背景下，群众更加重视生命健康，多层次多样化健康需求持续快速增

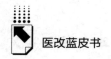

长，成为群众美好生活的重要组成部分。一方面，以看病就医为主要表现形式的基本健康需求规模仍将维持在较高水平；另一方面，群众不但要求看得上病、看得好病，更要求看病更舒心、服务更优质、就诊更便捷。同时，随着居民健康素养水平提升，群众疾病预防和健康管理需求也日益增加，正在从"看病就医"的治病需求向"不得病、少得病、晚得病"的健康需求升级，已经并将持续释放出更为巨大的健康消费潜能，对进一步全面深化医改，推动卫生健康供给侧改革，优化医疗资源总量、结构、质量、布局等提出更高要求。党的二十届三中全会把"聚焦提高人民生活品质"作为进一步全面深化改革的重要目标，对提升全民健康的公平性，健全完善健康风险保护机制提出了更高要求。当前，在人群覆盖方面，灵活就业人员和固定就业常住外来人口的随居家属基本医疗保障仍未完全覆盖，夫妻双方均无固定工作的家庭也未纳入生育保险范围；在服务覆盖方面，以老年群体为主要对象的康复护理等医疗服务需求快速增加，长期护理保险有待提质扩面；在费用覆盖方面，主要是大病和特殊疾病整体支出高昂，个人负担绝对金额仍然较高，这些都必须通过深化改革加快应对解决。

3. 新一轮科技革命和产业变革下发展卫生健康新质生产力要求强化教育科技人才支撑、加快构建新型生产关系

创新转化和引领带动能力不强。生命健康领域仍面临较多的"卡脖子"和"临门一脚"问题，高端医学诊疗设备元器件严重依赖进口，创新药物自主保障能力弱，生物信息数据等基础性研究资源和必需关键原材料、大型和尖端科学仪器依赖国外情况严重，需要加快创新驱动，尽早实现核心技术自主可控。在卫生人力资源方面，每千人口拥有注册护士数、每万人口全科医生数与中高收入国家相比还存在较大差距，床—人比、床—医比、床—护比、医—护比分别为 1.48、0.45、0.53、1.17，远低于 OECD 国家平均水平（分别为 12.08、0.86、2.29、2.67），制约床单元服务能力提升。执业（助理）医师中大学本科及以上学历者占比为 63.0%（1.98 人），仅相当于 OECD 国家平均水平（3.71 人）的 53.37%，低于主要欧美国家 20 世纪 70 年代的水平。

4. 少子化、老龄化、区域增减分化的人口趋势性特征，对深化卫生健康供给侧结构性改革、推动医疗服务模式变革产生深远影响

当前，我国人口发展呈现少子化、老龄化、区域人口增减分化的趋势性特征。2022年，我国人口出现了近60年来首次负增长，出生率从21世纪初的14‰跌至7‰以下，2023年末全国人口140967万人，比2022年末减少208万人。未来，我国面临生育率持续走低的风险。同时，人口老龄化加速，2023年60周岁及以上人口占比21.1%（2.97亿人），65岁及以上人口占比15.4%（2.17亿人），已进入中度老龄化社会。老年人增龄伴随的认知、运动、感官功能下降以及营养、心理等健康问题日益突出，78%以上的老年人至少患有一种慢性病，失能老年人数量持续增加。据预测，我国80岁以上的老人将从2020年的3580万人上升到2050年的接近1.5亿人。面临快速到来的老龄少子社会，卫生健康系统面临多重挑战，迫切需要进行"适老化"重塑，从"治愈疾病"转变为"维持功能"，在专科分化基础上更加突出服务整合，建立综合性的医疗体系和长期照护体系，为老年人提供综合卫生保健服务，预防、延缓或逆转老年体力及智力下降。此外，区域之间人口分化加剧，2022年，包括北京、上海和广东在内的13个省份常住人口负增长，浙江、安徽、湖北、江西等地常住人口正增长主要靠人口迁移，出生人口均为负增长；人口向城市群、都市圈集聚态势明显，人口规模变化和区域间分化态势将会对医疗卫生服务供给模式等产生显著影响，传统的按照行政层级配置资源和提供服务的模式亟须进行改革创新。

5. 城乡融合发展要求改革创新资源配置机制，提高基本医疗卫生服务均衡性和可及性

一方面，新型城镇化进入提质发展阶段，2023年末我国常住人口城镇化率为66.16%，和发达经济体80%以上的水平相比，还有提升空间。近五年我国城镇化率年均提高0.93个百分点，每年都会有超过1000万名的农村居民进入城镇，新市民的规模比较大，要求配套城市更新，优化医疗资源布局和结构，保障基本公共服务常住人口全覆盖。另一方面，乡村人口分化，

也需要分类精准施策、优化调整医疗卫生资源配置。特别是，近年来农村地区重大疾病患病率和死亡率持续上升，与青壮年人口大量外流、乡村"空心化"叠加，留守居民多为老幼妇残等疾病易感人群，人口"进城"的同时乡村健康需求却更加集中。同时，人口老龄化大幅提升了老年相关疾病诊疗、护理、康复、健康管理和精神慰藉等多重服务需求，特别是留守易感人群健康监测、急救转运等需求更加突出。

6. 纷繁复杂的国际环境要求医改更好统筹高质量发展、高水平安全和对外开放

公共卫生安全问题，成为影响现代化进程的全局性问题。习近平总书记在 2016 年 8 月举行的全国卫生与健康大会上指出，如果疾病控制不力、传染病流行，不仅人民生活水平和质量会受到重大影响，而且社会会付出沉重代价。目前，全球持续面临传染病暴发流行风险，一些已经控制或消除的传染病面临再流行风险，核辐射和生物恐怖威胁不容忽视，突发公共卫生事件处于易发多发期，生物安全、医疗安全、药品安全、疫苗安全、食品安全、职业健康、环境健康等生命健康问题成为群众最基本、最普遍的底线需求，公共卫生安全形势复杂严峻，需要强化底线思维和极限思维，把公共卫生安全作为国家安全重要领域，从国家战略层面加快构建强大的公共卫生体系，增强应对突发重大公共卫生事件能力。

7. 进一步全面深化改革方法论对系统集成推进中国特色基本医疗卫生制度巩固完善提出更高要求

习近平总书记在学习贯彻党的二十大精神研讨班开班式重要讲话中强调，"推进中国式现代化是一个系统工程，需要统筹兼顾、系统谋划、整体推进"。党的二十届三中全会发出了推动全面深化改革向广度和深度进军的"动员令"，系统谋划了未来一个时期进一步全面深化改革的"路线图""时间表"和"任务单"，特别是提出改革要遵循的"六个坚持"原则，包括坚持党的全面领导，坚持以人民为中心，坚持守正创新，坚持以制度建设为主线，坚持全面依法治国，坚持系统观念，为深化医药卫生体制改革工作提供了方法论指引，面对今后一个时期的医改任务，必须坚持系统观念，推动系

统集成改革，进一步突出促进社会共治、医防协同、医防融合，促进医疗、医保、医药协同发展和治理等重点任务，这对全面深化医药卫生体制改革提出了更高要求。

（二）建议

1. 强化医改领导和实施推进机制，促进"三医"协同发展和治理

更好发挥深化医改领导和协调推进机制作用，巩固强化各级党委政府主要负责同志亲自抓医改、一位政府负责同志分管"三医"工作的领导体制和工作推进机制，建立医疗、医保、医药协同发展和治理工作协调机制，发挥统筹协调、定期调度、督查考核等作用，健全目标统一、政策衔接、信息联通、监管联动机制，持续增强医疗、医保、医药改革的协同性。

2. 建立完善卫生筹资与投入保障机制，推动健康优先发展战略实施

建立健康优先发展制度体系需要推动有利于促进、保障人民健康的各种制度或行为规则构成有机联系的统一整体，核心就是要在发展理念中充分体现健康优先，在经济社会发展规划中突出健康目标，在公共政策制定实施中向健康倾斜，在财政投入上优先保障健康需求。推动建立完善健康优先发展的规划、投入、治理体系，促进健康融入所有政策，推动各地各部门把保障人民健康作为经济社会政策的重要目标，探索以立法推动建立健康影响评价制度。同时，形成全社会共同落实健康优先发展的合力，深入实施健康中国行动和爱国卫生运动，努力控制主要健康影响因素和危害人类健康的重大疾病，从源头上护佑百姓健康。

3. 以强基层、促健康为目标建立促进优质医疗资源扩容下沉和区域均衡布局的新机制

坚持以基层为重点，强化服务体系上下协同联动和支援帮扶，推动城市医疗资源向县级医院和城乡基层下沉，对中西部地区基层开展巡诊带教、远程会诊。推进紧密型医联体建设，以推动人员和服务下沉为核心，技术、管理双下沉同步实施，巩固完善紧密型县域医共体、城市医疗集团等多种形式医联体的管理体制、运行机制。推动紧密型县域医共体全覆盖，夯实县乡村

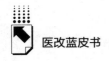

三级协同关系。加强基层医疗卫生服务，强化防病治病和健康管理能力。推进国家医学中心、国家和省级区域医疗中心发展建设，落实在危重症转诊会诊、突发事件紧急医学救援、改革完善运行新机制、科技创新、人才培训、基层帮扶、强化公益性等方面的功能定位，带动区域内医疗卫生服务能力整体提升。

4. 以价格收费和人事薪酬制度为重点，深化以公益性为导向的公立医院改革

加快健全维护公益性、调动积极性、保障可持续的公立医院运行机制，大力推进投入政策、编制政策、价格政策、薪酬分配政策等方面改革，各级政府合理增加投入，有序化解公立医院长期债务，减轻财务运行压力。建立编制动态调整机制，重点向专业技术人员、基层机构倾斜。推进新疗法、新技术纳入医保报销范围。积极落实"两个允许"的要求，研究提高公立医院薪酬水平的途径和方法，注重医务人员稳定收入和有效激励相协调。改革公共卫生机构薪酬制度，提高疾控机构和医疗机构从事公共卫生工作相关人员薪酬待遇，创新体现公共卫生人员价值的激励机制；加大对儿科、感染、麻醉、病理、精神、护理等专业人员的倾斜支持；完善基层医疗卫生机构绩效工资制度，确保优秀医务人员引得进、留得住。

5. 推进价值导向的支付制度改革，增强医保基金的战略性购买功能和总体风险平衡能力

加快建立多元复合式支付方式，针对不同医疗服务特点推进医保支付方式分类改革，引导资源合理配置。其中，对住院医疗服务主要按疾病诊断相关分组（DRG）付费、按病种分值（DIP）付费，慢性病长期住院医疗服务可按床日付费；对门诊慢性病和基层医疗服务，可实行按人头付费。对紧密型医共体实行总额打包付费，不宜打包付费的复杂病例和门诊费用，继续实行按项目付费；对精神病、安宁疗护、医疗康复等需要长期住院治疗且日均费用较稳定的疾病，可采取按床日付费。同时，建立特例单议机制，允许医疗机构对一些不符合 DRG/DIP 分组或支付标准的特殊情况，例如高成本、复杂病例，或者新技术、新疗法的应用，通过协商谈判的方式，合理确定协商谈判病例的付费比例。要更加强调医疗服务的质量、安全性和患者满意度，而不仅是医疗服务数量或成本控制。此外，建议研究建立与收入相关联的居民医保筹资增长机制并完善参保激励约束机制，推动不同收入群体的缴费负担与其经济能力相适应，维护基金安全稳定。

6. 以医防协同融合和社会共治为重点推动公共卫生体系健全完善

促进社会共治、医防协同、医防融合，落实医疗机构公共卫生责任清单，明确各级医疗机构在公共卫生事件中的责任，并通过考核和监督机制确保清单的有效执行。细化疾控监督员的权责，确保他们能够在传染病防控中发挥关键作用。推动基层社区与医疗机构的合作，建立灵活高效的传染病防控网络，加强对城乡社区公共卫生知识的宣传教育，提高社区居民的防控意识和参与度，提升基层和医疗机构应对突发公共卫生事件的能力。同时，提高基本公共卫生服务经费投入，提高居民健康素养和健康行为参与度，采取有效干预措施识别重点人群加强健康管理，增强全民的健康意识和自我管理能力。此外，强化疾病监测预警、风险评估、流行病学调查、检验检测与应急处置能力，完善慢性病早诊早治体系，提高精神卫生服务可及性与专业性。

7. 建立面向人民生命健康的医学科技创新体制，提高创新体系整体效能

一是以临床问题和填补空白为导向开展科学研究，鼓励科学家精神和长期投入，紧密围绕临床实际需求与未解决的关键问题，构建以"问题导向"和"空白填补"为核心的研究策略；建立健全跨学科合作机制，促进基础研究与临床应用的深度融合；通过设立专项基金、搭建产学研用合作平台、优化科研资源配置等措施，激发科研人员的积极性和创造力，弘扬科学家精神。二是完善医学科技创新与转化应用机制，优化技术转移机制，简化成果转化流程，强化知识产权保护，激发创新活力；实施更为科学合理的审评审批制度；推动创新产品及时纳入医保目录；建立健全临床评价体系，有效打通科技成果转化"最后一公里"。三是加强人才培养和加大引进力度，打造一支具有国际视野和竞争力的医药创新人才队伍；提升医学创新标准与数据

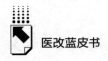
体系的国际影响力、竞争力和话语权。

8.加快医疗卫生综合监管制度建设，提高监管能力和水平

创新医疗卫生行业综合监管手段，强化机构监管、行为监管、功能监管、穿透式监管、持续监管，进一步提升监管效能。加强医疗卫生领域廉政建设，持续整治腐败问题和群众身边的不正之风。

专 题 报 告

B.2
促进医疗、医保、医药协同发展和治理

吴胤歆　明　强*

摘　要：　《中共中央关于进一步全面深化改革 推进中国式现代化的决定》进一步明确了促进医疗、医保、医药协同发展与治理的要求，这标志着医疗、医保、医药"三医"联动改革将向"三医"协同发展和治理转变。"三医"的共同目标是为人民群众提供安全、适宜、优质、高效的基本医疗卫生服务，然而，各部门站的角度不同，常常在政策和措施上存在分歧，阻碍了"三医"的高质量发展。为促进"三医"协同发展和治理，必须强化政策和管理的协同，推动"三医"从联动改革向协同发展和治理转变，以提升整体改革效益，适应以健康为中心的改革要求。

关键词：　"三医"协同　协同治理　机制改革

---

* 吴胤歆，副教授，硕士研究生导师，福建医科大学卫生管理学院副院长，研究方向为医疗保障；明强，特聘研究员，福建省医药卫生体制改革研究会副会长，研究方向为卫生管理。

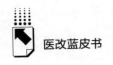

一 "三医"协同发展和治理的重大意义

"三医"分别指医疗、医保、医药，其共同目标是为人民群众提供安全、适宜、优质、高效的基本医疗卫生服务。其中，医疗不仅是指狭义的医疗服务，更是指各级各类医疗卫生机构、人员、床位、设备等围绕维护、修复和促进人民健康而组织的资源总和；医保则是指医疗保障体系，涵盖基本医保、大病保险、医疗救助以及各种形式的补充保险等保障制度；医药涉及药品、耗材、医疗器械等用于医疗卫生目的的实物产品的生产、流通、配送和保障体系。从三者的关系看，医疗是提供基本医疗卫生服务的主体，与群众关系最为紧密，群众对其感受也最为直接。医保为医疗服务提供资金支持，减轻患者的经济负担，激活医疗资源的利用，同时也是医疗和医药的重要筹资和补偿渠道。医药作为医疗服务的重要手段，直接影响医疗服务的能力、水平和质量安全。没有医疗，则无所谓医保和医药；没有医保和医药，医疗也将失去支撑。因此，医疗、医保、医药三者之间具有紧密的关联性，是相互依存、相互促进的关系。

由于基本医疗卫生服务的途径和手段多样，"三医"在实践中难免从各自角度做出不同选择，这种差异容易引发矛盾，甚至出现相互制约的情况，形成博弈的局面。自新一轮医改启动以来，我国将"三医"之间的联动改革作为一项关键措施，强调系统集成、协同高效，增强三者改革的整体性、系统性和协同性。通过统筹推进"三医"改革，三者的运行机制和参与主体的行动策略达到协同一致，形成相互促进、相互支持的良性循环，共同推动医改进程。

2018 年，国家医疗保障局的成立标志着我国医保管理体制的重大改革。此前分散在卫健、人社、民政等部门的医疗保障职能被整合到一个部门统一管理，强化了对医疗服务供需双方及相关行业的行政、司法和经济管控。这一改革使医疗保障管理的责任主体更加明确，管理方式更加科学精细，监管更加规范高效。医保从幕后走向前台，充分发挥医保基金的战略性购买作用，推动了医疗保障与医药服务的高质量协同发展。在这一背景下，医保的作用进一步凸显，特别是在引领医药服务供给侧改革方面，医保发挥了重要作用。通过药品和医用耗材集中带量采购、医保支付方式的持续改革以及健全严密的基金监管机制等措施，医保在医药服务领域的激励与约束作用得到了显著增强，通过外加推力，促进医疗、医药深化改革。

然而，随着改革的深入推进，"三医"联动改革中的问题日益突出，"三医"在改革过程中的一些深层次矛盾影响了改革的整体效果。解决这一问题的关键在于推动"三医"联动向"三医"协同发展和治理转变，通过体制机制改革，促进医疗、医保和医药之间的协同发展与治理，从而提升改革的整体效能。

二 当前"三医"协同发展和治理存在的主要问题

目前，医疗、医保、医药三方在改革方向、改革目标及政策措施上仍存在差异，医保基金的经济杠杆作用尚未充分发挥，医疗服务价格体系亟须进一步理顺，药品和耗材的集中带量采购有待加速扩面；医疗机构运行机制不够健全，精细化管理水平仍需提高；医药研发创新能力不足，药品、耗材及医疗器械的生产流通秩序管理与监管机制还需进一步规范。如何实现医疗、医保、医药的协同发展和治理，仍然面临诸多挑战与问题。

1. 医疗与医保的协同问题

（1）部门职能与行政级别的双重矛盾

从部门职能与行政级别的双重维度来看，卫健部门主要关注医疗服务的供给与体系发展，但往往忽视成本控制和整体系统价值；而医保部门则基于保险业务的管理，侧重于基金安全与受益范围，容易忽略对医疗机构及供需适配的引导作用。由于两者属平行的行政管理部门，医保和卫健之间尚未建立有效的沟通协调机制，特别是在医疗资源规划配置与建设、医保基金运行等方面，彼此都缺乏充分的参与权和话语权。在这一平行运作模式下，卫健与医保部门在对价值的理解、政策制定、绩效评估及考核重点上均存在差

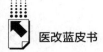

异，导致政策措施、工作要求及考核指标不一致。同时，医保的无差别支付制度难以有效激励医疗服务体系重视质量提升，医疗服务价格的定价和调整机制滞后，也影响了医疗新技术和新材料的及时准入与应用，无法充分体现医疗服务的技术劳务价值。此外，医保基金稽查中的单一处理方式也常常引发争议。因此，卫健与医保部门在行政管理目标上存在明显分歧，且缺乏有效的沟通与协作机制，不利于医疗与医保的协同发展和治理。

（2）医疗服务价格动态调整措施不到位

医疗服务价格是医疗服务价值的体现，也是建立医疗机构科学补偿机制的重要工具，不仅关系医疗机构和医务人员的服务行为，而且还在费用控制、资源配置、医疗服务质量保障及医疗服务过程中的效率和公平性方面发挥着关键的导向作用。目前，医疗服务定价职能归属医保部门，但医保作为买方和定价方合一的管理体制，客观上削弱了其调整医疗服务价格的动力和意愿。一方面，医疗服务价格改革与调整的滞后，无法通过医疗服务价格的调整将药品集采带来的改革"红利"传导至公立医院。医院通过医疗服务获得补偿的渠道不畅，导致补偿不到位，公立医院难以受益，进而影响医院及医务人员的积极性。另一方面，医疗新技术和新材料难以及时定价，限制了这些新技术的推广和应用，在一定程度上阻碍了医疗创新的普及。

三明医改的一条重要经验在于，通过"腾笼换鸟"的方式，将挤压药价虚高产生的改革"红利"用于调整医疗服务价格，体现医务人员技术劳动价值，优化医院收入结构，提升医院收入的含金量。这一举措为公立医院薪酬制度改革创造了有利条件，实现了医疗、医保、医药和患者多方共赢的改革效果。然而，三明医改这一成功经验在其他地区尚未得到有效推广。首先，各地医保部门在推动医疗服务价格调整时普遍缺乏积极性，认为医疗服务价格的调整前提是公立医院薪酬分配制度的同步改革。如果现有分配机制仍带有逐利导向，即便增加再多的改革"红利"也难以解决根本问题。其次，医疗服务价格调整涉及多个环节，操作复杂，不仅需要精准测算，还需要平衡各方利益并顾及社会的接受度。价格上调常被视为增加患者就医负担，容易引发社会舆论的强烈反应。因此，即使政策层面鼓励优化价格结构，医保部门在实际操作中仍会面临各方的质疑和阻力，在调整价格时往往顾虑重重，产生畏难情绪。医疗机构则认为，尽管取消药品加成政策，破除了"以药养医"的逐利机制，并且药品集采释放了一定的改革"红利"，但医院并没有充分享受到这些成果。在政府财政补助不到位的情况下，医院希望通过提供医疗服务获得补偿的愿望未能实现，医疗服务价格的不合理制约了科学补偿机制的建立，医院因此承受着生存与发展的双重压力，改革步履艰难。针对这一问题，医疗和医保方面各自坚持己见，导致改革进展缓慢。

（3）基金监督存在争议与挑战

自国家医保局成立以来，基金监督管理始终是其重要任务，特别是在打击欺诈骗保违法行为方面取得了显著进展。通过飞行检查等手段，医保局对全国范围内的医疗机构进行监督检查，有效遏制了欺诈骗保行为，保护了老百姓的"保命钱"，成效显著。然而，随着检查工作的深入，操作层面也逐渐暴露出诸多争议与挑战。

首先，执法标准与方式的争议尤为突出。卫健部门和医院普遍认为，飞行检查过程中存在执法标准不统一或过于严苛的问题，且在不同地区执行上的差异明显。由于水平参差不齐，检查人员对于一些违规行为的判定依据与实际操作情况不完全一致，可能导致过度执法或人为偏差。这不仅加大了医疗机构日常工作的压力，也影响了医护人员的积极性和合理操作。特别是在数据筛查和诊疗行为评估时，标准不一致可能导致医院对飞行检查结果存在质疑。

其次，智能监控数据与实际情况脱节的问题较为突出。尽管智能监控系统与传统人工检查的结合提高了监控的覆盖面和效率，但单纯依赖数据分析可能会忽视临床操作的复杂性。有时从数据上看似违规的行为，实际上在临床操作中是合理且必要的，这种差异常常引发医院对飞行检查结果的异议。

最后，整改意见的反馈机制尚不完善。飞行检查的初衷是促使医院对存在的问题进行整改，但医院认为异议问题的申诉和反馈渠道不够畅通，与医保的沟通不充分，对整改要求的理解和认可度较低，导致整改措施在执行过程中面临阻力。此外，检查中的争议通常由医保自行裁决，作为临床诊疗指

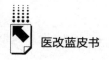

南和标准制定者的卫健行政部门未能参与，缺乏第三方的介入，处理方式欠缺公正性和公平性，医疗机构因此感到无奈，产生抵触情绪。

2. 医疗、医保与医药的协同问题

卫健部门主要关注的是药品的质量和供应，而医保部门则侧重药品的价格。现归属市场监管部门的药监部门则负责药企准入、药品生产及质量监管。药企本身关注的是药品生产、销售及利润。由于药品（广义上包括耗材与医疗器械，下同）具有特殊的商品属性，难以完全融入市场竞争，这通常导致市场竞争不充分，易出现不正当竞争，进而引发药品价格虚高或价格与成本倒挂，导致供应中断等，阻碍了"均衡"价格机制的有效建立。因此，在药品的生产、销售、采购、使用、质量监管的全流程中，亟须医疗、药监的协同治理，才能实现医药的发展。

（1）药品过度降价可能影响药品质量和供应安全

医保进行药品集中带量采购的目的是通过以量换价，推动药品降价，减轻患者经济负担。然而，过度压缩药品价格可能引发一系列负面后果。一些药品生产企业在成本压力下可能削减生产投入，选择低质量原料或简化生产流程，进而影响药品的质量与供给的稳定性。此外，为了在竞争中赢得中标资格，部分企业可能报出极低的价格，但这种价格往往不足以覆盖生产成本，导致利润微薄甚至亏损。在这种情况下，企业可能被迫减少生产或面临资金周转困难，最终引发药品断供问题。

从长远来看，虽然激烈的"价格战"在短期内有利于节约医疗费用，但可能会将一些优质药品和高质量生产企业推向生存困境。集中采购政策也使中标企业在市场中占据主导地位，非中标企业逐步减少生产甚至退出市场。一旦中标企业出现生产问题，替代供应的灵活性和市场调节能力将显著下降，药品供应的安全性和稳定性将面临更大的风险。因此，医保部门需要采用科学合理的机制，持续对药品价格进行动态调整，确保既能推动药品降价，又能维护市场的公平竞争和稳定，保障药品质量与供应安全。

（2）部门间的信息壁垒

医保管理不仅要求精准核算基金费用的支付，还要在服务项目设定、医保目录准入、价格动态调整以及监督监管等多个方面，依赖医疗机构提供真实、可靠的临床数据作为依据。然而，当前医疗、医保、医药系统的信息化建设虽然在不断升级和优化，但各部门之间的标准并不统一。卫健和医保部门在数据采集、处理和存储方面不一致。卫健部门注重医疗服务质量和公共卫生管理，而医保部门主要聚焦于基金的支付和使用，导致两者之间缺乏有效的互联互通。尽管政策层面要求卫健和医保部门协同合作，但在实际操作中，各自的信息系统往往是独立运行，形成了"信息孤岛"。由于系统割裂，不同部门之间的数据传递和更新滞后，严重影响了跨部门的协同管理和决策效率。特别是在涉及大量敏感的患者信息和财务数据时，两个部门在信息共享上面临隐私保护与数据开放之间的平衡难题。

（3）药品质量追踪需要大"三医"协同

药品集中招标采购后的监管和质量追踪至关重要，因为药品质量与供应保障涉及药品的研发、生产、流通、采购和使用等多个环节，必须依赖多部门的协同监管。目前，"三医"协同主要集中在卫健、医保、药监和中医药管理等部门，这些监管主体的范围较为有限，未涵盖负责药品生产的工业和信息化部门、负责药品流通监管的商务部门，以及负责药品市场竞争（特别是原料药行业竞争）的市场监督管理部门。这种监管范围的局限性可能导致药品供应链中的某些环节处于监管盲区，影响集采政策的执行效果。

三 促进"三医"协同发展和治理的政策建议

协同发展，是指"三医"之间在认知、意愿、目标和行为上应达成一致，共同促进医改目标的实现。治理，与管理相比，强调了多元主体的共同参与，且更加注重整体性、协调性和沟通性。因此，在下一阶段，"三医"协同改革可从以下几个方面推进。

1. 建立"三医"统一制度框架

三明医改的成功经验显示，实现"三医"协同发展和治理的关键在于：理念协同、目标一致、政策配合以及行动协调。为了实现这些目标，必须建

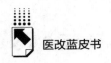

立一个统一的制度框架，以确保"三医"协同发展的有效推进。

首先，"三医"协同改革必须由党委政府主导推进。仅依靠单一部门无法推动全面改革，只有通过党委政府的统筹协调和统一领导，才能形成改革合力，推动"三医"一体化协同发展。因此，必须改变由单一部门独自承担改革主体责任的局面，地方党委政府要切实承担起"三医"协同发展和治理的主导责任。其次，必须坚持公立医院的主体地位。医改能否成功，关键在于公立医院改革。作为公立医院的管理和监督部门，卫健部门应从全局出发，积极统筹推进"三医"协同改革，深入推进医院内部运行机制改革和薪酬制度改革。只有彻底破除公立医院的逐利机制，让其回归公益性，才能实现"三医"协同发展和治理。

虽然目前政府已经建立医疗、医保、医药由一位政府领导分管的"三医"协同发展和治理的管理体制，但从长远的发展角度看，可以考虑建立"健康大部制"，即将卫健、医保、药监放在同一行政机构的框架下进行统一管理，促使医疗服务的利用与医保基金的使用之间更加紧密有效，提升医疗资源配置的效率和精确性。通过整合卫健与医保数据信息系统，提高数据共享的效率和安全性，进而增强监管能力。在全球范围内，英国、加拿大、澳大利亚、新加坡等国家均采用将卫生健康和医疗保障职能合并于同一机构框架下运行的模式，主要目的在于提高政策协同、提升管理效率以及优化资源配置。

2.积极稳妥推进医疗服务价格改革

医疗服务价格改革受到国家医疗服务体系定位、经济社会发展水平、居民收入水平、医疗供给状况及社会保障支付能力等多重因素的影响。推进医疗服务价格体系改革，需要建立一个适应经济社会发展的价格形成机制，确保医疗服务价格能够真实反映技术劳务的价值。同时，还需建立灵活有序的价格动态调整机制，通过动态调整医疗服务项目价格，理顺比价关系，合理控制价格水平。改革应支持公立医院优化收入结构，提高医疗服务性收入（不含药品、耗材、检查、化验收入）的占比，从而提升医院收入的含金量。这样，政府补贴给需方的医保基金能够通过医疗服务价格的形式转化为对公立医院的合理补偿，实现政府多渠道筹集卫生经费的目的。

一是支持公立医疗机构高质量发展，探索分级定价和优质优价策略。合理设定不同级别医疗机构的价格梯度，提升基层医疗机构服务价格，以增强其对医务工作人员的吸引力，缓解大医院的诊疗压力，推动公立医院从规模扩张转向提质增效，实现运行模式从粗放管理向精细化管理的转变，并将资源配置从物质要素转向注重人才和技术要素，进而实现可持续的高质量发展。二是支持医疗技术创新，完善医疗服务价格项目编制。分批发布立项指南，规范整合现有项目，提升项目的兼容性和适用性。三是确保价格调整体现技术劳务价值，地方调价方案应遵循"三个60%"原则，即"在价格结构中，技术劳务占比60%以上的项目优先纳入调整范围，且此类项目的数量和金额应分别达到调价总数和总金额的60%以上"。四是加强关键环节成本管控，将院区扩建、设备更新、超编用人等作为重点监测指标纳入调价评估体系，引导公立医疗机构主动适应改革，强化内部管理、优化服务和收入结构，从而扩大调价空间。五是推动医疗服务价格与支付方式改革联动。例如，现在普遍推广的 DRG 和 DIP 支付方式，支付标准应与价格调整联动。六是完善公立医院收入补偿机制。建立医疗服务价格调整与公立医院内部利益分配的传导机制，以确保改革措施能够有效落实。

3. 完善平等主体的谈判协商机制

在行政治理手段之外，"三医"领域的不同参与主体之间应当建立平等的互动关系，利用谈判协商等社会化治理手段处理三者之间的利益平衡问题。具体措施包括：一是完善与谈判协商相关的法律法规。明确医院协会、医师协会等行业协会的角色定位，使其能够代表会员利益开展谈判协商。平等的谈判协商，可以使不同主体之间的互动关系和相处模式更加具有利益兼容性、稳定性和可持续性。二是重视多方利益平衡与激励机制的设计。谈判协商的核心在于各方利益的平衡，因此，需要设计合理的激励机制，确保医保部门、医疗机构和药企都能获得其期望的利益。例如，可以建立基于价值的支付模式，根据药品或医疗服务的实际效果进行付费，从而降低各方对价

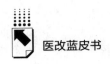

格的敏感度。三是引入第三方参与技术支持。在谈判过程和检查结果反馈阶段，引入独立的第三方专家机构。利用科学、客观的标准对药物或医疗服务的临床价值和经济性进行评价，对飞行检查结果处理的合理性进行评估，以确保过程的公正性和合理性。四是建立多层次协商机制。谈判应包含多层次、多阶段的协商机制。例如，可以建立国家、省、市三级协商体系，分别处理高价值药品、基本药品和地方特色药品的价格及使用问题，以实现更为精准和高效的协商与决策。

4. 深化医保支付方式改革

我国医保支付方式改革正在逐步向多元化、科学化和精细化方向发展，旨在实现医保基金的高效利用、提升医疗服务质量、优化医疗资源配置。深化医保支付方式改革需聚焦临床需要、合理诊治、适宜技术，完善医保目录、协议及结算管理，推行更加高效的医保支付模式，并增强医保对医药服务领域的激励约束作用。

一是推行 DRG 和 DIP 支付方式。这两种支付方式是当前支付方式改革的方向，能够有效遏制过度治疗和不必要的检查，促使医院在保障治疗效果的前提下控制成本。二是推进按人头付费和按服务单元付费。在基层医疗机构，尤其是全科诊疗中，按人头付费模式是一个有效的改革方向。该模式根据签约服务人群的数量进行费用分配，既有助于控制医疗费用，也能推动预防性医疗服务的发展。三是建立多层次支付体系。为了满足不同人群的医疗需求，推进医保支付体系多层次化成为改革的重点。除了基本医保支付，还需要发展商业健康保险、补充医疗保险等支付形式，以覆盖高端及个性化医疗服务。多层次的支付体系能够在保证基本医疗的前提下，为不同人群提供多样化选择。四是优化医保基金支付方式和结算管理方式。探索对紧密型医疗联合体实行总额付费，建立"结余留用、合理超支分担"的激励约束机制，优化公立医院收入结构，强化公立医院成本意识和管理能力。五是完善基金监管与支付政策评估机制。支付方式改革离不开健全的监管与评估体系，通过对支付政策的持续跟踪和动态调整，能够及时发现并解决潜在问题，确保医保基金的安全性与可持续性。定期进行第三方评估与政策反馈，有助于提高支付模式的科学性和公平性。

5. 建立现代医院管理制度

公立医院改革是医改的重点。改革的目标是要建立维护公益性，调动积极性，保障可持续的公立医院运行新机制和决策、执行、监督相互协调、相互制衡、相互促进的治理机制，推动公立医院管理规范化、精细化、科学化，建立权责清晰、管理科学、治理完善、运行高效、监督有力的现代医院管理制度，促进公立医院高质量发展。

一是推进公立医院人事制度改革。创新公立医院编制管理，科学合理核定公立医院的编制总量，实行动态管理。根据公立医院规划的开放床位数，编制部门合理核定人员编制数，并实行备案制管理及动态核增机制，从源头上控制公立医院的规模扩张。在核定的人员编制数范围内，公立医院依据《事业单位人事管理条例》规定的公开招聘程序，自主面向社会招聘人员。人社部门依据编制部门核定的人员编制数，确定不同职称的比例及工资总额，公立医院所有编制内人员一律实行聘用制合同管理，根据岗位制定不同的薪酬方案。健全公立医院人事管理制度，落实公立医院用人自主权，以转换用人机制、激活用人制度为核心，以健全聘用制度和岗位管理制度为重点，建立权责清晰、分类科学、机制灵活、监管有力的公立医院人事管理体系。积极推进职称制度改革，将职称作为岗位竞聘的条件。落实岗位管理制度，公立医院应根据不同类别岗位（如医、护、药、技、管等）合理设置，科学编制岗位责任书，明确岗位名称、职责任务、工作标准及任职条件。通过竞聘上岗、合同管理、以岗定责、以岗定薪、责薪相适的方式进行岗位设置，确保考核兑现与激励机制有效运作，激发人才活力，推动优秀人才脱颖而出。

二是以政府为主导推动公立医院薪酬制度改革。政府应履行好公立医院薪酬制度改革的领导、保障、管理和监督职责，确保与医疗、医保、医药联动改革相衔接。按照"允许医疗卫生机构突破现行事业单位工资调控水平，允许医疗服务收入扣除成本并按规定提取各项基金后主要用于人员奖励"的"两个允许"要求，制定并实施以提升知识价值为导向的公立医院薪酬制度改革配套政策，科学设计改革方案，推进公立医院薪酬制度落地。在政

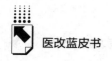

策落实上，政府需加大投入，推动医保和医疗服务价格改革，优化公立医院收入结构，为薪酬制度改革提供物质保障。同时，健全公立医院院长薪酬激励与约束机制，实行院长目标年薪制，并以此为突破口推动公立医院整体薪酬制度改革。建立合理的薪酬水平决定机制，结合当地经济发展、财政状况、医疗服务价格和医院运营情况，动态调整公立医院的薪酬标准，实行工资总额管理。政府需强化对公立医院薪酬的宏观调控，平衡不同地区、不同等级、不同类型公立医院之间的收入分配，确保公立医院健康可持续发展。要落实公立医院的内部分配自主权，在核定的薪酬总量范围内，允许公立医院采取多种方式自主分配，督促公立医院完善内部考核评价和分配办法，合理拉开收入差距，避免平均主义。在管理监督方面，加强工资管理和监督检查，严格执行工资政策，严肃分配纪律，对滥发工资和津补贴行为予以追责。对于医务人员收受红包、回扣等违规违纪行为，政府要严肃查处，规范收入分配秩序，"开好正门，堵住偏门"，营造公立医院薪酬制度改革的良好外部环境。

三是建立维护公益性的绩效分配制度。完善以公益性为导向的院长和公立医院考核评价体系，将考核结果与院长年薪和医院工资总量挂钩，充分发挥绩效考核指挥棒的作用。加强公立医院全面预算管理和成本控制，统筹考虑社会保障等费用支出，在确保收支平衡的基础上，合理确定人员经费支出占医院业务支出的比例，不得赤字预算，确保医院可持续健康发展。要建立维护公益性、调动积极性的医院内部绩效分配制度，构建体现岗位职责和知识价值的薪酬体系，实行以岗定责、以岗定薪、责薪相适、考核兑现。不得将收入指标分解到科室，不得将医务人员收入与科室收入直接挂钩，严禁给医务人员设定创收指标，严禁把医务人员个人收入与医院的药品、卫生材料、检查和化验等业务收入挂钩。

四是提高公立医院内部治理水平。公立医院要以章程为统领，建立健全内部管理机构、管理制度、议事规则、办事程序等，规范内部治理结构和权力运行规则，健全医院决策机制，推动公立医院管理规范化、精细化、科学化，提高医院运行效率。要完善医院运营管理体系，研究制定加强医院精细化运营管理的指导性文件，推动二级及以上的公立医院设立运营管理部门，综合运用价格、预算、成本、内部控制等经济管理工具，赋予运营管理部门资源配置、流程再造、绩效考核等职能职责。加强运营管理相关培训，形成一支具有财务、医护、物价、医保、信息化等知识背景的运营管理队伍。要规范经济运行，加强医院在货币资金、固定资产、无形资产、物资用品、在建工程等方面的资产管理。全面开展病种成本和 DIP/DRGs 成本核算，引领科室不断优化病种结构，提高医院经济运行效益。将内部控制、内部审计、风险预警等相关管理要求嵌入医院信息系统，融入医院的核心业务流程和质量控制各个环节，强化对医疗服务行为向经济行为转化的内部监管。要完善内部控制制度，以业务管理和经济管理的重大风险、重大事件、重要流程为重点，开展风险评估和内部控制评价，强化内部授权审批控制、预算控制、资产控制、会计控制、政府采购控制、信息公开控制等，防范财务风险、业务风险、法律风险和廉政风险。要加强信息化支撑，推动云计算、大数据、物联网、区块链、第五代移动通信（5G）等新一代信息技术与医疗服务深度融合。推进电子病历、智慧服务、智慧管理"三位一体"的智慧医院建设和医院信息标准化建设。整合医院内部信息系统，推动院内信息集成共享，实现院内医疗服务、物流供应、财务结算、科研教学、人员设备等一体化管理，提升医院运营管理效率和水平。要建设特色鲜明的医院文化，凝聚支撑医院高质量发展的精神力量。坚持和加强党对公立医院的全面领导，全面执行和落实党委领导下的院长负责制。着力构建党委统一领导、党政分工合作、协调运行的工作机制。加强公立医院领导班子和干部人才队伍建设，全面提升公立医院党组织和党员队伍建设质量，落实公立医院党建工作责任，真正发挥公立医院党委"把方向、管大局、做决策、促改革、保落实"的领导作用，为公立医院高质量发展提供组织保障。

6. 健全药品供应保障体系

国家和相关部门要针对药品创新、研发、生产和流通等环节出现的新问题，制定相关改革配套政策。在推进医疗、医保、医药协同发展和治理中，要将工信、商务、市场监管、科技、药监等部门纳入责任部门，明确职责，

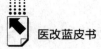

与医疗、医保部门共同形成合力。要科学制定药品生产经营企业发展规划，做到合理布局，规模化发展，提高竞争力。推动医药产业结构合理布局，发展医药产业新质生产力，引导医药企业通过创新驱动转型，进一步调整产品结构和产业布局，突破制药产业的发展瓶颈。要加大创新产品的研发与市场准入，进一步提升创新产品的市场规模和份额。要完善医保制度对创新药的政策支撑，加强创新药的扶持力度，促进创新药的临床应用，更好地惠及患者。要加大对医药知识产权的保护力度，促进医药科技成果尽快转化，进一步激发制药产业的创新动力，增强发展信心。强化基本药物和短缺药品供应保障的政策扶持，建立起政府主导下的药品市场供应体系。对基本药物和临床急需且存在短缺的药品，尤其应当予以重视并通过政府行为进行有效干预。建立卫健、医保、药监等多部门会商联动的工作机制，建立基本药物和短缺药品多源信息采集平台，及时发现基本药物和临床用药短缺问题。完善基本药物和短缺药品的定点生产和统购统销制度，通过企业招标的方式定点生产基本药物和部分临床用量小且临床必备的短缺药品种，探索政府通过企业招标的方式，定点生产基本药物和临床用量小且临床必备的短缺药品种，做到政府定点统一生产、统一采购、统一定价，政府给予一定的财政补贴或税收优惠。完善药品招标采购政策，避免低价竞争导致药品生产企业不愿生产，出现短缺和供应不足的问题，确保定点生产企业盈利，提高定点企业生产积极性。要规范原料药和制剂领域的竞争秩序，加强对原料药企业的监管，加大对原料药生产企业垄断行为和医药购销领域商业贿赂治理力度，紧盯各环节的风险，对捆绑销售、"带金销售"等违法违规行为保持打击的高压态势，维护正常的药品生产供应秩序。

7. 促进"三医"信息互联互通，共享利用

优化国家医疗、医保、医药信息平台建设，建立卫健、医保与医药部门间跨部门协作机制，实现健康数据整合互通、共享利用与监督披露。要打通医疗、医保、医药等管理部门之间的信息壁垒，整合健康数据，建立信息传输与共享机制。改善参保人健康水平是医疗服务、医保管理、医药管理的共同目的，因此，要将基于参保人健康管理、医疗诊断、医疗利用的数据作为

信息整合的内容，建立互联互通的信息整合平台，为相关部门利用共享信息共同规划医疗服务、医疗保障、医药产业发展与改革提供条件。要加强公立医院信息系统标准化建设，打破公立医院之间的信息壁垒，实现公立医院之间的数据互联互通，为检测结果互认和医院精细化管理提供有力支撑。要重视信息技术创新的应用，从顶层设计上将信息化、数字化、智慧化的技术全面融入医疗、医保、医药的高质量发展，强化信息支撑作用和医疗、医保、医药"三医"的互联互通，加强能力拓展、服务延伸、机构协同。

参考文献

［1］王东进：《协同推进"三医联动"构建融合发展新格局——药品集中带量采购改革的主要成效和深刻启示》，《中国医疗保险》2021 年第 8 期。

［2］赵东辉、付晓光：《健康治理视角下的"三医"联动：内涵、目标与实现路径分析》，《中国卫生政策研究》2021 年第 1 期。

［3］饶克勤：《三医联动改革与国际经验借鉴》，《卫生经济研究》2019 年第 1 期。

［4］吕国营：《如何看待新时代的三医联动——基于深化医疗保障制度改革的视角》，《中国医疗保险》2020 年第 7 期。

B.3
以项目带动，引领地市级公立
医院改革与高质量发展

付强　许树强　马辛格　等*

摘　要： 为贯彻落实习近平总书记关于深化医药卫生体制改革的重要指示批示精神，推动公立医院高质量发展，2022年起，财政部会同国家卫健委首次支持采用竞争性评审方式遴选城市开展示范项目，以项目带动，引领地市级公立医院改革。发展出主题，改革做文章。示范项目夯实责任主体，推进周期管理，开展督导评价，以点面结合的方式，着力从能力提升、智慧医院、控费三个方面出发，以核心指标、重点任务、典型经验等方式引导各地级市系统性推进公立医院改革与高质量发展。示范项目经验表明，党委领导、政府主导，引入项目化管理机制和预算绩效管理，激发地方改革动力和创新精神，多方协调推进是关键。未来改革仍需继续完善项目管理制度，深化体制机制改革，促进优质医疗资源下沉，提升医院管理水平，推动公立医院高质量发展。

关键词： 公立医院改革　高质量发展　医药卫生体制改革　项目管理

---

* 付强，国家心理健康和精神卫生防治中心主任、研究员（原国家卫生健康委卫生发展研究中心研究员）；许树强，上海交通大学讲席教授、中国医院发展研究院院长；马辛格，西安交通大学中国医院发展改革研究院院长；张植晟，国家卫生健康委卫生发展研究中心；贺宏、刘颖琪，西安交通大学中国医院发展改革研究院；杨肖光，上海交通大学中国医院发展研究院；卓纳、张小可，北京协和医学院。

一 改革背景

（一）国家总体政策导向

党的二十大围绕"推进健康中国建设"作出一系列重要部署，提出"深化医药卫生体制改革，促进医保、医疗、医药协同发展和治理"。党的二十届三中全会《决定》提出，"实施健康优先发展战略"，对深化医药卫生体制改革提出新要求，作出新部署，表明我们党对健康问题的认识达到了新的高度，人民健康在进一步全面深化改革中的重要性更加突出，同时全会表明全面深化改革要从单项突破向系统集成、全面深化转变。

在医改新阶段，公立医院高质量发展已成为核心使命。作为我国医疗服务体系的支柱，公立医院承载着展示中国特色社会主义制度优势、保障和改善民生、增进人民健康福祉的重任。面对新发展阶段，公立医院正处于从量变到质变的关键时期，推动其高质量发展成为卫生健康事业现代化的必然选择。2021年，国家卫生健康委等相关部门联合发布《关于推动公立医院高质量发展的意见》（国办发〔2021〕18号），明确了公立医院高质量发展的总体要求、重点任务和保障措施。文件出台背景在于应对我国公立医院面临的挑战，如资源配置不合理、医疗服务体系不完善、医疗服务能力不足等，以一个目标、一条主线、三个转变、三个提高和五个新为核心要义，旨在推动公立医院实现质量变革、效率变革、动力变革。

发展出主题，改革做文章。为促进公立医院高质量发展政策落地生根，2022年，财政部社会保障司、国家卫健委体制改革司正式启动了国家公立医院改革与高质量发展示范项目。示范项目围绕公立医院高质量发展目标，明确了项目任务、实施步骤和预期成果。其目的在于通过项目实施，推动公立医院因地制宜学习和推广三明医改经验，构建有序的就医和诊疗新格局，在服务能力、管理水平、经济运行、服务体系、智慧医院等方面实现高质量发展，为构建现代医院管理制度奠定基础。在地市级公立医院改革与高质量

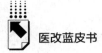

发展过程中，示范项目发挥了重要作用。该项目的启动同时标志着，为支持公立医院改革发展，我国医疗卫生领域财政资金投入方式发生了重大变革，从过去的因素法分配，逐步转向项目法管理，为提高财政资金使用效益，确保资金投向重点领域和关键环节，以及为公立医院高质量发展提供了有力保障。

（二）竞争性磋商项目：更加灵活有效的财政支持机制

建立合理的财政投入机制对于推动公立医院实现良性协调发展具有重要意义。《国务院办公厅关于全面推开县级公立医院综合改革的实施意见》（国办发〔2015〕33号）明确指出："破除以药补医机制，中央财政给予补助，地方财政切实加大投入，增加的政府投入纳入财政预算。"《国务院办公厅关于印发医疗卫生领域中央与地方财政事权和支出责任划分改革方案的通知》（国办发〔2018〕67号）明确要求："在深化医改期间，中央财政对地方推进公立医院改革等按规定给予补助。"从2014年起，中央财政每年安排市县公立医院综合改革补助，基本建立了维护公益性、调动积极性、保障可持续的公立医院运行新机制和科学合理的补偿机制。2022年起，中央财政新增安排公立医院高质量发展补助资金，省级财政予以配套补助，持续深化公立医院综合改革，支持公立医院推进高质量发展。中央财政专项资金使用也由因素法转向因素法和项目法相结合的分配方式。

因素法分配主要考虑改革地区数量、财力情况、公立医院改革进展以及绩效评价结果等因素分配资金。项目法分配的公立医院高质量发展补助资金，采用竞争性评审方式确定项目实施单位。从因素法向项目法转变的根本动因来自当前公立医院在发展过程中面临的五个结构性难点：供给结构、支付结构、投入结构、价格结构、补偿结构的不合理性。因素法的核心在于通过对单一因素的投入（如设备升级、基础设施建设、人员引进等）来推动医院的发展，其实施效果的评价仍局限于"投入产出"的简单关系。然而近年来，逐渐暴露出局限性如资源错配、效率低下、供给不足等问题，无法有效缓解城乡医疗资源分布不均的困境。

《关于推动公立医院高质量发展的意见》（以下简称《意见》）中指出：公立医院的高质量发展必须通过系统集成改革，推动医疗、医保、医药"三医联动"，从根本上提升医疗服务的供给效率。项目法的提出，是为了更好地实现系统性、集成化的改革，将各类资源和政策工具整合起来，形成协同效应。公立医院改革与高质量发展改革不再仅依赖单向的资源投入，而是通过项目化的方式，将医疗资源、医保资金、药品供应等各方资源进行有机整合，形成一个完整的改革链条。同时在实施和考评过程中，也更加注重政策的落地和实际成效。

作为卫生健康领域首个采用竞争性评审方式遴选城市开展示范项目，这一机制不仅为公立医院改革提供了稳定的资金保障，而且通过竞争性评审过程，确保了资金能够更加精准地投入到改革成效显著、管理创新突出的地区和项目中，从而有效推动了公立医院改革的深化和医疗服务水平的提高。

（三）公立医院改革与高质量发展示范项目的主要内涵

1.提升医疗服务水平

提升医疗服务水平是公立医院高质量发展的首要任务。根据国家政策要求，公立医院需要通过标准化管理和规范化诊疗路径，优化诊疗流程，提升服务能力和治疗效果。特别是重大疾病的诊疗水平需要通过标准化路径进行全面提升。同时在《公立医院高质量发展促进行动（2021-2025年）》（国卫医发〔2021〕27号）中提到，要实施医疗质量提升行动，充分利用信息化手段开展医疗质量管理与控制，加快公立医院临床路径管理制度建设，以促进合理诊疗和合理用药指标的不断改善。

2.优化资源配置、推动区域均衡发展

资源配置的优化是公立医院高质量发展的另一个重点。长期以来，我国的医疗资源主要集中在大城市和发达地区，县级及以下的医疗机构服务能力相对薄弱，难以有效应对日益增加的基层医疗需求。因而，通过推动医疗资源向基层和欠发达地区倾斜，逐步实现城乡、区域间医疗资源的均衡配置。

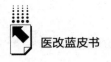

3. 推动智慧医院建设

智慧医院建设是推动公立医院高质量发展的重要引擎。医院的信息化建设不仅限于硬件设备的提升，还包括数据整合、智能管理系统的建立和智慧服务的推广。加快推动智慧医院建设，全面推广电子病历、远程医疗、智能管理系统等现代化医疗管理手段，也是通过信息化和数字化提升医院管理效率和服务质量的重要手段。

4. 加强医院管理与提升运行效率

公立医院高质量发展，特别强调医院管理的现代化与精细化。管理效率的提升包括成本控制、绩效管理和运营效率的优化。公立医院需要通过科学的管理手段，实现医院资源的高效利用，确保医疗服务供给的持续性和高效性。

5. 实施"三医联动"推动协同发展

通过医疗服务体系、医保支付制度和药品供应链的联动改革，优化资源配置，提升服务效率。医疗服务体系的建立必须与医保政策和药品管理紧密结合，确保各项政策协调推进，形成合力。具体而言，医保支付制度改革是"三医联动"中的关键一环。不仅要通过医保支付方式的改革和医疗服务价格的调整，推动公立医院调整资源配置，还要更加注重基层和门诊服务的能力建设。

（四）突破既往改革内容走向系统集成

1. 改革方向的转变：从单向改革到综合系统集成改革

以往的公立医院改革主要集中在单一领域，如设备升级、基础设施扩建或医务人员培训等，重点关注个体医院的发展。这种改革方式虽然在一定程度上提升了医疗服务的可及性和医院的运营能力，但其局限在于没有形成系统化、协同化的机制。这种模式下，虽然产生了一批治疗能力强、技术水平高的医院，但忽视了医疗资源在不同区域、不同层级医院间的不均衡问题，导致资源的配置效率较低，无法有效解决城乡医疗差距和优质资源集中在大城市的问题。公立医院高质量发展则强调系统集成改革，要求从医疗、医保、医药等多个方面进行协同。

2. 资源投入方式的转变：从"大水漫灌"到"精准滴管"

以往的公立医院改革中，资源投入的方式类似于"大水漫灌"，即广泛、平均地投入资金和资源，旨在通过增加设备、扩大基础设施等手段，快速提升全国医疗服务的覆盖面。与此不同，推动公立医院高质量发展需采取"精准滴管"的策略，即根据区域医疗服务的实际需求和发展短板，有针对性地进行资源配置。本项目中，国家通过专项资金支持市县级公立医院的能力提升，特别是在县级医院的建设上，加大投入，确保其具备处理常见重大疾病的能力。同时，各级医疗机构要通过智慧医疗和信息化手段提升资源的使用效率，避免资源的浪费。通过精准投入，国家实现了对资源分配的有效控制，确保有限的医疗资源能够发挥最大效益。

3. 资源投入方向的扭转：从规模扩展到质量提升

以往的公立医院改革更多地关注规模的扩展，资源投入的重点在于增加床位、升级设备和扩大基础设施。然而，这种规模扩展的模式并未带来医疗服务质量的同步提升，部分地区医疗服务的供给能力依然薄弱，尤其是县级医院和基层医疗机构，缺乏足够的技术和人才支持，导致服务质量低下。

公立医院高质量发展明确要求资源投入的方向从规模扩展转向质量提升。不再单纯追求医院规模的扩大，而是通过标准化管理、智慧医院建设、人才培养等方式，提升医疗服务的整体质量。以技术手段和科学管理制度，推动诊疗流程的标准化，确保医疗服务的规范和安全。同时，国家还加大了对紧密型医联体的支持力度，推动优质医疗资源下沉，确保基层医疗服务质量同步提升。这一资源投入方向的扭转，标志着我国公立医院改革进入了以质量为核心的发展新阶段。

二 改革做法

（一）构建协同管理评价体系：推动公立医院改革与高质量发展示范项目成效全面提升的策略与实践

1. 项目责任主体协同机制：促进改革成效的前提机制

国家部委联合省级政府和地市，共同推进公立医院改革与高质量发展示范

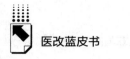

项目。财政部和国家卫健委统筹负责项目实施，通过竞争性评审选拔改革积极性高的地市作为示范点，并提供全过程技术指导和监督。省级政府承担项目管理主体责任，负责项目申报、实施、监督检查及资金管理。地市作为实施主体，负责编制方案、建立组织领导机制、组织实施与协调、执行监督与考核。同时，技术指导组由国家卫健委委托的研究机构组成，为示范项目提供技术支持和评估验收服务，确保项目顺利实施并形成可复制可推广的经验。

2. 项目周期管理实践：提升改革成效的核心策略

公立医院改革与高质量发展示范项目坚持科学编制方案，明确改革方向和路径，合理设定目标与相关绩效指标，与中央财政资金统筹管理，以竞争性评审方式选拔典型城市进行改革与发展示范。项目实施过程中，建立定期调度与协调机制，强化绩效监测，确保任务按时完成。建立技术支持与跟踪评价机制，进行路径分析与技术服务指导。同时，实施全程跟踪问效，建立示范项目年度总结、中期评估与验收评价制度。在对项目推进情况进行年度总结的基础上，国家卫健委会同财政部对项目进行中期评估与整改，制定严格的验收标准与流程，以评估项目执行与完成情况、绩效指标实现程度以及项目成效与推广情况。此外，项目还注重监管与风险管控，要求项目城市加强资金使用管理，严格执行财经纪律，确保专款专用，并通过年度总结和风险评估，提高资金使用效益与合规性，防范项目实施风险，从而推动公立医院向高质量发展转型。

3. 项目督导评价：驱动公立医院改革成效提升的关键机制

公立医院改革与高质量发展示范项目通过建立全面的督导评价指标体系，采取多种评价方式，对项目实施周期进行严格监控和评估。评价内容涵盖绩效指标实现、任务完成情况、项目成效与推广，确保数据真实可靠且不增加基层负担。评估结果反馈后，项目城市需进行整改落实，省级部门加强督促指导，国家部委则通过整改情况"回头看"确保问题整改到位。最终，根据评价结果，实施成效显著的项目将获得宣传推广和绩效奖补资金，而进展落后或成效不显著的城市则面临通报和资金限制，以此激励和推动公立医院改革的深化与高质量发展。

（二）典型案例

公立医院改革与高质量发展示范项目涵盖了全国不同规模、不同经济发展水平的各类城市，覆盖面广，代表性强。本文将从直辖市、省会（首府）城市、中小型城市、边远地区城市四个维度，以典型案例方式呈现各地公立医院改革与高质量发展的探索与实践。

1. 直辖市

直辖市作为我国经济社会发展的重要支柱，在医疗资源、人才、技术等方面具有显著优势，在医疗服务能力和科研创新方面处于全国领先地位，在智慧医院、精细化管理、体系建设等方面也走在全国前列。同时，直辖市也面临医疗资源密集、区县级公立医院发展受限、公立医院内部治理体系复杂、流动人口众多带来的挑战。因此，如何立足区域优势，聚焦重点推动市县级公立医院转型，实现医院经济运行降本增效，推动区域健康医疗信息统筹规划是公立医院改革与高质量发展示范项目的重点议题。同时，纳入示范项目的直辖市各区立足本区优势，重点围绕智慧医疗、服务能力提升和先进技术应用等进行创新探索，取得了显著成效。

上海市嘉定区立足于本区先进工业基础，依托瑞金医院国家医学中心、质子中心、"瑞金—械谷"等市级优质医疗资源，实现尖端医疗设备国产化。瑞金医院联合研发的国产首台质子治疗系统已报国家医疗保障局同意，正式进入临床治疗。同时依托嘉定瑞金创新中心，加速构建多方联动、协同创新的产业生态，有力推动了嘉定乃至全市高端医疗产业高质量发展。在智慧医疗方面，嘉定区以人民群众便捷就医为着眼点，建成智能预问诊、智能诊疗、智能诊后管理等19个具有显示度、体验度、感受度的便捷就医应用场景，区中心医院上线数字陪诊师服务功能，进一步缓解了以中老年人为主的就医数字鸿沟问题。

2. 省会（首府）城市

省会（首府）城市通常是各省（区）乃至更大范围片区的医疗中心，拥有数量众多的三甲医院和省级重点专科，在医疗资源、人才储备、科研能

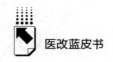

力等方面具有较大优势。在公立医院改革与高质量发展示范项目中，省会（首府）城市重点聚焦打造区域医疗高地、提升医疗服务能力、发展重点专科等方面，力求更好地发挥引领作用，提升区域整体医疗服务水平。

广东省广州市以"大专科、小综合"为导向实施市属医院高水平特色医院建设三年行动，加强市属医院重点学科、重点专科建设，打造高品质整合型医疗服务体系。持续强化高层次公立医院科研体系，夯实重大科研平台，建设8家研究型医院和10家临床医学研究所。筹划广州市研究型医院联盟建设，打通临床研究、成果转化、临床应用等关键环节。在智慧医疗方面，广州市全民健康信息平台联通298家医疗卫生机构，集聚了全市人口健康信息，基于该平台开发了电子健康码、健康档案调阅、家庭医生签约、远程医疗等多项应用，实现全市就诊"一码通用"，极大地提升了患者就医便利性。

3. 中小型城市

中小型城市（人口200万~500万人）是我国地级市的主体，也是实现"常见病多发病在市县解决、头疼脑热等小病在乡村解决"目标的关键环节。同时，中小型城市因其规模适中的特点，也是探索公立医院改革重点难点问题的重要推动力量，展现出了强劲的发展势头和创新活力。同时，中小型城市在医疗资源、人才储备、科研能力等方面相对薄弱，也面临着如何整合有限医疗资源、提升整体服务能力、吸引和留住人才等方面的挑战。在示范项目实施过程中，这些城市重点围绕体系建设、能力提升、关键领域改革等方面进行了积极探索，积累了宝贵经验。

浙江省丽水市针对山区医疗服务的特殊性，创新构建了"15家县域医共体牵头医院+30个片区医疗中心+智慧流动医院+综合应急联动急救"的山区医疗服务模式，有效整合了区域内的医疗资源，提升了基层医疗服务的可及性和能力。在人才培养方面，丽水市出台了促进人才科技跨越式高质量发展、百千青年博硕成长计划等人才政策，着力补齐公立医院高质量发展的人才短板。

4. 边远地区城市

我国幅员辽阔，山区、边境等边远地区众多，交通不便，其在经济基础、医疗资源、人才储备和技术能力方面相对不足。示范项目中的边远地区城市重点围绕县域医共体建设、人才引进、人事薪酬改革、远程医疗等方面进行探索，同样展现出了创新精神和改革决心。

贵州省遵义市针对县域医疗服务能力不足的问题，创新性地规划布局了52个县域医疗次中心。2022年以来，投入资金1.72亿元启动建设县域医疗次中心29个。探索制订基层医疗机构申报二级综合医院认定工作方案，支持具备一定条件的县域医疗次中心申报创建二级综合医院，已有6个基层医疗机构评审创建为二级综合医院，推动在县域形成更加优质高效的医疗卫生服务体系。在人事制度改革方面，遵义市实施了公立医院人员控制数改革，着力解决公立医院编制总量不足问题，各公立医院重新按照编制床位的1.3~1.7倍核定公立医院可用人员数，核增公立医院人员总数25245名，增幅达217%。

三　改革成效

（一）提升改革新动能

示范项目以点面结合的方式，从能力提升、智慧医院、控费三个方面出发，以财政投入、进程调度、考核评价、总结推广等方式引导各地级市系统推进公立医院改革与高质量发展，取得了良好的成效。

1. 政府高位推动，省市协调联动推进改革

示范项目得到了各地党委、政府的高度重视，各地均建立了高位推动的领导体制和工作机制，充分发挥政府在公立医院改革中的主导作用，强化省市联动，为示范项目顺利实施提供了强有力的组织保障和政策支持。

2. 落实政府投入责任，不断夯实公益性基础

截至2023年，全国两批30个示范项目城市的中央财政资金和地方配套资金，已累计投入了约377亿元，平均每个城市投入12.6亿元。各地也积极落实政府投入责任，通过多种方式加大对公立医院的财政投入，为公立医院改革与高质量发展提供坚实的经济基础，有效夯实公立医院的公益性基础。

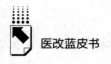

（二）引领改革新趋势

1. 加强三医协同治理，推进公立医院关键领域改革

各地积极推进医疗服务价格调整、医保支付方式改革、薪酬制度改革等关键领域改革，通过系统推进关键领域改革，不断优化公立医院运行机制，提升医疗服务质量和效率；按照腾空间、调结构、保衔接的路径，将降低药品耗材费用腾出的空间主要用于调整医疗服务价格，支持公立医院通过提供技术服务获得合理收入，增加的收入主要用于提高医务人员薪酬待遇。2023年第一批15个城市医疗服务收入（不含药品耗材检查化验收入）占医疗收入的比重平均达到35%，比全国平均水平高4.9个百分点。

2. 强化医疗卫生体系建设，构建有序就医和诊疗新格局

各地积极探索创新公立医院运行机制，通过完善治理结构、创新管理模式、优化资源配置等措施，不断提升公立医院的运行效率和管理水平。

各示范项目城市围绕人民群众全方位全周期健康需要，统筹优化资源配置，重点明确各级各类机构功能定位和机构之间的关系，补短板、建高地，健全双向转诊，推动分工协作，"大病重病在本省就能解决、一般的病在市县解决、头疼脑热在乡镇村里解决"的分级诊疗新格局初步形成。2023年1~9月，广东省广州市、贵州省遵义市等市县域内住院量占比已超过85%；河南省周口市、安徽省芜湖市等市基层医疗卫生机构诊疗量占总诊疗量的比重已超过60%。

3. 有效控制医疗费用不合理增长，减轻群众就医负担

各示范项目城市通过创新管理体系与制度，深度参与药品和耗材集中采购，加强公立医院预算绩效管理与全流程成本管理等工作，促进公立医疗机构提质增效、综合施策控制费用不合理增长，减轻群众看病负担。第一批示范项目城市2023年1~9月次均住院费用增速基本小于5%，其中11个城市为负增长，降幅最大的为辽宁省沈阳市。贵州省遵义市、安徽省芜湖市等城市次均门诊费用增速也已降至5%以下。河南省周口市非流动性负债占比从2021年的81%降到2023年1~9月的53%。

（三）凝聚改革新成效

1. 提升医院服务效率

示范项目城市立足"数改"推动医改，坚持信息化建设的顶层设计、高位推动、标准先行，通过以电子病历为核心的智慧医院建设、全民健康信息平台建设及区域内检验检查结果互通共享、基于实际需求的新一代信息技术应用等一系列措施，分阶段提升区域内智慧医院建设水平，打通部门间壁垒，加强标准化建设，让患者少跑腿，节省不必要费用的同时，切实解决体系治理、服务供给、效率提升过程中的难点问题，创造医疗服务的新模式。各地积极推进预约挂号、远程诊疗、智慧医疗等服务模式创新，不断提升公立医院服务能力和患者就医体验。

2. 推进区域信息化改造升级

各地积极推进医院信息化建设，通过加强信息化建设，不断提升公立医院管理水平和服务效率。例如，北京市海淀区重新架构"一中心、多平台"卫生健康信息系统规划蓝图，"一中心"即全区智慧卫生中心，"多平台"包括医学诊疗、医学大数据、医保管理等功能平台。推动检验检查结果共享互认、区域医疗机构互联互通、视网膜人工智能辅助诊断系统落地应用等项目实施。玉溪市实施"健康大脑"智慧医疗健康服务体系项目，建设全市统一的健康大数据中心、"云医院"，打造全市医疗健康数字化服务平台，推进全市统一应用共性能力建设，建设医共（联）体虚拟平台。陕西省延安市按照市级部署一个中心（平台）、一朵云（二级及以下医疗机构实行"云部署"）的思路，推动全市卫生健康信息化建成"一个平台、一套系统、一个标准和一张专网"，实现市域内信息互联互通、检查检验结果互认共享、群众看病就医"一证通"。

3. 加强人才队伍建设

各地高度重视公立医院人才队伍建设，通过多种措施加强人才引进、培养和激励，不断提升公立医院的核心竞争力。例如，浙江省丽水市出台促进人才科技跨越式高质量发展、百千青年博硕成长计划等人才政策。3年投入

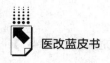
3亿元以上，从全市硕士、博士人才中遴选160名进行重点培养。项目实施以来，全市新增卫生5类以上人才692名，引进博士、硕士人数较上年增长65%，市直医院柔性引进学术副院长。

4. 完善医院内部管理

各地积极加强以经济管理为重点的医院运营管理，以全面预算管理和业务流程管理为核心，以全成本管理和绩效管理为重点，聚焦人、财、物、技等核心资源，聚焦医、教、研、防等核心业务，以资源配置、流程再造、绩效考核为导向，健全制度体系，明确重点任务，建立助理团队，完善内部综合绩效考核指标，全面考核经营管理的实施效果，推进智慧后勤管理平台建设、一站式服务中心建设，实现节能降耗，提高医院综合效率，不断提升公立医院管理水平。例如，上海市嘉定区建立区级层面和医院端的公立医院运营管理决策支持系统，加强全面预算管理、全成本核算，实现业务活动与经济管理深度融合。建立紧密型医联体健康管理系统，推动公共卫生机构与医疗机构、上下级医疗机构、跨部门机构间信息共享与业务协同。

四 改革经验

（一）改革发展推进机制转变与创新

以示范项目带动为契机，建立健全公立医院改革与高质量发展推进机制。一是按照事权与资源适宜、有利于改革突破与示范效应形成的思路，以地市为单位确立改革示范单元，调动地市级党委和政府推进公立医院改革与高质量发展的积极性。坚持以点带面、点面结合推进改革发展，通过点上探索突破、局部实践创新，带动省域全面工作落实，推动卫生健康行业整体发展。二是通过竞争遴选示范项目城市，中央转移支付资金按"项目法"分配，激励公立医院改革与高质量发展。在健康领域首个采用竞争性评审方式遴选示范城市。秉持"集中财力办大事"的理念，创新中央财政对地方转移支付公立医院综合改革资金的分配方式，调为按项目法分配资金。三是引入项目管理机制，突出改革系统集成。加强项目全过程规范管理，夯实项目主体责任、健全组织领导机制、推进预算绩效管理、强化组织实施与协调、完善执行监督与评价考核工作。突出项目集成管理，深化医疗、医保、医药重点领域改革系统集成，推进中西医、预防、康养纵向业务领域的横向集成与协同发展。

（二）建立健全项目组织领导与联动支持机制

一是激励地方党委政府重视改革发展，强化改革领导体制。市县级层面，均建立了由党委政府主要负责同志为组长的领导体制和推进机制，市县两级均调整为由一位政府负责同志统一分管"三医"工作。以示范项目申请为契机，地方党委政府集中精力，系统学习和研究公立医院改革政策，制订示范项目实施方案，细化政策清单、实施计划和子项目，凝心聚力谋划区域内公立医院高质量发展。以实施示范项目为抓手，建立示范项目管理制度和组织保障体系。地方党委政府主要负责同志统筹协调多部门推动改革系统集成，落地见效，主要领导均多次召开动员会、专题会等各类工作会议，协调解决示范项目实施过程中的重点、难点、堵点问题，并深入示范项目机构调研，通过周报告、月调度等工作机制，持续加强示范项目的调度和指导。

二是促进省市联动、点面结合推动改革发展政策集成、举措落实。示范项目是中央对地方转移支付项目，示范项目所在省份承担项目管理主体责任，将示范项目纳入省级层面公立医院改革的重点内容，予以重点关注，重点推动。以示范项目管理为纽带，促进省市联动，以点带面，有效发挥政策集成效应，以地市为单位破解改革难点堵点问题，形成公立医院改革与高质量发展新经验。引导与促进省级层面发挥管理指导和支持保障作用。及时培育和总结示范项目城市的典型经验，在省内加大推广力度。推动一批省内已出台的政策在示范项目城市落地实施，形成政策合力。下放一批人才引育、科技创新、技术引进等权限，鼓励示范项目城市先行先试、大胆探索、做出示范。

三是注重资金引导，加强公立医院发展的公益性保障。聚焦诊疗能力提

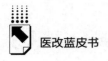

升、智慧医院建设、控制费用三项重点任务，以及构建新格局和深化三明医改等内容，中央、地方各级部门以示范项目为中心，多方筹措资金，同时保障示范项目方案设定的各级资金足额到位，按示范项目资金使用途径规范资金使用，合理安排并及时拨付示范项目资金，为公立医院改革与高质量发展提供必要的资金支持和方向引导。

四是加强示范项目实施全过程的技术指导与支持服务。为进一步加强示范项目支持指导工作，国家卫健委体改司委托卫生发展与医院改革发展研究机构组建技术指导组，建立由体制改革司牵头抓总，相关研究机构责任到人、持续跟踪指导的工作机制。3家研究机构牵头，分别组建示范项目指导专家团队，提供示范项目实施全过程技术指导与支持服务。指导专家团队深度参与示范城市实施方案制订，调查跟踪示范项目进展情况，及时发现推进过程中的问题与难点，有针对性地进行指导并提供支持服务。针对有关重点、难点问题开展专题研讨，因地制宜研讨解决办法，提出改进举措与政策建议。指导联系协调示范城市加大探索创新力度，形成更多可复制可推广的经验。深入挖掘、总结提炼示范城市典型经验与亮点做法，协助做好宣传推广工作。

（三）"改革与高质量发展"协同推进、一体化实施

深化医改进入高质量发展阶段，改革激发创新活力，创新为发展增加动力。改革与发展时刻相伴、高度融合，改革是发展的强劲动力和重要方法，发展需要通过效率变革、动力变革促进质量变革来实现。示范项目更加突出以改革促发展的整体推进，既不单纯强调改革，又不简单提议发展，是"改革与高质量发展"协同推进、一体化实施。

一是在推动改革方面，示范项目激励地方深化拓展三明医改经验，突出深化与拓展，强调通过项目促进改革的落地。改革是示范项目的"灵魂"，示范项目的核心价值就是促进变革。坚持问题导向。从公立医院本身和地方政府支持两方面，及时发现问题，有效解决问题，为公立医院的发展不断完善相关政策、出台相关要求、解决相关问题，不断提升发展水平和发展质

量。坚持系统思维。从三医联动走向医疗、医保、医药协同发展与治理的新格局，从筹资、价格、支付、薪酬、监管等多个领域系统施策，加快公立医院运行机制调整，坚持"先立后破、以进促稳"，系统推进公立医院改革走深走实。抓住主要矛盾。深入推进医疗服务价格动态调整与支付方式协同改革，深化重点领域改革系统集成，建立可持续发展的体制机制，为高质量发展提供有力保障。

二是在创新发展方面，示范项目聚焦体系创新、技术创新、模式创新、管理创新，强化技术创新对医院发展的驱动作用，强化现代治理对医院发展的保障促进作用。围绕公立医院发展新体系、新趋势、新效能、新动力、新文化，推进资源配置、运行模式、发展方式三个转变，突出高质量发展的成果转化。提高市县级诊疗服务能力，强化以人民群众受益、医务人员受鼓舞为成果转化的效益监测与总结提炼。深度实现信息化赋能，从注重建设转向更加注重应用，以管理增效、质量提升、群众便利为目标，围绕智能化，在技术服务、医院管理、行业治理等方面实现管理创新。合理控制医疗费用不合理增长，通过合理使用药物、推广适宜技术，加强分级诊疗、促进医防融合，提高医疗技术应用的社会效益与健康产出，从而提高社会整体健康水平。

五 改革展望

（一）问题与挑战

示范项目是以地级市为主题，以财政投入为激励，高位推动设计的公立医院改革项目。在取得成效和经验的同时，总结分析存在的问题也同样重要。总体上看，目前各地推进示范项目的过程中存在的共性问题主要体现在以下方面。

第一，与能力提升、信息化建设等发展性建设显著推进的情况相比，体制机制的改革在深度和力度方面仍有不足，医疗服务价格、薪酬制度等跨部

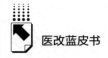

门、深层次改革推进不够。第二，尽管各地政府部门高度重视，但由于纵向的省市权限与横向的部门分工等因素制约，示范地级市的改革发挥空间有限，改革积极性和能动性受到一定影响。第三，体系建设不足和资源配置不均衡的问题仍然存在。由于扩张式的发展模式尚未有效扭转，公益性导向的公立医院运行新机制尚未完全建立，优质医疗资源和优秀人才向高等级医院和中心城市集中的趋势仍然存在，市县、基层的人力资源短板愈加凸显。第四，医院管理有待进一步加强。部分地方和医院在预算、成本、绩效、内控等方面意识不强，医院管理的精细化、科学化、信息化水平有待提升。信息化建设存在"重建轻用"现象，基于大数据的监管平台尚未实现数据互联互通，难以有效发挥作用。

（二）改进建议

公立医院改革与高质量发展示范项目不仅对带动地市级公立医院改革与高质量发展具有重要作用，同时对在卫生健康领域更加灵活有效的应用财政支持机制具有进一步借鉴的意义。明确中央与地方政府在专项资金使用管理中的责任是加强公立医院高质量发展专项资金管理，强化资金使用效益的基础以及关键所在。因而，国家应侧重指导与考核，重点是制定资金与项目管理办法，发布专项资金项目（或实施方案）申报指南与通知，确定资金支持范围、支持重点、支持方式，建立专项资金绩效考评办法，加强项目实施的技术指导。地方政府是项目实施的主体，要加强项目与技术选取、项目审查、项目实施、项目管理、项目验收、运行维护等项目组织实施的全过程指导与管理。进一步以项目引领改革，需要进一步动员各改革主体的积极性，建立系统完善的改革机制，将改革引向深入。具体体现在以下几个方面。

1.管理制度化

强化项目科学化管理，国家层面加强对示范地方的调研指导和培训，推动示范地方党委政府和相关部门不断深化对高质量发展的理解，提高对示范项目内涵的认识，推动示范项目实现从单项亮点到系统集成的跨越。省级层面将示范项目城市作为深化医改的试验田，在价格调整、医保支付、人事薪酬等方面给予更大的改革空间和自主权。市级层面制定推进公立医院改革与高质量发展的总体规划和政策框架，明确政府、医院、社会等各方责任。建立常态化的督导检查机制，确保各项改革政策落地实施。同时需进一步落实实施方案，完善资金管理、质量控制、绩效评价、考核验收等全过程管理制度，深入研究群众的健康需求和公立医院改革发展的短板弱项，充分发挥公立医院和医务人员的主动性，充分调动专家团队的积极性，大胆探索，突破创新，努力形成公立医院改革与高质量发展的典型经验。

2. 制度职责化

在明确制度的前提下，明确卫健、财政、医保等相关部门在公立医院改革中的具体职责，特别是加强部门协调与调度，定期召开联席会议。制定部门工作清单和任务分解表，细化各部门在改革推进中的具体任务，并进行考核与问责。

3. 职责流程化

依据职责任务，制定公立医院改革的工作流程和时间表，明确各项改革任务的推进步骤和时间节点。建立改革进展跟踪机制，定期召开工作推进会，及时协调解决改革中遇到的问题。建立部门间的信息共享机制，实现改革推进过程的全程监管。通过流程化管理，提高改革推进的效率和协同性。

4. 流程目标化

各项职责流程要紧扣国家公立医院改革与高质量发展的总体要求，形成符合本地区情况的阶段性目标和年度目标，建立目标完成情况定期评估机制，对未达标的领域及时分析原因并制订改进措施。通过目标引导，确保改革工作有序推进。

5. 目标指标化

示范项目涉及范围广，层级多，有必要将重点与核心目标形成可测量的指标，建立指标监测和评价机制，定期发布指标完成情况，形成激励约束机制。根据项目实施过程中的实际情况，不断调整和完善指标体系，确保指标的科学性、合理性和适应性，为项目的高效推进提供有力支撑。

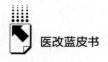

6. 指标信息化

结合各地医疗卫生信息化的进展,开发公立医院改革与高质量发展信息模块,实现公立医院改革相关数据的实时采集和共享,支持多维度的数据分析,增加改革评价的客观性、真实性与及时性,为政策调整和决策优化提供依据。

B.4

深化公立医院薪酬制度改革

张光鹏　李晓燕　赵明阳*

摘　要： 2021年全面推进公立医院薪酬制度改革以来，各地稳妥有序调整医疗服务价格，逐步提高诊疗、中医、护理、手术等医疗服务收入在医疗收入中的比例，合理调整薪酬水平、提高人员经费支出占比，优化薪酬内部结构，注重提高医务人员的稳定收入，取得了积极成效。但仍然面临薪酬水平核定机制不健全、薪酬改革空间不足、内部薪酬结构不够优化、医务人员薪酬与业务联系未完全破除等问题。未来应从医疗卫生行业特点和公立医院实际出发，着力解决好薪酬水平核定、薪酬改革经费来源、薪酬结构、薪酬内部分配等方面的问题，积极做好公立医院薪酬改革路径的指引，调动医务人员积极性。

关键词： 公立医院　医务人员　薪酬制度

党中央、国务院高度重视公立医院薪酬制度改革工作。2016年，习近平总书记在全国卫生与健康大会上明确要求"允许医疗卫生机构突破现行事业单位工资调控水平，允许医疗服务收入扣除成本并按规定提取各项基金后主要用于人员奖励"，为公立医院薪酬制度改革指明了方向。① 2021年，人

---

* 张光鹏，研究员，国家卫生健康委党校副主任，主要研究方向为卫生人力资源政策。李晓燕，国家卫生健康委党校教学研究室副主任，主要研究方向为卫生人力资源政策。赵明阳，助理研究员，国家卫生健康委党校教学研究室，主要研究方向为卫生人力资源政策。

① 《VW001.040 习近平论卫生和健康工作（2016年）》，学习强国学习平台，2024年11月22日，https：//www.xuexi.cn/lgpage/detail/index.html? id = 9223202533425758776&item _ id = 9223202533425758776。

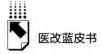

力资源和社会保障部、财政部、国家卫生健康委、国家医保局、国家中医药局印发《关于深化公立医院薪酬制度改革的指导意见》（人社部发〔2021〕52号），明确了公立医院薪酬制度改革的主要目标和重点任务，薪酬制度改革正式全面推进实施。2023年中共中央办公厅、国务院办公厅联合印发《关于进一步完善医疗卫生服务体系的意见》，再次强调要全面深化公立医院薪酬制度改革，落实有关分配激励政策。党的二十届三中全会发布的《中共中央关于进一步全面深化改革 推进中国式现代化的决定》（以下简称《决定》）中明确要求，要深化以公益性为导向的公立医院改革，建立以医疗服务为主导的收费机制，完善薪酬制度。公立医院薪酬制度改革，对推动公立医院高质量发展、调动医务人员积极性、推进健康中国建设具有重要意义。

一 改革背景与意义

（一）深化公立医院薪酬制度改革，是国家收入分配制度改革的重要内容

收入分配制度改革事关经济社会稳定和发展，科学的收入分配体系是推动实现共同富裕的重要路径。2019年，党的十九届四中全会明确提出按劳分配为主体、多种分配方式并存等社会主义基本经济制度，首次把收入分配制度列入社会主义基本经济制度的范畴。党的二十大报告明确指出收入分配制度是促进共同富裕的基础性制度，为收入分配制度改革指明了目标。党的二十届三中全会再次强调要完善收入分配制度，构建初次分配、再分配、第三次分配协调配套的制度体系，完善劳动者工资决定、合理增长、支付保障机制，健全按要素分配政策制度。公立医院是我国事业单位的重要组成部分，完善医务人员薪酬制度，规范公立医院收入分配秩序、优化收入分配格局，坚持按劳分配、完善按生产要素分配，充分体现医务人员劳动、知识、技术、管理等要素的价值，理顺行业间、行业内公立医院与其他医疗卫生机构间、各级各类公立医院间、公立医院内部不同岗位间的收入分配关系，有

助于推进实现国家收入分配制度改革的总体目标，促进全体人民共同富裕目标的实现。

（二）深化公立医院薪酬制度改革，是增强公立医院公益性的重要手段

公立医疗机构是我国医疗卫生服务体系的主体，提供了约60%以上的门诊服务和80%以上的住院服务①，承担着为人民群众提供健康保障的重要职责。公益性是公立医院的基本特征。党的二十届三中全会明确提出，深化以公益性为导向的公立医院改革，完善公立医院薪酬体系。深化公立医院薪酬制度改革是实现公立医院从逐利性转向公益性的关键改革点，是推动公立医院高质量发展的关键抓手。公立医院薪酬制度与补偿机制、管理机制、筹资渠道、知识价值体现和社会承受能力等体制机制密切相关，对医院的运营模式及医务人员的医疗行为有显著的引导作用。建立符合医疗行业特点的公立医院薪酬水平决定机制，逐步建立主要体现岗位职责和知识价值、兼顾稳定收入和有效激励、与公益性考核结果密切挂钩的薪酬体系，逐步破除医务人员逐利动机，引导医务人员更加关注医疗服务质量和健康保障水平，引导医院内部分配更加凸显医务人员技术劳务价值，从而充分调动医务人员积极性，推动公立医院资源配置从注重物质要素转向更加注重人才技术要素，从而激发公立医院高质量发展新活力。

（三）深化公立医院薪酬制度改革，是调动医务人员积极性的重要举措

公立医院是守护人民群众生命健康的主阵地，是党联系人民、服务群众的重要窗口。广大医务人员担负着防病治病、救死扶伤、保护群众健康的神圣职责，是人民群众健康的守护者。薪酬制度是医务人员行为的风向标，建立符合医疗行业特点、体现以知识价值为导向的医务人员薪酬制度，有助于

---

① 根据《2023中国卫生健康统计年鉴》计算得出。

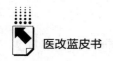

充分调动医务人员积极性，更好地保障医务人员权益、充分体现其劳务价值，吸引更多优秀人才投身到医疗卫生事业中，在全社会形成尊医重卫的良好风尚，促进卫生健康人才队伍可持续发展。深化公立医院薪酬制度改革，就是要落实"两个允许"，进一步完善绩效评价机制，优化薪酬结构，逐步提高医务人员固定收入占比，推动医疗机构不同科室、不同岗位薪酬更加合理，加快建立体现岗位职能和技术劳动价值的薪酬体系。

二　改革主要进展

公立医院薪酬制度改革启动以来，各地积极落实"两个允许"，在薪酬水平核定、薪酬来源拓宽、薪酬结构调整、特殊群体薪酬管理等方面进行了积极探索，薪酬制度改革扎实推进。

（一）突出行业特点，科学核定公立医院薪酬水平

坚持放管结合，因地制宜、大胆实践、积极探索，科学合理确定薪酬水平，并实行动态管理机制，逐步形成符合本地实际、体现行业特点和医务人员技术劳动价值的薪酬分配模式。上海市参考国际水平、上海现行水平、国内其他主要城市水平和行业水平四个主要因素，确定其权重系数分别占40%、40%、10%、10%，综合测算四个主要要素的相对水平（即参照地区医务人员工资水平与当地社会平均水平的倍数），分别确定一级医院、二级医院、三级医院和公共卫生机构年人均目标薪酬水平。根据绩效考核结果等其他因素，以不低于同类事业单位目标薪酬水平的80%，不超过同类事业单位目标薪酬水平的120%为原则核定工资总额。同时，明确将医院年度考评等次作为增加薪酬总量的依据，考评结果为优秀、良好、合格的医院可在核定的年度绩效工资总量的基础上，分别按不超过15%、10%和5%的额度申请增加薪酬总量，该部分不作为核定下一年度绩效工资总量的基数。福建省三明市改革工资总量核定办法，由过去按医务性收入计提工资总额转变为按基本年薪总额和绩效年薪总额核定。其中，基本年薪总额不再区分医院等

级和岗位，按照各类人员人数（按实际工作的月份计算）、职称进行核定。绩效年薪总额按照医疗服务收入的 10% 提取，并与书记（院长）、总会计师年度绩效考核结果挂钩。天津市下放公立医院薪酬水平核准权限、交由卫生健康行政部门组织实施，主要根据公立医院绩效考核结果，并综合考虑财务状况、功能定位、工作量、服务质量等核定薪酬水平。湖北省明确公立医院薪酬水平核定可采取核定薪酬总量和核定绩效工资总量两种方式，以上年度工资总额为基数，与医院工作量、费用控制、患者满意度等考核测评因素挂钩，参照医疗增加值的增长比例、医院收支结余和负债情况合理设定增减比例。重庆市创新建立以"基本薪酬+绩效薪酬"为主体、"追加薪酬+奖励薪酬"为补充的"2+2"薪酬结构，打破公立医院薪酬以同类型、同规格为参考的传统调控方式，以全市基层医疗卫生机构人均收入为各级医院薪酬水平的调控线，并根据医院调控线倍数实行差异化调控，探索建立行业薪酬联动机制，确保基层与公立医院薪酬水平同幅增长。同时，改变薪酬总量按自然年度结算和分配的传统做法，允许医院追加薪酬在 3 年内调剂使用，给予医院激励人才更大的灵活性。

（二）关注增量改革，积极拓宽薪酬改革经费来源渠道

薪酬制度改革是一项综合改革，公立医院补偿机制改革是实施薪酬制度改革的前期和基础。一是加大对公立医院的投入和保障力度。深圳市实行"以事定费、购买服务、专项补助"的财政补助机制。医院基本建设、设备购置、信息化建设等纳入年度政府固定资产投资计划，经费全额保障。医院开办经费、初期运行经费、基本医疗服务补助经费、重点学科经费、公共卫生经费等纳入医院年度预算并由财政安排资金保障。其中基本医疗服务补助经费，实行"以事定费"的补助方式，与人员编制脱钩，按照医院提供的基本医疗卫生服务（包括门诊和住院）的数量、质量、群众满意度等核定，并与医院绩效考核结果挂钩。二是动态调整医疗服务价格。福建省三明市先后 11 次调整医疗服务价格，涉及项目 10379 个（含重复调整、扩充项目），其中调高（增加）8154 个、调低（取消）2225 个，共转移增加医院医疗服

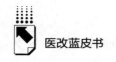

务性收入 78.64 亿元，为实行工资总额核定下的全员岗位年薪制提供了财力保障，解决了公立医院薪酬制度改革"钱从哪里来"的问题。湖南省湘潭市累计调整医疗服务价格 21 次，涉及项目 1412 项，占总项目数的 31.6%，超额完成公立医院高质量发展项目中调价项目数量须占项目总数 30% 的指标任务。同时，价格动态调整向疑难重症、罕见病、高难度手术、中医药等重点项目倾斜，技术劳务价值高的医疗服务项目价格得到了有效提升。三是完善公立医院收入中可用于人员分配的资金管理政策。四川省明确了公立医院提取基金类别，包括医疗风险基金、事业基金（60%）、职工福利基金（10%）、奖励基金（30%），其中奖励基金（医院年终按业务收支结余待分配额的 30%）主要用于医务人员考核奖励。

（三）突出重点，完善公立医院重点人群的薪酬管理机制

各地在薪酬制度改革中，对紧缺岗位、高风险和高强度岗位、高层次人才、业务骨干和做出突出成绩等的医务人员，积极落实政策、加大对其薪酬分配的倾斜力度。如山东省允许公立医院结合实际自主研究制订高层次人才认定方案，明确省属公立医院按已正式聘用的人员总量 5% 以内认定高层次人才并单列绩效工资总量；重庆市将引进人才、高层次或急需紧缺人才等的薪酬总量作为追加薪酬，追加薪酬总量一般按本单位当年薪酬总量的 8% 之内控制，高端人才密集的医院可放宽至 10% 以内；广西壮族自治区允许公立医院根据事业发展和急需紧缺人才等需要，以本单位人员数（含聘用人员控制数、不含工勤人员）为基础按照一定比例自行确定高层次、急需紧缺人才的范围，其薪酬标准按不低于全国同类人员水平确定。省级公立医院自行确定纳入高层次、急需紧缺人才的比例不超过 30%、其他公立医院按不高于 20% 确定。浙江省、重庆市等地对高层次人才，允许其参考人才市场价格合理确定薪酬水平，并探索实行年薪制、协议工资制等灵活多样的分配方式。

（四）优化薪酬结构，提高医务人员固定收入占比

合理确定内部薪酬结构，逐步建立主要体现岗位职责的薪酬体系，注重

医务人员的稳定收入和有效激励，是落实公立医院公益属性、体现医务人员知识价值的重要内容。香港大学深圳医院突破事业单位绩效工资水平和结构限制，实行"以岗定薪、人岗相适、同岗同酬、优绩优酬"的岗位薪酬制度，采取固定为主、绩效为辅的薪酬策略，其中固定薪酬占70%（基本工资占50%、岗位津贴占20%），绩效薪酬占30%。参考香港和国际公立医院薪酬体系标准，为每个岗位设立晋升薪级表，每个薪级对应一个固定薪酬标准，同一系列同一薪级的职工在不同科室的固定薪酬相同。绩效工资分配主要考虑员工工作表现、科室服务量和成本、质量与安全，兼顾国际医疗中心服务量，科研、教学和年度重点工作情况，根据考核结果发放绩效薪酬[①]。宁夏回族自治区人民医院在现行岗位工资制度的基础上，优化整合事业单位岗位工资项目，自主建立符合行业特点的以岗位工资为主、档案工资与实际工资相分离、体现以知识价值为导向的岗位薪酬制度。充分发挥各工资项目的保障和激励作用，其中岗位薪酬属于保障性固定薪酬，占比70%，月初发放；绩效薪酬属于激励性浮动薪酬，占比30%，次月考核发放。同时，设置特殊岗位薪酬项目，实行差异化的薪酬结构。

（五）优化岗位设置，推进薪酬分配精细化管理

以公立医院公益性功能定位为前提，建立符合医院特点的岗位设置体系是推进公立医院薪酬改革的基础。近年来，各地在推进改革中，始终注重岗位设置和薪酬分配的精细化管理，在薪酬分配上充分体现医、护、技、药、管等岗位差异，兼顾不同科室之间的平衡，充分体现岗位差异和人力资本价值。浙江大学医学院附属邵逸夫医院以岗位管理为核心，结合岗位工作职责、工作复杂程度、工作特性等，将全院工作岗位系统划分为医师、医技、护理、行政和工勤五大类，同时，结合院内岗位、院内职称、行政职务、硕博导资格等将医师岗位分为21个档次、医技岗位分为22个档次、护理分为

---

① 《香港大学深圳医院建立健全现代医院管理制度取得明显成效》，《国务院深化医药卫生体制改革领导小组简报》2019年第88期。

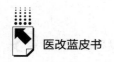
27 个档次、行政岗位分为 33 个档次和工勤岗位分为 5 个档次，实行院内岗位等级工资制度，同类型专业技术人员岗位不同则工资不同，体现以岗定薪、同岗同酬。四川大学华西医院根据医师职系的工作规律和特点，结合职业生涯期限、发展规律、学习成长、风险负荷、价值贡献等因素，量身制订医师职系 12 层级、三条职业发展通道，结合岗位目标和资源配置制定绩效薪酬，建立医师以岗位目标管理和资源配置为基础的"岗位+绩效"的薪酬制度。重庆大学附属肿瘤医院以岗位管理为基础，聚焦"质量、效率、能力"，健全综合目标考评体系，设置工作绩效、目标绩效、管理绩效、专项绩效，如专项绩效包括病案质量绩效、手术绩效、科普绩效等，实施精准考核和激励。天津医科大学总医院建立了一套以护理单元为主体、以垂直管理为路径、凸显护理服务内涵的绩效考核体系。将护理工作内容分为直接护理、间接护理、相关护理、个人时间以及其他项五大类。根据护理服务项目，综合考虑项目难度系数、风险系数，核算临床科室护理工作量，并结合工作数量及质量、产出和个人表现等因素综合评定护理单元绩效分配。

（六）坚持统筹兼顾，推进医院内部薪酬协调发展

薪酬分配中，各地方各单位充分体现不同类别不同岗位间的差异，提高低年资医生的薪酬水平，努力使医院儿科、产科、急诊科、感染科等紧缺专业医师薪酬不低于医院医师平均薪酬水平，缩小编制内外人员之间的待遇差异，合理调控各类人员间的收入差距。安徽省细化有关薪酬制度改革文件中关于低年资医生薪酬水平的原则性要求，明确提出低年资医生的平均薪酬水平原则上应该达到医院医师平均薪酬水平的 70% 左右。四川省绵阳市在动态调整公立医院薪酬总额中，合理调控编内外人员、不同年资人员间薪酬水平，在 2019 年动态调整方案中新增"加快实现编内外人员同工同酬"调整项目，给予编外人员 10% 的额外增长调整。2020 年的动态调整方案中又新增"强化高层次人才激励"调整项目，在各医院编制内人员绩效工资水平的基础上，给予高层次人才绩效工资"30%～50%"的倾

斜调整，进一步强化对高层次人员的薪酬激励。同时为保障住院医师规范化培训工作，又新增"住院医师规范化培训基地（带教医院）带教师资人员经费保障"项目。

三 改革面临的难题

目前，各地在推进薪酬制度改革的过程中，受外部社会经济环境、医院经济运行状况、医院薪酬管控强度差异、医院推进薪酬制度改革自身动力等方面的影响，薪酬制度改革进展较为缓慢，尤其在薪酬制度改革经费来源、薪酬水平核定、薪酬结构调整等关键问题上破题不够、共识不统一。主要体现在以下几个方面。

（一）公立医院薪酬水平核定机制不健全

目前，大多数地区在核定公立医院薪酬/绩效工资总量时，仍以历史水平为基准，核定方法相对简单，对公立医院特点特性及医务人员岗位特点体现不足。同时，多数地区反映医院薪酬总量管控严格，尚未建立起科学、系统的动态调整机制，致使绩效工资总量管理陷入僵化境地。绩效工资总量外的如高层次人才或急需紧缺专业人才薪酬激励政策并未落实到位，对高层次人才薪酬管理的政策要求过于笼统，仅为原则性要求、缺乏可操作性的实施细则。实地调研中，多家医院表示此项政策并未实际执行，医院引进的高层次人员并未单列、仍纳入医院绩效总量统一管理。因此，迫切需要主管部门加大政策指导，做好公立医院薪酬水平核定方式和路径的指引。

（二）薪酬制度增量改革政策落实不到位

目前，改革文件中落实"第二个允许"政策不明确，医院可用于提取的基金如何提取、可提取哪些基金、结余多大比例用于人员分配等政策无实施细则，医院有结余也不能用于人员分配。医疗服务价格调整工作并未有效推进，部分医院如精神病医院、传染病医院等专科医院反映价格调整动态性

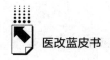

不够、难以体现医务人员技术劳务价值。医保结余留用资金，可用于人员分配，但由于政策执行中，地方未充分了解，可能存在医院将结余资金用于其他用途，对人员激励发挥的作用不明显。政府财政投入不足，调研中，医院普遍反映，新冠疫情期间，政府加大对医院财政投入，但力度仍然不足，尤其是对人才培养、人才激励等投入偏低。政府对公共卫生及指令性任务的分类补助经费，只能用于工作不能用于激励个人，且存在指令性任务资金保障不到位的问题。财政投入力度、医疗服务价格和医保支付方式等方面的改革进度难以满足薪酬制度改革需求，亟须在今后的改革中加大力度予以解决。

（三）公立医院薪酬结构有待优化

目前，公立医院医务人员薪酬主要是绩效奖金，约占工资收入的64.6%，体现保障功能的基本工资、津贴补贴等占工资收入的35.4%，医务人员薪酬结构中固定部分占比低，难以对医务人员形成有效保障和稳定预期，保障功能不足。同时，医院在推进内部分配制度改革时，对不同岗位、不同年资、不同科室以及编内外人员间薪酬的合理差距如何拉开等问题尚不明晰，不同科室不同专业间收入差距过大，尤其是产科、儿科、急诊科、感染科等薪酬水平偏低，医院学科发展受到影响。受传统重医轻护思想的影响，护士薪酬水平较低，整体呈现高付出低回报状态。护士薪酬低于医院在职职工平均水平、仅略高于工勤技能人员，约为医生收入的70%。调查的地区中，像黑龙江、江苏等地，护士收入甚至低于社会平均工资。同时，低年资护士、编外护士，以及在结核病医院、皮肤病医院、职业病医院等具有较强公共卫生属性医院的护士，薪酬水平更低。部分医院绩效考核价值引领作用尚未发挥，薪酬分配方案不够透明，各类人员薪酬分配差距难以兼顾和统筹，缺乏可以参照的薪酬分配指引。

（四）医院对薪酬制度改革知晓度不高、共识不统一

调研中，有医院领导班子成员对薪酬制度改革的具体内容并不知晓。

同时，医院薪酬工作涉及财务、人事、绩效、运营等相关部门，各部门间缺乏联动机制，基本上是各管一摊，相关人员对薪酬制度改革的主要精神和要义理解不统一，不利于形成改革合力，各项工作之间统筹协调、组织领导力度不够。同时，部分医院存在"不愿改、不敢改、不会改"的三不心理。

四　下一步建议

公立医院薪酬制度改革是推进公立医院高质量发展、调动医务人员积极性的重要手段，针对推进改革中面临的重点难点问题，亟待加强部门协调配合，在薪酬来源、薪酬水平核定、薪酬结构等方面加大改革创新力度，加大政策支持、拓宽政策空间、全面深化提速公立医院薪酬制度改革。

（一）落实"两个允许"，健全公立医院薪酬水平核定机制

一是综合考虑经济社会发展、功能定位、医院职责任务、绩效评价结果、单位发展实际、财务状况等因素，统筹当前和长远、物质激励和精神激励相结合，科学合理并动态调整公立医院薪酬水平，使其与国民经济发展相协调、与社会进步相适应。允许公立医院高质量发展试点医院突破一般事业单位绩效工资调控水平，适当高定绩效工资总量。探索建立行业内薪酬水平联动调控机制，合理调控各类机构间薪酬差距，逐步缩小公立医院间、公立医院与基层医疗卫生机构间的薪酬水平差距，提升公立医疗机构公益性，促进各类医疗卫生机构协调有序发展。

二是积极落实高层次人才绩效工资总量单列政策，医院聘用或引进的高层次人才所需绩效工资总量，原则上应实行其绩效工资总量单列管理、不占用本单位绩效工资总量，不作为核定下一年度工资总量的基数，并根据高层次人才使用情况及时调整。各地自主确定高层次人才范围和数量，正确处理好高层次人才与其他人员的工资关系。对医院按规定培育或引进的高层次或紧缺专业人才，主管部门应适当下放高层次人才或紧缺专业人才认定权，允

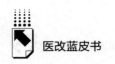

许医院结合自身发展需要和人才队伍现状，健全以创新能力、质量、实效、贡献为导向的人才评价体系，制定自主认定人才的评价方案，报主管部门审核或备案。医院按照评价方案，有序开展高层次或紧缺专业人才评价工作，并给予其相应的薪酬待遇，采用年薪制、协议工资制等灵活多样的薪酬分配方式。同时，人才主管部门应做好各级各类公立医院高层次人才、急需紧缺专业人才、特殊岗位人才等认定标准指引工作，引导医院有序开展高层次人才引进或培育工作。

三是认真落实科研人员职务科技成果转化现金奖励政策。科技成果转化现金奖励计入医院绩效工资总量，应不受核定的绩效工资总量限制，不作为核定下一年度绩效工资总量的基数。医院承担的纵向科研项目的间接经费以及横向课题经费，按照科研经费有关规定管理使用。

四是探索建立公立医院薪酬总量追加机制，对收支结余情况好、承担政府公益性任务表现突出、应对突发重大公共卫生事件做出突出贡献等的医院，可另行核定一次性追加薪酬总量，追加薪酬不得突破医疗服务收入扣除成本并按规定提取各项基金后的结余。

（二）强化岗位管理，合理调控医院内部薪酬差距

一是以公立医院公益性功能定位为前提，建立符合医院特点的岗位设置体系。落实公立医院用人自主权，医院根据职责任务和工作需要，充分考虑社会需求、医院发展、医院人才结构和人才培养等多种因素，在合理的用人规模内，合理设置医、护、药、技等不同岗位系列，每个系列设置不同的等级，按需设岗、因事定岗、优化结构。同时，科学编制岗位说明，明确岗位职责任务、任职条件、工作标准、聘用期限等，做到职责明确，权限清晰。

二是基于不同岗位职责差异，科学开展岗位价值评估。医院结合自身岗位实际，充分结合知识水平因素（工作规则程序方面的知识和技术，学历和经验）、工作责任（工作中受到的监督、工作指导方针）、工作难度（工作的复杂性）、工作绩效（工作范围和影响）、人际交往、工作接触目的、

体力需要、工作环境等要素,科学开展岗位价值评估,合理确定不同岗位的基本工资水平,实行以岗定薪、同岗同酬、绩效管理,不同的岗位设置不同的等级和档次,合理拉开工资级差和档差。同时,强化岗位管理,逐步缩小公立医院内部不同专业不同科室间薪酬待遇差距,提高儿科、病理、精神卫生、麻醉、全科、产科等急需紧缺专业医务人员薪酬待遇,逐步实现"同岗同待遇"。

三是优化薪酬结构,逐步提升固定收入所占比例。薪酬结构中,固定薪酬体现岗位本身所固有的价值,反映岗位中知识、技能等行业特点,发挥的是薪酬制度的保障功能。变动薪酬体现岗位的劳动强度要素,发挥薪酬制度的激励功能。提高医院薪酬结构中反映医务人员知识、技术等岗位特点的薪酬占比,引导医院内部分配中体现岗位"价值"差距,强化岗位管理,更好突出岗位责任导向。对继续实施岗位绩效工资制的医院,明确固定薪酬的统计口径,可在原有的岗位工资、薪级工资、津贴补贴等基础上,将基础性绩效工资调整为固定薪酬。同时,对医院内从事基础性研究的研发人员、低年资医务人员、急需紧缺岗位人员等,适当提高基础性绩效工资水平,引导他们扎根临床科研一线,让他们安身、安心、安业。对公益目标任务繁重、承担医防融合工作较多的医院及艰苦边远地区医院、县域医共体牵头医院、基层医院等,可将固定薪酬占比一次性提高至60%或可适当提高。实行年薪制的医院或人员,可基于年薪制构成,适当提高体现知识价值和长期激励的基本年薪、任期年薪等的比重。

(三)强化公益属性,加大政府财政保障力度

目前,公立医院承担大量的公益性任务,在政府补偿机制难以一步到位的情况下,应对公立医院承担的指令性、公共卫生服务提供补助,以确保医院不需要通过"创收"来弥补公共服务。目前,应当优先对更加凸显"公益性"的任务予以充分补偿,主要包括:(1)援助指导类任务。包括援疆、援藏、援青、援基层等各类对口支援,以及医联体、医共体建设等帮扶任务。(2)公共卫生类任务。包括开设发热门诊、肠道门诊,承担院

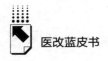

前急救、精神卫生防护、妇幼保健。（3）政府指令性任务。包括突发公共卫生事件应急医疗救治、相关活动的医疗保障等。（4）医学教育和人才培养。包括承担住院医师规范化培训、医学生的实践教学，以及基层卫生人员的进修学习等。上述任务主要反映了公立医院的公益性特点和社会属性，该经费来源应由政府财政保障。根据对公立医院承担相应任务所投入的人力、物力情况，结合公立医院在人员配备时的要素和标准（综合医院组织编制原则试行草案），按照"资源配备与支出同比例"的原则给予相应投入保障，并作为经常性补助之一，优先保障公益性任务的人力消耗。建议政府对医院承担公益性任务人员的经费予以财政保障，按照医院人员总量的10%核定承担公益性任务的人数。

同时，对于不同地区医院可参考经济发展、机构密度、服务半径等因素，划分地区等级，原则上按照"越往基层，水平越高""越是艰苦，水平越高"等予以倾斜补偿，吸引优秀人才到基层、边远地区服务，带动当地医疗服务水平的提高。对于"薄弱专科医院"（传染病、精神病、老年病等专科医院）要加大财政倾斜力度，确保其医务人员薪酬水平不低于当地公益二类单位平均水平。

（四）强化预算管理，优化人员经费支出比例

各家医院都具有自己的特点，人员经费支出占比的目标值也应该有所差异。总的来说，对经济运行较好、人员经费支出占比较低的医院，应着重在绩效工资总量上适度"松绑"，同步推进医疗服务价格调整；对精神病医院、传染病医院、妇幼医院等人力消耗大、人员经费支出比重高的医院，要强调保障人员经费支出相应增加的资金来源稳定，尤其是政府投入要足额并及时到位；对经济运行较差、人员经费支出占比较低的医院，要强调加强预算管理，提高技术劳务收入占医疗收入的比重，加强对医疗服务质量和运行的监管，确保提供优质高效的医疗服务。

同时，建立运营管理体系，推动落实精细化管理。做好运营管理，就要充分利用好成本管理这个工具，公立医院应从传统的成本核算向战略成本管

理转型，建立全面成本管理体系。一方面，从成本核算入手，扩大成本核算深度和广度，根据《公立医院成本核算规范》实现从医疗业务成本、医疗成本到医院全成本的核算升级。另一方面，改变重核算轻管理的理念，注重成本管理，打破科室、病组、项目等成本单元内外部相互割裂的局面，形成基于价值链视角的成本管理体系，关注患者从入院到离院、医疗行为从计划到完成等全流程的作业动因及资源消耗情况，优化成本结构，提高资源使用效能。

B.5
按疾病诊断相关分组（DRG）
和按病种分值（DIP）付费支付方式
改革政策及影响分析

应亚珍　张立强*

摘　要：　按照《中共中央 国务院关于深化医疗保障制度改革的意见》"建立管用高效医保支付机制"的要求，国家统筹推进以按病种付费为主的多元复合支付方式改革，不断完善支付体系，改革成效初显。针对医保支付改革涉及医、患、保多方利益，专业要求高、技术性强，本报告从理论和机制上探讨改革的内在逻辑，分析改革带来的影响，使相关参与方能够准确理解 DRG/DIP 支付方式改革，共同为促进改革提质增效提供助力。

关键词：　DRG　DIP　委托代理理论　经济学分析

一　支付方式改革政策与进展

按照《中共中央 国务院关于深化医疗保障制度改革的意见》提出建立管用高效的医保支付机制的要求，国家医保局积极推进以按病种付费为主的多元复合式医保支付方式改革。

2019 年起，国家医保局在全国范围内开展按疾病诊断相关分组（DRG）

---

* 应亚珍，研究员，经济学博士，首都医科大学国家医疗保障研究院执行院长，主要研究方向为公共财政、卫生经济、医疗保障。张立强，研究员，首都医科大学国家医疗保障研究院智慧数据室主任，主要研究方向为医疗保障、医保信息化、中医药管理。

［以下简称按病组（DRG）］和按病种分值（DIP）付费试点，推进以按病种付费为主的多元复合支付方式改革。2019 年 5 月，国家医保局等部门印发《关于按疾病诊断相关分组付费国家试点城市名单的通知》（医保发〔2019〕34 号），公布 30 个 DRG 付费国家试点城市名单及各阶段工作任务。2020 年 10 月，国家医保局办公室印发《关于区域点数法总额预算和按病种分值付费试点工作方案的通知》（医保办发〔2020〕45 号），启动 DIP 付费国家试点并公布 71 个 DIP 付费国家试点城市名单。在 DRG/DIP 支付方式付费国家试点工作中，形成了一套技术规范、分组方案和经办规程，各地不断完善核心要素调整、绩效评价、争议处理、总额预算管理等各项机制。

2021 年 11 月，国家医保局在总结推广 DRG/DIP 付费国家试点有效做法的基础上，印发《DRG/DIP 支付方式改革三年行动计划》，聚焦抓扩面、建机制、打基础、推协同四个方面，加快推进 DRG/DIP 支付方式改革全覆盖。

从 DRG/DIP 支付方式改革推进和覆盖情况看，到 2023 年底[①]，全国 25 个省份及新疆生产建设兵团已实现省域内所有统筹地区全覆盖，其中 190 个统筹地区开展 DRG 支付方式付费，192 个统筹地区开展 DIP 支付方式付费，已开展 DRG/DIP 支付方式付费的统筹地区占比超过 90%。在已启动改革的地区，按 DRG/DIP 支付方式付费的医保基金支出占统筹地区内住院医保基金支出比重超过 70%。医保支付的杠杆作用显现，对促进医疗机构主动控制成本、规范诊疗行为起到了积极作用。

2024 年 7 月，国家医保局办公室印发《关于印发按病组和病种分值付费 2.0 版分组方案并深入推进相关工作的通知》（医保办发〔2024〕9 号），发布按病组（DRG）和按病种分值（DIP）付费 2.0 版分组方案。同时要求新版分组落地执行，规范各地分组；提升结算清算水平，减轻医疗机构资金压力；加强改革协同，做到公开透明。全国统一、上下联动、内外协同、标

---

① 国家医保局：《2023 年全国医疗保障事业发展统计公报》。https：//www.nhsa.gov.cn/art/2024/7/25/art_ 7_ 13340.html。

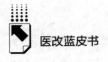

准规范、管用高效的医保支付新机制正在形成。

2019年以来我国医保支付方式改革重要政策见图1。

国家医保局印发《DRG/DIP支付方式改革三年行动计划》，提出"4×4"改革任务要求。要求从2022到2024年，全面完成DRG/DIP付费方式改革任务，到2025年底，DRG/DIP支付方式覆盖所有符合条件的开展住院服务的医疗机构，基本实现病种、医保基金全覆盖。

国家医保局办公室印发《关于印发按病组和病种分值付费2.0版分组方案并深入推进相关工作的通知》，发布按病组（DRG）和按病种分值（DIP）付费2.0版分组方案。

2024年7月

2021年11月

国家医保局办公室印发《关于区域点数法总额预算和按病种分值付费试点工作方案的通知》，启动区域点数法总额预算和按病种分值付费试点工作，随之公布了71个DIP试点城市名单，发布DIP技术规范、国家DIP病种目录库、DIP经办规程等改革要求和政策标准。

2020年10月

《中共中央、国务院印发关于深化医疗保障制度改革的意见》，提出要建立管用高效的医保支付机制，完善医保基金总额预算办法，大力推进大数据应用，推行以按病种付费为主的多元复合式医保支付方式，推广按疾病诊断相关分组付费，医疗康复、慢性精神疾病等长期住院按床日付费，门诊特殊慢性病按人头付费。探索对紧密型医联体实行总额付费，加强监督考核，结余留用、合理超支分担。

2020年2月

国家医保局等部门印发《关于按疾病诊断相关分组付费国家试点城市名单的通知》，确定30个城市作为DRG付费国家试点城市，要求按照"顶层设计、模拟测试、实际付费"三步走的思路开展试点，随后公布了DRG技术规范和DRG分组方案。

2019年5月

图1　2019年以来我国医保支付方式改革重要政策

二　相关理论与机制

医保支付方式改革涉及多方利益、专业要求高、技术性强，为此，本文基于委托代理理论，从经济学视角对其内在机制进行分析阐释。

（一）相关概念

医保支付贯穿医保体系建设和制度运行全过程，涉及医、患、保多方利益，是发挥战略性购买作用、引导医疗资源配置的重要杠杆，也是建立医疗费用利益调整机制、调节医疗服务行为的经济手段。

医保支付方式（针对服务供方）是指参保人在获得医疗服务后，医保机构向服务供方支付医疗费用的行为。支付方式改革是指从一种支付方式转向另一种支付方式的变革，不直接影响医疗机构与参保患者之间结算（仍按项目收费结算）。支付方式改革涉及医保管理理念、管理方式和管理机制的转变，会让激励方式从费用最大化转向费用合理化，正向激励最大化、负面激励最小化。国际范围内，支付方式改革方向是从后付制（按项目付费）转向预付制（按病种付费等），从单一支付方式转向多元复合支付方式，由简单型不断向复杂化、精细化方向发展。

按病种付费是当前支付方式改革的主要方向，按病组（DRG）付费与按病种分值（DIP）付费是我国目前推行的两类按病种付费方式。DRG 支付方式是按照患者的患病类型、病情严重程度、治疗方法等，把患者分入临床病症与资源消耗相似的诊断相关组，以组为单位打包确定医保支付标准。DIP 支付方式是利用大数据将疾病以"疾病诊断+治疗方式"组合为付费单位，医保部门根据每年应支付的医保基金总额确定每个病种的付费标准。

DRG/DIP 支付方式是以病组/病种为付费单元的打包付费方式，这种支付方式能促进医疗机构转变运行机制，促使供方主动控制成本，为参保群众提供疾病诊治所必需、最适宜的医疗服务。此外，按床日付费、按人头付费等也是常见的打包付费方式。

（二）委托代理理论

委托代理理论建立在非对称信息博弈论基础上。委托代理关系起源于"专业化"的存在，代理人由于具有相对优势而代表委托人行动。不管是经济领域还是社会领域——都普遍存在委托代理关系。医保支付方式主要调节

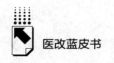

医保支付方和医疗服务提供方之间的关系，即最主要的利益主体——医疗机构/医务人员，这里就涉及医院与医生、医生与患者，医保机构与参保人之间的委托代理关系。

医院管理者是医院的代理人，面临医院经营管理任务和公益性的任务，其决策行为是对医院收益和患者受益目标的权衡。医生作为患者代理人，同时也要考虑个人收益，其决策是个人收入和患者受益之间的权衡。而医保支付方作为参保者的代理人，将购买的医疗服务提供给参保患者，并依据一定的规范和原则向医疗机构支付相应的费用。

医保支付方式对医疗服务行为的影响，首先是对医院管理者行为的影响，进而将外部激励转化为内部管理对医生的激励，在这一过程中医院管理者起到了中间传导作用。支付方式对医院管理者行为的影响决定了医院管理者对医生激励模式的选择，而这依赖支付方式对医院带来的成本压力及医院管理者面临的多重任务。支付方式对薪酬支付机制的影响程度决定了其对医生行为影响的程度，医院管理者和医生的行为偏好（利他性）影响外部激励的效果，因此对内部激励政策的完善提出了更高的要求。与此同时，医保支付方通过有效的支付方式保障参保人能够获得质优价宜的医疗服务，从而保证医保基金稳健运行。

作为医疗服务主要提供者，医生对于总体医疗服务质量有直接的贡献，而医生作为医疗机构的雇员，与医疗机构之间存在着不完全一致的利益诉求。因此，即便支付制度解决了医院的"逐利"动机问题，如果没有很好地解决医生的"逐利"动机问题，也可能带来非预期的激励结果，影响支付方式改革的效果①。现实中，医保支付方式改革和薪酬制度改革往往存在割裂，若支付方式改革单兵突进，而薪酬制度改革相对滞后，那么这种改革缺乏系统性、协同性，往往也会带来严重的问题，即医院和医生之间的利益矛盾。如果医保支付方向医院支付基金和医院向医生支付薪酬

---

① 顾雪非、向国春、李婷婷等：《农村医疗机构补偿机制转变对供方的影响》，《卫生经济研究》2013年第5期，第18~22页。

不相协调，也将导致医生目标与医院目标出现割裂，加之仍然存在的灰色收入等负向利益机制，则会进一步放大医生与医院的利益矛盾，不利于改革的顺利推进。

医保支付方式改革对医疗服务行为影响的机制见图2。

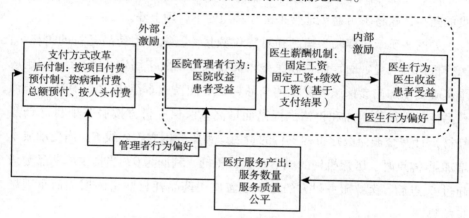

图2　医保支付方式改革对医疗服务行为影响的机制①

（三）经济学阐释

与按项目付费比较，DRG/DIP 付费的优势在于②：一是以病种为付费和管理评价单元，比按项目付费更具整体性。二是按病种打包付费，可以有效防范服务供方过度提供服务项目。三是可以实现各病种的治疗方式、资源消耗等在纵向、横向维度更具可比性，有利于医保、医院各方改进管理优化诊疗服务。下面从经济学视角探讨按项目付费及按病种付费的作用机制。

1.按项目付费

按项目付费下，医疗机构能获得结余的多少取决于单位服务或药品的结

---

① 韩优莉：《医保支付方式由后付制向预付制改革对供方医疗服务行为影响的机制和发展路径》，《中国卫生政策研究》2021 年第 14（3）期，第 21~27 页。

② 应亚珍：《按病种分值付费：理论探索与实践思考》，《中国医疗保险》2023 年第 5 期，第 4~8 页。

余以及提供的医疗服务或药品的数量。由于按项目付费属于后付制，对医疗服务供方行为的约束力较弱，为医生诱导不合理需求和过度用药行为创造了条件。医疗服务供方无须考虑医疗服务的成本，通过为患者多提供服务和药品、延长住院时间等获取更高的结余，导致医生向患者提供不必要的或者昂贵的药品，这将不可避免地带来医疗费用的不合理上涨。

如图 3 所示，横轴为药品耗材提供数量 Q，纵轴为药品耗材的价格 P；医疗机构的基建、医疗设备和医务人员收入等构成了固定成本 FC；固定成本基础上增加向参保患者提供的药品耗材等变动成本组成 TC，其随着提供药品耗材用量的增加和价格的提高而增高。医保支付方按服务项目（药品耗材）计费金额向医疗机构支付的费用即为服务供方收入线 R。当变动成本增加至 Q_0 点时，医疗机构的成本和收入相抵，利润为 0；当提供的药品数量超过 Q_0 点后，医疗服务供方的收入随着使用药品耗材数量的增加而呈现增长趋势。

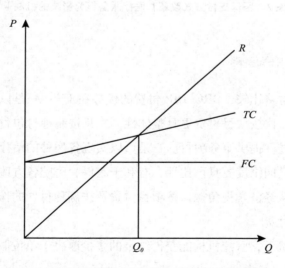

图 3　按项目付费对医疗服务供方行为的影响

按项目付费中，医疗机构和医生不需要承担超额费用分担压力，因此缺乏成本管控意识，容易出现"大处方""大检查"等过度诊疗行为，以及住院天数延长、高新技术过度配置使用等问题，刺激引入尖端诊疗设备和高价药品。医疗服务供方追求自身利益最大化，而非怎样用最少资源将疾病治好，导致过度服务、浪费资源，费用增长失控。

2. 按病种付费

按病种付费下，医疗服务供方会主动采取成本管控措施，通过提高医疗质量、防止院内感染、缩短住院天数，使用价格合理的药品耗材来降低单位资源消耗，尽可能避免提供不必要的医疗服务或药品耗材，注重合理用药，为患者提供有效、必需、价宜的诊疗服务。

如图 4 所示，针对某一病种，横轴为供方必须提供的服务量 Q，纵轴为这一病种的服务价格（支付标准）P。Q_0 至 Q_1 之间是该病种诊治所必需的医疗服务量，即该病种在固定支付费用下的服务量。当服务量供给水平在 Q_0 时，其收入与成本相等，此时利润（结余）为 0。若医疗服务供方期望增加利润（结余），就需要降低成本、提高服务效率等，更合理地使用医疗资源，此时变动成本下降到 TC_1 的位置，此时其利润（结余）则会随之增加，在 M_0 基础上增加了 M_1；相反，若医疗服务供方不重视管控成本，使用了非必需药品或价格更为高昂的药品，则此时变动成本将上升至 TC_2，这时医疗服务供方的利润就会减少，由 M_0 变成 M_0-M_2。

长期以来，按项目付费后付制下，医疗服务费用基本上是由供给方决定的，医疗机构和医生有更大的"自由裁量"空间，存在医疗资源浪费现象，费用也存在一定的"虚高"。按病种付费改革后，医生提供的每一项服务都将转化为成本，"虚高"的部分将被逐渐挤出，若费用被控制在病种支付标准以内，意味着医院可以从医保部门支付的费用里获得结余（纳入业务收入）。这样颠覆了过去需要通过医疗收入获得一定可支配收入（"利润"）的逻辑，改变了按项目付费下医疗机构"医疗费用高、赚钱多"的运行模式，在既定病种支付标准的前提下，医院必须注重医疗服务质量，在提高诊疗能力和技术上下功夫，在控制药品耗材等物耗成本上做文章，追求单位成本最小化，而成本最小化所产生的绩效结果，必然要反映到薪酬分配制度中，转向"成本管控好、获益多"的新的运行模式，促进实现高质量发展。

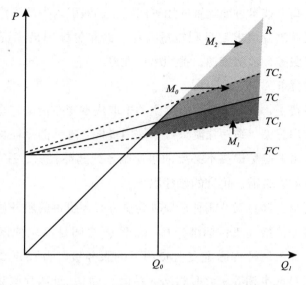

图4　按病种付费对医疗服务供方行为的影响

当然，不同的支付方式也各有利弊，目前还没有完美的支付方式。按项目付费方便易行，对医药创新有好处，但易导致过度医疗、过度检查用药等问题。按病种付费有利于控制不合理费用，但可能导致医疗不足和推诿病人等。在多元复合支付方式框架下，要在充分发挥每一种支付方式优势的同时，找准不同支付方式的潜在风险与挑战，提前做好防范及应对，在实践中要综合运用监测监管等配套措施。

三　改革影响分析

美国哈佛大学 Michael Porter 教授于 2006 年首次提出"价值医疗"概念，以相同成本甚至更低成本获得医疗效果或质量的最大化。价值医疗需考虑以患者为中心，满足成本控制、治疗效果、患者需求三大要素，医保部门追求"物有所值"，往往采用基于价值的定价与支付，而真正的价值包括疗效结果改善、服务成本降低和贯穿于全流程的患者体验改善。

DRG／DIP 支付方式本质上是"打包付费"，将过去的"为治疗过程"付费改变为"为治疗结果"付费，引导医疗机构走向最短时间、最少消耗、最佳效果的"价值医疗"最佳实践。其实，在这方面医、患、保三方的利益是一致的，即患者希望医疗费用能够更低一些，诊疗效果能够更好一点，就医体验能够更好一些；医生希望通过循证医学、标准诊疗规范提供适度医疗和实现较高的服务效率；医保希望用较低的成本获得更好的人群健康产出。

（一）对医疗服务供方的影响

医保资金成为我国医疗机构的主要收入来源后，医保支付方式通过"引导—激励—约束"对医疗机构的运行机制产生重要影响，助推医疗机构管理导向和医生服务行为的双重"回归"，促进医疗机构管控成本和精细化管理，为参保人提供优质高效低耗的医疗服务。

一是发挥"约束"作用，促进"以收入为中心"转向"以成本为中心"，回归价值医疗本质。通过区域总额预算管理，明确病种/病组支付标准、结算流程，配以监管考核评价、公立医院绩效考核等实现对医疗服务行为的有效约束。厦门市结合医疗机构"国考"指标不断进行动态调整，与卫健部门考核指标相互呼应并相互补充，建立由手术分级、成本管控、时间及费用消耗指数等绩效指标构成的质量考核体系。

二是发挥"引导"作用，促进医疗服务趋于同质、更加透明，推进不同医疗机构间的管理竞争、成本竞争，形成公平竞争的良性发展格局。通过规范诊疗行为（临床路径管理、病案管理）、促进医疗水平提升（CMI 值、重点学科发展、多学科协作、调整收治病种结构）、改革内部运行机制（基于病种数据的精细化管理，主动控制成本和提高服务效率）、引导资源合理配置（总量和结构趋于合理，设置基层病种、制定倾斜政策等）实现对医疗服务价值取向的有效引导。宿州市 2022 年清算结果显示，药品耗材、检查检验费用占比显著降低，以宿州市立医院为例，相较 2021 年，该院药品耗材、检查检验费用占比分别下降 3.6 个和 0.62 个百分点。

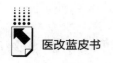

三是发挥"激励"作用。在"结余留用"激励机制下，医疗服务供方有通过控制成本获得结余的动力。推动医院绩效考核从过去以医疗收入为导向，向以诊疗质量、治疗效果、成本管控结果、患者满意度为导向转变。鼓励医院层面理顺现有绩效分配与定额支付之间的关系，避免直接将医生薪酬跟病种费用或具体项目挂钩。形成鼓励成本结余、服务结果优化的目标导向和闭环，"优劳多得、优绩优酬"，激励医生回归看病本色，以病案质控、规范临床路径为抓手，充分体现医疗质量、合理控制成本在绩效考核和人员收入分配中的重要性，让医生"去治该治的病、去治难治的病"。以邵阳市为例，开展改革的医疗机构医疗服务收入占比从 2021 年的 28.14%上升至2022 年的 30.15%，提高了 2.01 个百分点，优化了费用结构，增加了薪酬提升空间。广州市建立阶梯式的结余留用机制，按医疗机构年度记账费用与总分值统筹费用的比值设定不同比例的结余留用费用，避免医疗机构冲分值、冲费用，医疗机构结余、超支分布更加合理，获得结余的机构数量由2021 年的 144 家（占比为 43%）增至 2022 年的 231 家（占比为 69%），结余费用 3 亿元。

实行"结余留用、合理超支分担"是发挥医保支付经济杠杆的关键政策，是撬动医疗机构主动管控资源消耗的核心。通过计算各医疗机构年度纳入 DRG/DIP 结算病例的费用明细审核扣减后的记账金额（即医疗机构与医保待结算款项），与该定点医疗机构年度 DRG/DIP 应支付的结算额之间形成的差额，判断"结余"或"超支"与否。地方需根据实际，对"结余"依照一定比例支付，医疗机构可作为结余费用留用；对"超支"使用区域调节金进行合理分担，要根据考核结果严格兑现。医保部门要把好"首尾"两端，在预算端，要综合考虑各类支出，统筹考虑物价水平、参保人医疗服务利用行为、总额增长率等因素，合理确定统筹区域总额预算，科学计算权重/分值，并确保预算的稳定性、严肃性、约束性；在结算端，在医疗机构达到考核要求时，要不折不扣地落实"结余留用"政策，保证结余资金切实落实到位。

同时还要看到，DRG/DIP 支付方式下，支付标准和实际发生费用的差额其实仅代表账面上费用的差额，医院能否在正常运营中获得相应的收益主要看成本，这也是为什么成本管控过程中更多的是聚焦于药品耗材。对医院经济运营来说，药品耗材费用实际上是直接成本，若占比较高，将会直接影响按病种付费结果。改革过程中医疗机构实打实的"收益"往往取决于药品耗材的合理使用，但作为医疗机构，最重要的是治好病，所以其实重点是在合理的费用管控方面。

（二）对参保人的影响

一是就医负担减轻。对参保患者来说，DRG/DIP 支付方式的实施除了激励医院降低医疗成本、控制高昂且不必要的医疗费用外，还能促使医疗服务供方提升医疗质量，鼓励医院和医生以最优、最少的资源把病看好，这样自然患者住院费用负担减轻，一些地区实施 DRG/DIP 支付方式后，次均住院费用明显降低，个人负担部分也随之减少。以广东省人民医院为例，在提高患者收治难度的同时更加注重成本管控，2022 年收治广州市参保患者 2.6 万人次，在 CMI 值提高至 2.01（增幅 8.6%）的同时，次均费用同比下降 4.2%，个人自负费用同比下降 8.9%。宜昌市第一人民医院反映，支付方式改革后，很多手术从以前的入院手术转到日间手术，加快病床周转，减少成本。以胆囊炎手术为例，改为日间手术，比以往住院手术节省至少 60% 的成本。

二是医疗服务质量提升。DRG/DIP 支付方式的重要目标和效果就是规范优化诊疗行为。在价格（支付标准）既定的条件下，不同医疗机构将会通过提高服务质量来吸引患者。DRG/DIP 支付方式促使医院优化诊疗方案，缩短患者住院时间，从而增加了接收病人能力，使更多的患者可以享受到优质医疗资源。各地在考核评价中均设置相应指标，如厦门市针对医疗服务质量，设置短期再入院率（本院）、短期再入院率（外院）等考核指标，深圳市通过"低风险组病例死亡率"指标考核医疗安全水平，通过"住院 15 日内非计划再入院率"指标考核诊疗质量。

三是增加医疗透明度。DRG/DIP 支付方式模糊了病种和费用的直接关

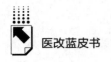

系，使费用支出有了权重和分值约束，标准化的结算也使医疗费用可预期，患者能够了解相关病种的付费标准、诊疗流程等信息，同时也能让患者便于在医疗费用一定的情况下比较医疗机构之间医疗质量的优劣，从一定程度上能解决医患信息不对称的问题，增强医疗透明度。

虽然 DRG/DIP 支付方式促进了医疗机构的成本管控，但并未限制医疗技术的创新和发展。相反，通过合理的支付标准和激励机制，支付方式改革可以鼓励医疗机构和医务人员采用新技术、新疗法，提高诊疗水平和治疗效果，支持优势学科发展。

（三）对医保基金的影响

一是有助于维护基金安全，提升基金使用效率。医保制度建立之初就明确提出"以收定支，收支平衡"的原则，预算制和总额预付是落实这一原则的基本做法。从国外实施经验来看，对支付方来说，DRG/DIP 支付方式改革能在一定程度上控制费用的不合理增长，提高医保基金使用效率，缓解医保基金运行压力。如东营市，2022 年居民医保基金近十年来首次出现收支结余，当年基金结余 3798.24 万元，结余率 3.22%。同时按病种付费便于支付方与供方间的基金结算，大大提高结算效率。

二是有助于医保基金精细化监管。一方面，按病种付费等预付制天生带有控制医保基金支出的属性，如 DIP 通过科学制定区域总额预算，划定区域医保基金"安全线"，不仅能有效防范医保基金超支的风险，还能充分发挥对医疗服务供方的激励约束作用；另一方面，这种支付方式对费用支出整体进行了合理精细化切割，细分的费用单元，让费用更为透明、可衡量、可监控，成为强化医保监管的有力抓手。同时，业务产生数据，数据驱动业务，DRG/DIP 支付方式可以产生系统的疾病数据，这些医保大数据的利用将极大提升医保基金监管效率和精细化管理水平。以病种为监管单元，通过对病种总量虚高的发现和量化评估，可以有针对性地进行稽核审查和行为纠正，有效发挥医保的监管治理作用，有利于保障基金安全，并能为医疗机构营造良好的公平竞争环境。宿迁市针对疑点数据开展专项检查，2023 年 1～

5 月低标准住院、手术高靠、恶性肿瘤高靠疑点发生率均呈现下降趋势，同比分别下降了 0.03 个、2.07 个和 0.16 个百分点。

（四）对医药产业的影响

医药是医疗服务的重要支撑，为医生诊治疾病提供"武器弹药"，支付方式改革旨在购买高质量的医疗服务，而背后是对药品耗材使用中的价值导向。在 DRG/DIP 支付方式下，药品耗材等都成了诊治疾病的成本，医疗机构管理者、医生都将更加审慎、"务实"，同时这种支付方式也能激发医疗服务供方管控成本的主动性，从而采购使用更具"性价比"的药品耗材，进而将压力传导至医药行业，促进企业在保证产品质量的同时注重成本管理。

一是在引入新技术、新药品时，医疗机构必将进行临床价值、创新价值、经济价值、社会价值的综合评估，综合考量能否加快患者康复、降低住院时长、加快病床周转、降低诊疗成本等因素，决策医药新技术能否在临床得以应用。二是诊疗过程中对医药新技术的使用将更加理性，更加重视必要性、成本效益。只有能切实减轻诊疗成本、更加适宜、更加经济，具有更高"性价比"的医药新技术才会获得行业认可，这样有利于市场公平竞争，从而也将影响产业供给端的结构及模式。新药、新技术进入市场，可能需要市场充分验证、积累两三年病例数据，真正达到经济、有效，才能进入医疗机构的日常诊疗中，这也对医院精细化管理能力提出了更高的要求。

同时，为支持新药新技术临床应用、保障患者得到充分治疗，DRG/DIP 支付方式改革中还引入了相关规则，如符合条件的新药新技术采取"除外支付"、显著高于病种平均费用的重症病例采取"特例单议"等。

当然，DRG/DIP 支付方式改革推进实施中面临的困难挑战也不容忽视。困难挑战主要表现在：一方面，就医保经办管理而言，总体上各地改革进展还很不平衡，普遍存在医保部门人员配置不足、能力"恐慌"这一制约因素，导致部分地区在支付机制构建、各关键技术环节落地应用中还存在短板、弱项。部分地方医保部门对改革认识不够、研究不透，改革的主动性积

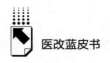

极性不足，存在不会干、瞎干的问题，与医疗机构反馈不及时、沟通不到位，矛盾突出。另一方面，就医疗机构而言，对新开展相关改革的地区，大部分医疗机构对 DRG/DIP 支付方式仍处在观望和被动接受阶段，对改革的影响没有充分认识，内部准备工作没有及时开展，适应改革的能力有待提高。同时，以病种为单位预算制的 DRG/DIP 支付方式对医疗机构传统后付制理念造成冲击，面临传统医疗服务管理与临床行为的惯性，部分医疗机构的管理层不理解，部分医务人员不适应新的管理手段，内部运行机制转变尚在起步阶段，院级层面在学科建设、病种成本核算、绩效考核等方面没有措施，还未形成基于病种的管理模式。

四　几点思考

建立管用高效的医保支付机制是党中央、国务院赋予医保管理领域的重要职能，是完善中国特色医保制度的重要内容。为此，应不断深化支付理论研究，注重实践经验总结，形成理论实践双向互动。同时，支付方式改革也是一项系统工程和长期性工作，需要锚定方向，需要科学规范，需要改革协同，持续推进、久久为功。

（一）注重价值导向

支付方式改革关乎医保制度全局，不单是理念、技术问题，归根结底是价值导向问题。随着健康理念的广泛传播和形成共识，支付方式改革越来越注重医疗服务对健康水平的贡献，而非局限于当期疾病治疗的效果。DIP 在点值设计中包含了购买健康绩效的理念，但长期来看，医院的稳定运行与学科的均衡发展是医保支付中的难题。在价值医疗、价值医保先进理念、理论指导下，应突出以健康绩效为导向，从治病为主转向健康目标，从数量支付转到价值购买。对群众来说，健康服务更加可及；对医疗来说，服务体系分级归位；对医保来说，战略购买更加有效，从而实现多方受益、多方共赢。

（二）注重科学规范

客观准确的病种组合、支付标准是支付、监管、考核的前提。DRG/DIP 支付方式在全国的普遍实施中，要注重以下两个方面的问题。一方面是通用性、普适性，让病种分组和权重/分值的确定更加科学合理；另一方面现实中医疗问题往往较为复杂，也经常会存在个体差异，所以应兼顾诊疗的特殊性、特例，通过构建谈判协商、争议处理、特例单议等关键机制，推进配套政策健全完善、规范透明。要全方位应用大数据，汇聚与应用全量的、多维度数据，贯穿 DRG/DIP 支付方式实施的各环节、全过程，为科学分析、精细管理提供支撑。

（三）注重改革协同

支付方式改革是一项系统工程，并不是孤立的改革，需要推动医疗机构与医保支付协同改革、相向而行。一方面是协同医保领域改革，包括医保待遇保障政策、医疗服务价格改革、药品耗材带量采购、基金监管机制等，要继续探索跨区域支付方式、门诊支付方式等；另一方面是与医疗服务供给侧的协同，包括医保目录报销范围、公立医院高质量发展、紧密型医共体建设等，建立与改革相适应的医院内部运营机制，包括预算管理、成本核算、绩效评价等机制，推动形成以病种为单位的精细化管理，向患者提供更加合理、安全、有效的医疗服务。

地方经验与案例

B.6
北京市推动公立医院改革与高质量发展

北京市卫生健康委员会*

摘　要： 本文探讨了北京市在新时期深化医药卫生体制改革的背景下，如何推动公立医院改革与高质量发展。文章强调了公立医院改革的重要性，认为这是完善中国特色基本医疗卫生制度的基本要求，也是实现经济社会更高质量、更有效率、更加公平、更可持续、更为安全发展的基础保障。北京市通过学习借鉴三明医改经验，结合自身特点，以"三医"联动改革为抓手，以高质量发展为改革的首要目标，推动公立医院发展方式、运行模式和资源配置的转变。文章从改革背景、主要做法、改革成效和工作展望四个方面进行了详细阐述。改革背景部分指出，公立医院高质量发展是满足人民日益增长美好生活需要的客观要求，是中国式现代化建设的重要内容，也是公立医院发展的必然规律。主要做法部分详细介绍了北京市在完善"三医"协同机制、医疗服务体系、医疗服务能力、医院运营管理、"三医"政策协同等方面的具体措施。改革成效部分展示了医疗卫生资源增长、卫生投入保障力

---

* 作者单位：北京市卫生健康委员会。执笔人：叶小敏、常云峰、王敬媛、张宇、李琴、闫捷、朱薇薇、栾婧姝。

度提升、主要健康指标优化、看病就医负担缓解、医疗保障水平提高和药品供应保障能力增强等方面的成果。最后，工作展望部分提出了进一步强化公立医院公益性、提高公立医院积极性和加强监管提高管理水平等未来工作方向。

关键词： 公立医院改革　高质量发展　三医联动　医疗服务体系　医疗保障

推进公立医院改革和高质量发展是新时期深化医药卫生体制改革的重要任务和完善中国特色基本医疗卫生制度的基本要求，也是助力实现经济社会更高质量、更有效率、更加公平、更可持续、更为安全发展的基础保障。北京市认真贯彻国家深化医改决策部署，坚持以服务首都城市战略定位和服务人民健康为主线，因地制宜学习借鉴三明医改经验，科学认识公立医院改革与高质量发展的关系，以"三医"联动改革为抓手，以高质量发展为改革的首要目标，以改革为高质量发展的重要手段，协同推进新时代公立医院改革与高质量发展。

一　改革背景

北京市推进公立医院高质量发展，坚持以人民健康为中心、以首都发展为引领，坚持政府主导、公益性主导，加强公立医院主体地位，以建立健全现代医院管理制度为目标，强化体系创新、技术创新、管理创新，加强医学科技创新能力建设，推动公立医院发展方式从规模扩张转向提质增效、运行模式从粗放管理转向精细化管理、资源配置从注重物质要素转向更加注重人才技术要素，更好服务首都功能，更好服务人民健康，打造公立医院高质量发展北京模式。

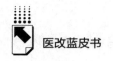
（一）公立医院高质量发展是满足人民日益增长美好生活需要的客观要求

高质量发展是以人民为中心的发展，满足人民日益增长的美好生活的需要，是社会主义生产的目的，也是推动高质量发展的根本力量。北京市充分发挥首都优势，适应人民群众对美好生活的新期盼，针对卫生健康事业的新要求，加快优质医疗资源扩容和区域均衡布局，提高医疗健康供给质量和服务水平，努力满足人民日益增长的多层次、多样化医疗健康服务需求。

（二）公立医院高质量发展是中国式现代化建设的重要内容

党的二十届三中全会围绕推进中国式现代化，对进一步全面深化改革作出系统部署，北京作为首都，必须走在前列，力争率先基本实现社会主义现代化。健康作为国家富强、人民幸福的重要标志，在经济发展、社会进步中的重要性越来越凸显。公立医院作为医疗服务体系的主体，是全面推进健康中国建设的中坚力量。推动公立医院高质量发展，是适应我国社会主要矛盾变化的必要举措，也是实现经济社会更高质量、更有效率、更加公平、更可持续、更为安全发展的基础。

（三）公立医院高质量发展是公立医院从"量的积累"到"质的提升"发展规律的必然体现

经过改革开放40多年来医疗服务体系的建设、20多年来医院能力的建设、10多年来深化医药卫生体制改革的实践探索，公立医院已经到了从"量的积累"转向"质的提升"的关键期，必须顺应和遵循"量变质变"规律，把发展的着力点放到提升质量和效率上来。同时，新一轮科技革命和产业革命带来了机遇与挑战，生命科学、生物医药等领域不断取得重大突破，信息技术、生物技术、新材料技术等新兴技术与医疗技术相结合，推动再生医学、精准医学、人工智能辅助医学快速发展，这些都为公立医院高质量发展提供了重要支撑。"十四五"乃至今后更长时期，都要把高质量发展贯穿公立医院改革发展全过程、各环节，不断提升人民群众的获得感、幸福感、安全感。

应该看到，当前推动公立医院高质量发展既面临新情况、新挑战，也要面对一些老问题新形态，例如，公立医院整体医疗服务能力有待提升，特别是在高水平医疗技术应用、重大疾病防治攻关上仍与发达国家存在差距；医疗质量安全仍存在薄弱环节，医院管理规范化、精细化程度仍有待提升；公立医院科学合理的补偿机制需要进一步完善，需落实巩固补偿主渠道，拓宽多渠道，建立良性运行机制等。特别是北京作为首都，在推进公立医院高质量发展过程中，存在特定约束因素。一是医疗机构行政隶属关系复杂。北京医疗机构众多，举办主体、财政投入、人事管理体制机制不同，改革协调难度大。二是医疗体系功能目标多元。首都医疗体系除提供医疗服务外，还承担推进医药科技创新和人才培养等任务，价格、监管等政策既要确保安全，又要鼓励创新和适应技术进步要求。三是医疗体系服务对象多元。首都医疗体系需兼顾京内、京外患者，部分重点专科外地患者占比超过 90%。在保证基本医疗服务基础上，还要满足国际医疗和特需医疗等多层次、个性化医疗服务需求。

二　主要做法

（一）完善"三医"协同机制，实现统筹高效

北京市委、市政府将深化医改作为民生实事和市委重点改革内容，主要领导多次调度，多部门协同联动，推动 2017 年、2019 年医药分开、医耗联动两项综合改革并取得积极成效。2023 年以来，由一名市委常委、分管副市长统管"三医"工作，各区政府由一名分管副区长分管或调度"三医"工作，加大了"三医"改革统筹和推进力度。分管副市长每年召开全市"三医"联动工作会，每月调度"三医"领域重点工作，着力推进重点领域改革实现推进机制协同、政策措施协同、信息共享协同、评价监管协同。

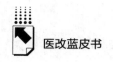
（二）完善医疗服务体系，促进公平可及

1. 推动优质资源合理布局

结合人口分布变化、疏解非首都功能和京津冀协同发展，引导和推动市属、央属等优质医疗卫生资源向资源薄弱地区布局，如天坛医院整体南迁；积水潭医院向回天地区倾斜；同仁医院、宣武医院向南部布局；友谊医院、安贞医院、北大人民医院、首都儿科研究所等向通州区转移发展；以"交钥匙"方式支持雄安新区新建高水平综合医院；等等。积极推进区域医疗中心建设，全市16区已实现区域医疗中心全覆盖，通过区办市管、托管等方式提升区域医疗中心服务能力，保障居民在辖区内可获得高质量的常见病、多发病、慢性病诊疗和急危重症抢救等服务。2023年平原新城每千常住人口床位数达到5.14张，较2020年增长14%，市域内优质医疗服务可及性进一步提高。

2. 构建有序就医诊疗格局

以医联体建设为抓手加快推进分级诊疗，全市建成62个综合医联体，成员单位600余家，基本实现二级、三级公立医院、社区卫生服务中心全覆盖，建成122个市级专科医联体，成员单位220家，其中有36家儿科紧密医联体成员单位，优质医疗资源持续扩容下沉，形成了"纵到底、横到边"的分级诊疗服务网络。制定医联体转诊规范和慢性病转诊标准，建立全市统一的基层卫生预约转诊平台，二级、三级医院优先向平台提供号源，22家市属医院向平台投放全量号源，所有社区卫生服务机构均可通过平台上转患者，双向转诊渠道更加畅通。

（三）提升医疗服务能力，实现安全高质

1. 推进医疗质量稳步提高

大力支持医学中心和重点专科建设，全市国家医学中心医院达13家、国家临床医学研究中心医院23家，国家临床重点专科335个，市级重点专科144个，优势专科资源实现"多点支撑"。充分发挥临床重点专科的带动

和示范作用，推动重点专科建设，建立重点专科建设项目遴选指标体系。建立了以 46 家市级质控中心为核心的市、区、医疗机构三级医疗质量控制体系。完成 472 处院前医疗急救设施和 21 处救护车洗消站建设，基本实现每个街乡镇 1 个急救工作站、每个区至少 1 个救护车洗消站。以危急重症为重点，创新急诊急救服务，胸痛中心、卒中中心入院救治时间分别降至 55 分钟和 36 分钟。

2. 提升医学科技创新能力

充分发挥北京市临床资源集群优势，推进研究型病房示范建设，建成研究型床位 3815 张，基本覆盖北京市优势专业专科。实施研究型病房卓越临床研究计划，开展主要研究者（PI）牵头组团式联合攻关。推进临床研究联合体建设，发挥研究型病房、国家医学中心辐射带动作用，整合医疗卫生机构、科研院所、高校、新型研发机构和企业的优质资源，提高临床研究整体质效。市卫健委成立首都医药卫生科技促进中心，搭建首都医学科技创新转化平台，启动"优促计划"推动医学科技创新成果转化，在天坛医院、安定医院开展医学创新和成果转化试点。北京市九部门联合出台支持创新医药高质量发展的 32 条硬措施，对创新药械企业从研、产、审、用全链条给予政策支持，推进创新链、产业链和政策链深度融合，如压缩临床实验启动时间至 28 周以内、药品临床试验审批时间压缩至 30 日，创新药械在指定医疗机构根据临床需求"随批随进"，对符合条件的新药新技术费用不计入 DRG 病组支付标准，取消医院药品数量限制，完善创新药械配备使用和多元支付体系等，激发创新医药企业整体活力，切实减轻人民群众医疗费用负担。

3. 推动"三医"数据共享应用

加强"三医"信息化建设整体规划和顶层设计，通过建设"三医联动"信息平台和医疗健康大数据底座，推进"三医"数据互联互通和共享应用。在"京通"小程序设置"健康服务"模块，作为看病就医服务总入口，实现一个入口、一次登录、"三医联动"，目前 150 家医院实现与全市统一预约挂号平台直连、119 家医院完成医保移动支付、14 家医院接入互联网医院

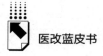

平台，181 项医学检验项目、300 项医学影像检查项目实现在本市互认。推进"互联网+医疗"服务，全市建成互联网医院 72 家，254 家医疗机构开展互联网诊疗服务。

4. 推进医疗服务模式创新

建立健全门诊"一站式"服务中心，为患者提供导诊、咨询、检查检验预约、投诉建议受理、便民设备租借等服务，帮助患者熟悉就医流程。完善多学科诊疗（MDT）制度，鼓励医疗机构扩展多学科诊疗覆盖的专科和病种，提供"患者不动医师动"的 MDT 服务。鼓励医疗机构开设麻醉、疼痛、健康管理、护理门诊、外科换药门诊等方便群众就医需求的服务。全市105 家医院开设黄昏、夜间门诊。

5. 强化患者需求导向，持续改善医疗服务。

2023 年，实施"改善就医感受 提升患者体验"主题活动、进一步改善护理服务行动，推出 23 项改善医疗服务措施，发布急诊发热门诊和儿童门诊就诊地图，138 家医院提供快递送药业务，101 家医院开展医务社工服务。推动医院做好"接诉即办"工作，持续解决人民群众"急难愁盼"问题。

（四）加强医院运营管理，提升成本效益

加强全市公立医院运行分析，提高公立医院运行效率，联合多部门对2019～2022 年影响公立医院运行重点指标开展分析，结果显示，本市公立医院总体运行情况平稳。强化市属医院经营风险管理，按照《市属医院经营风险管理办法（试行）》规定，对市属医院运营状况进行评分，根据分数划分为安全区间、轻度风险区间、中度风险区间和高度风险区间。每年对处于高度风险区间的医院组织召开经营风险约谈专题会，确保医院运营略有盈余的总体目标。构建事前评估、事中监控、事后评价及评价结果反馈应用的全面预算绩效管理体系，做到绩效和预算有机结合，促进资源有效分配和使用。要求各医院建立全面预算信息公开制度，进一步加强公立医院经济管理工作，强化预算约束，提高资金运行效率和公立医院运营管理水平。

（五）推进"三医"政策协同，保障改革实效

1. 医疗服务价格有序调整

医药分开、医耗联动改革以来，已完成 1.2 万项医疗服务项目的价格普调，同步建立灵敏有度的医疗服务项目价格动态调整机制，医疗服务价格改革有序开展，支持医药机构健康发展。2023 年，对全市 1100 余家口腔种植机构加强种植牙价格综合治理，口腔种植医疗服务价格平均下降 72%，种植专用耗材价格平均下降 55%。开展医疗服务价格动态调整评估，对 111 项医疗服务价格项目进行调整，引导医院提高医务性收入比重，靠技术价值获得回报。支持创新医疗技术健康发展，出台 20 项新增医疗服务价格项目，促进医疗技术创新成果转化；对 101 项已立项新增医疗服务项目开展价格备案，加快创新技术应用临床。

2. 药耗集中采购稳步推进

常态化制度化开展集采工作，2023 年完成 8 批次国家组织和 4 批次省级药品、3 批次国家组织和 10 批次省级医用耗材带量采购，本市集采药品和耗材累计达到 450 个和 13 类。开展京津冀生物制品等 37 个品种、全国心脑血管疾病等 41 个中成药带量采购，落地实施国家组织骨科脊柱类耗材集采结果，牵头组织京津冀"3+N"联盟药物球囊、心脏起搏器新一轮带量采购工作。

3. 医保支付方式改革进一步深化

深化疾病诊断相关分组（DRG）付费改革，66 家定点医疗机构推行 647 个病组实际付费。开展 DRG 联动采购管理，对 4 个病组在全市范围推行实际付费。实现住院、普通门诊异地直结全覆盖，750 余家定点医院开通门诊慢特病异地直结。京津冀区域内异地就医视同备案。

4. 药品供应保障能力进一步提升

加强医疗机构短缺药品供应监测、储备和临床应急使用保障。在全国首创设立省级药品医疗器械创新服务站。优化审评审批服务，2023 年推动近 30 种创新药、创新医疗器械、人工智能产品获批上市，169 个创新药获批临

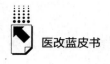

床试验。

5. 综合监管进一步加强

健全全行业全流程综合监管体系,在全国率先推出药品领域"风险+信用"分级分类监管方式,首创"医疗机构自监管"事中监管模式并在全国推广。开展公立医院经济管理绩效考评,加强经济风险防范、医疗成本管控和医疗费用控制,促进公立医院良性运行。制定"三医"协同公立医院绩效考评体系,形成"三医"标准统一、相互衔接、相互配合的评价监管体系。

(六)坚持示范先行、以点带面,积极探索创新

1. 示范引领探索新路径

海淀区积极开展国家公立医院改革与高质量发展示范项目,遵循"强机制、建体系、固基本、赋新能"四纲并举的实施路径,坚持医疗、医保、医药"三医"协同,全面实施驻区高水平医院"领航"工程,区属医院"强腰"工程,通过加强体制机制建设,提升管理和服务效能,探索科技赋能工作模式,带动全区医疗服务体系改革与高质量发展,探索打造了公立医院改革与高质量发展样板。精准聚焦医防融合、急诊重症、中医药、口腔等 7 大学科短板,由海淀区发榜,北京大学第三医院等 7 家驻区医院揭榜挂帅,在带动相应学科体系建设的同时,也将医院发展紧密绑定于海淀区医疗服务体系发展。针对 8 家区属医院,在充分研究功能定位和发展战略的基础上,"一院一策"实施重点学科策略,开展"强腰"工程。同时,立足海淀区北京国际科技创新中心核心区定位,充分运用政策和资源优势,开拓卫生健康事业智能发展新格局,形成海淀区"一中心、多平台"卫生健康信息系统规划蓝图,统筹运用 AI 等智能手段为示范项目数据监测管理、卫生健康决策、医疗服务体系和公立医院运行发展提供信息支撑。

2. 委省共建支持试点探索

按照国家卫生健康委和北京市人民政府签订的《共建高质量发展试点

医院合作协议》，通过委省共建方式支持北京协和医院、北京大学第三医院、中日友好医院、北京天坛医院探索高质量发展模式和实施路径。通过建立部门和试点医院日常对接机制、专项问题"一对一"政策解读和研究应对机制、同全国先进省市和先进医院的学习交流机制，聚焦科技创新、人才保障、药械采购、薪酬改革、医保价格等重点难点方面，积极打通部门政策壁垒，争取部门事权、国家事权的政策支持，为试点医院实现"三个转变、三个提高"提供更加有力的政策支撑。

北京协和医院推进"医研融合"，加大对科技创新、平台建设、科技人才、成果转化的支持力度，与绩效方案、质促方案共同形成系统的激励体系，注重产出形成针对临床重大需求的"中国标准"和"协和模式"，聚焦更多影响人民健康的"急危重、疑难罕"疾病诊治难题，通过整合院内外资源、揭榜挂帅结合自由竞争、项目与科研平台等方式，加快成果转化应用。

北京大学第三医院试运行医院热线服务中心，将分散在各部门的答疑内容进行整合，提供"一站式"导诊咨询、号码查询以及投诉接待服务，通过整合资源建立 AI 知识库，覆盖40%的患者咨询，缩短了患者咨询时间成本，节约了医院人力成本，切实提高了患者就医满意度。

中日友好医院创新人才评价机制，突出实践能力业绩导向，构建针对不同系列专业技术人员的科学量化评价体系。调整人才转正定级、职称聘任条件，破除束缚青年人才成长的机制桎梏。拓宽医务人员职业发展空间，健全人才考核退出机制。构建以医疗、教学、科研、人才为主的人力指数指标体系，为医院更加科学地做好学科人力资源配置、人才培养及遴选工作提供了科学依据及重要参考。

天坛医院立足服务战略、服务管理、服务职工、服务患者四大领域，推进"天坛大脑"智慧管理中心建设，打造系统化、流程化、数字化、实时化管理模式，实现各项指标数据的自动采集、自动分析、自动预警，建立智慧运营管理体系。

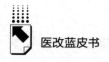
三　改革成效

（一）医疗卫生资源保持稳定适度增长

截至 2023 年，北京市有 146 家三级医疗机构、187 家二级医疗机构、636 家一级医疗机构。全市卫生技术人员 34.3 万人，与上一年比较，增加 2.1 万人，上升 6.5%。其中，执业（助理）医师 13.4 万人，注册护士 15.3 万人（见图 1）。全市医院编制床位 136946 张，比上年增加 4076 张，实有床位 130833 张，比上年增加 258 张。

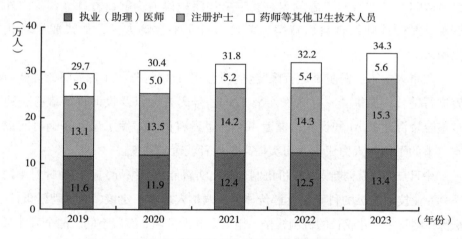

图 1　2019~2023 年北京市卫生技术人员数量

资料来源：《2023 年北京卫生健康事业发展统计公报》。

（二）卫生投入保障力度持续提升

2023 年全市医疗机构总费用 3262.5 亿元，财政拨款收入 424.5 亿元；全市三级医疗机构总费用 2229.5 亿元，财政拨款收入 265.8 亿元；全市二级医疗机构总费用 302.8 亿元，财政拨款收入 36.6 亿元。与上年比较，医疗机构总费用增加 475.5 亿元，上升 17.1%。2022 年北京市人均卫生总费用 16707.27 元，比上年增加 8.36%，卫生总费用占 GDP 的比重为 8.77%，比上年上升 0.60 个百分点。

（三）主要健康指标持续优化

2023 年，全市常住居民孕产妇死亡率 1.56/10 万，户籍居民孕产妇死亡率 1.27/10 万，达到历史最优水平（见图 2）。全市常住居民婴儿死亡率为 1.36‰，户籍居民婴儿死亡率为 1.50‰，保持国际先进水平（见图 3）。

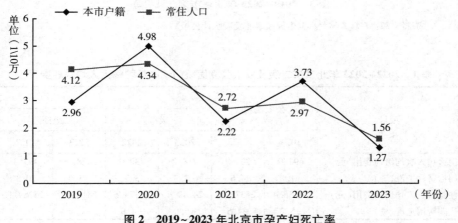

图 2　2019~2023 年北京市孕产妇死亡率

资料来源：《2023 年北京卫生健康事业发展统计公报》。

（四）看病就医负担进一步缓解

2023 年，全市二级及以上公立医院门诊病人次均医药费 692.0 元，与上年相比下降 1.4%，住院病人人均医药费用 24156.4 元，与上年相比下降 4.8%（见表 1）。全市二级及以上公立医院门诊药费占医药费用的 42.2%，药费比重同比下降 1.3 个百分点，住院药费占医药费用的 18.9%，药费比重同比下降 1.2 个百分点。

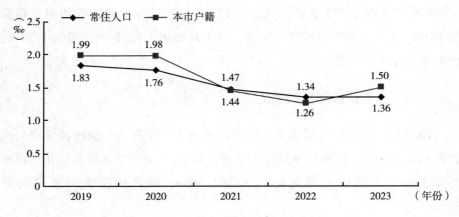

图3 2019~2023年北京市婴儿死亡率

资料来源：《2023年北京卫生健康事业发展统计公报》。

表1 2022~2023年北京市二级及以上公立医院门诊和住院病人人均医药费用

项目	公立医院		三级医院		二级医院	
	2023	2022	2023	2022	2023	2022
门诊病人次均医药费用（元）	692.0	701.9	718.2	732.0	478.2	493.3
门诊费用上涨（%）	−1.8	4.6	−2.3	3.7	−3.5	10.3
住院病人人均医药费用（元）	24156.4	25372.6	24219.6	25379.6	23193.7	25269.1
住院费用上涨（%）	−5.2	−4.5	−5.0	−4.8	−8.6	0.2

资料来源：《2023年北京卫生健康事业发展统计公报》。

（五）医疗保障水平逐步提高，参保群众获得感提升

完善居民医保首诊转诊政策，对签约家庭医生的城乡老年人及劳动年龄内居民，取消社区首诊政策，门诊封顶线由4500元提高至5000元。医保信息化应用进一步完善，推动医保管理服务标准化、规范化、智能化、便民化。医保移动支付落地应用，本市110家医院实现预约挂号、门诊缴费等医保费用全流程线上支付。定点医药机构动态管理，定点医药机构扩面至近5600家，群众就医购药更加便捷。

（六）药品供应保障能力进一步增强

全市药械物资保供精准高效，固化"市—区—机构"三级保供体系，健全"统一指挥、分级负责、部门配合、政企协同"机制，压实区级储备责任。药械创新服务提质增效，审评审批服务进一步优化，药械创新产品数量、研发创新活力均居全国前列。

四　改革经验

（一）坚持党的领导，持续完善改革组织体系

一是坚持党的领导。始终坚持党统领改革的总基调，北京市委全面深化改革委员会将公立医院综合改革纳入年度改革工作重点，领导改革工作推进实施。卫生健康主管部门构建党委统一领导，党政分工合作、协调运行的工作机制。公立医院层面，着力健全党委领导下的院长负责制工作机制，充分发挥医院党建指导委员会作用，落实公立医院党建工作责任。二是坚持高位推动。持续健全领导组织架构，2023 年以来，本市加大"三医"改革统筹和推进力度，由一名分管副市长统管"三医"工作，市领导年部署、月调度，确保改革事项有序推进。16 个区均由一名副区长分管或调度"三医"工作。

（二）紧抓部门联动，落实三医协同

医疗、医保、医药综合施策、共同发力，建机制、促改革、强保障、重监管。着力推进重点领域改革，实现推进机制协同、政策措施协同、信息共享协同、评价监管协同。一是逐步建立灵敏有度的医疗服务项目价格动态调整机制，持续引导医院提高医务性收入比重。二是推进医保支付方式改革，深化疾病诊断相关分组（DRG）付费改革，实现住院、普通门诊异地直结全覆盖，京津冀区域内异地就医视同备案等。三是提升药品供应保障能力，

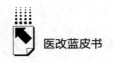

加强医疗机构短缺药品供应监测、储备和临床应急使用保障。在全国首创设立省级药品医疗器械创新服务站。优化审评审批服务，药械创新产品数量、研发创新活力均居全国前列。四是健全全行业全流程综合监管体系，在全国率先推出药品领域"风险+信用"分级分类监管方式，首创"医疗机构自监管"事中监管模式并在全国推广。

（三）把握关键环节，点面结合推动工作落实

一是做好整体制度设计，研究制定《北京市关于推动公立医院高质量发展的实施方案》，对全市公立医院高质量发展做出全面部署。二是重点推进，以公立医院绩效考核、薪酬改革等为突破口，组织做好二级及以上公立医院绩效考核，研究制定北京市公立医院高质量发展评价指标，统筹开展绩效考核与高质量发展评价工作，进一步发挥"指挥棒"作用。研究制定《关于深化本市公立医院薪酬制度改革的实施意见》等文件，开展公立医院经济管理绩效考评等，制定"三医"协同公立医院绩效考评体系，形成标准统一、相互衔接、相互配合的评价监管体系。三是做实改革示范项目，协调推动海淀区国家公立医院改革与高质量发展示范项目有关工作，为全市医改提供经验借鉴。

五 工作展望

北京市推动公立医院高质量发展的各项改革举措逐步落实，公立医院改革发展的方向和目标进一步明确，下一阶段将主要从以下几个方面着手，进一步深化公立医院综合改革。

（一）进一步强化公立医院公益性

一是健全公益性导向的财政补助政策，全面落实政府六项投入责任，对传染病、精神病、康复护理等承担重要公共卫生服务职责的医院予以分类补助，对公立医院开展公共卫生等公益性服务给予补助倾斜，保障公立医院公

共服务职能。二是实行以公益性为导向的"三医联动"公立医院绩效考核。强化诊疗行为规范与医疗质量监管，引导医院转变发展方式，落实功能定位。建立考核结果多方共享机制，考核结果与医学中心建设、临床重点专科建设、评优评先等紧密结合，与财政补助、医保支付、绩效工资总量调整等挂钩。三是根据区域经济社会发展水平和人群健康需求，合理配置医疗资源，保证基本医疗卫生服务的公平可及，在医院管理、医院发展、医院规划和政府投入上，进一步突出公益性。

（二）进一步提高公立医院积极性

一是建立以医疗服务为主导的收费机制。建立常态化的公立医院医疗服务成本监测机制，调整医疗服务的比价关系，深化医疗服务价格改革，体现医务人员技术劳务价值。二是深化公立医院薪酬分配制度改革，落实两个允许，保持工资总额的合理增长、动态调整，使医务人员的绩效工资与经济社会和物价水平的变动相同步。鼓励优劳优得、多劳多得，动态缩小不同等级医疗机构间的收入差距、动态缩小医院内部业务科室收入差距、动态缩小奖励绩效工资所占比重。三是推进公立医院编制动态调整，向承担国家指令性任务较多的医疗机构倾斜、向机构内薄弱学科和优秀技术人员倾斜，稳定发展医务人员队伍。

（三）进一步加强监管，提高公立医院管理水平

一是加强党对公立医院的全面领导，以建立健全现代医院管理制度为抓手，抓住公立医院外部监督和内部管理的关键环节，持续提升医院管理的规范化、精细化、信息化水平，向管理要效率、要效益、要质量，确保公立医院始终坚持公益性。二是持续开展公立医院经济管理绩效考评，引导公立医院明确发展方向、加强经济管理，加强风险防范、强化成本管控、降低不合理费用增长，推动公立医院提质增效。三是加强医疗质量和医疗服务行为监管。实施公立医院医疗质量提升行动计划，完善医疗质量安全管理与控制体系，发挥质控中心作用，提升各级公立医院之间质量安全同质化水平。严格

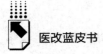

临床路径管理，完善重点科室、重点病种的临床诊疗规范和指南，提高临床诊疗规范化水平。借助信息化、大数据等手段，以病种为单位，对区域内同级医疗机构的门诊和住院次均医疗费用、药品耗材检查化验费用等指标进行比较，并逐步细化到科室、诊疗组、医生，提升医疗服务行为监管的精细化水平。

B.7
四川省打好综合医改"组合拳" 持续提升群众看病就医获得感 幸福感安全感

四川省卫生健康委员会*

摘　要： 四川作为全国综合医改重点联系省份，始终坚持以人民为中心的发展思想，着力解决人民群众看病就医最关心最直接最现实的问题，成为首个全域实施分级诊疗的人口大省，因地制宜探索出一条符合本地实际的深化医改之路。本文在剖析四川省医疗卫生体制改革现实困境和面临形势的基础上，从构建"三位一体"联动格局、完善"雁阵齐飞"服务体系、推动"扩容下沉"便民惠民、聚焦"三大领域"率先突破、推进"四化建设"统领发展五个方面，系统介绍四川省全面深化综合医改试点的主要做法，其实践经验概括为"四个必须"：必须把党的全面领导作为根本保障，必须把维护人民健康权益放在首位，必须把"三医"协同治理作为重要路径，必须立足省情民情走符合实际的改革之路，并结合四川省情实际，从健全"四个服务体系"、抓好"四项重点任务"、推进"四大创新举措"三个维度，提出下一步深化医改的工作展望。

关键词： 综合医改　看病就医　群众获得感　四川省

---

* 作者单位：四川省卫生健康委员会、四川省卫生健康发展研究中心。执笔人：徐斌、徐保华、韩梅、曹华、杜勇、倪洁、周倩。

一　改革背景

深化医药卫生体制改革是一项长期而艰巨复杂的系统工程。全面推进中国式现代化建设对卫生健康工作提出了新的要求，党的二十大和二十届三中全会对深化医改作出了一系列安排部署。一眼四川，半个中国。四川省是西部最大的医疗资源、服务供给省份，全省医院数、公立医院数、三级医院数分别居全国第 3 位、第 5 位、第 1 位，每千人口床位数居全国第 3 位，但对照人民群众的新期待和深化医改的新要求，还存在一些较为突出的矛盾和问题，进一步深化医改需要充分认识这些新形势、新要求。

（一）全面推进中国式现代化建设对卫生健康工作提出了更高要求，需要加快推动"以治病为中心"向"以健康为中心"转变，为实现共同富裕奠定坚实的健康基石

人民健康是民族昌盛和国家强盛的重要标志。健康中国既是实现全体人民共同富裕的标志，更是国家软实力显著增强的硬指标。必须以人民健康为中心，把保障人民健康放在优先发展的战略位置，把预防为主摆在更加突出位置，更加注重健康关口前移，更加注重发挥中医药治未病作用，更加注重疾病的早期防控和诊治，加快推进健康中国建设，努力实现共建共享、全民健康。

（二）经济社会发展和疾病谱变化对医疗卫生服务体系提出了新的挑战，需要持续优化医疗卫生资源供给结构，全方位全周期维护人民群众生命健康

四川已进入中度老龄化社会，高龄、失能老人群体不断扩大，对于医疗保健、康复护理、生活照料等服务的刚性需求日益增加。艾滋病、结核病等重大传染病防控形势依然严峻，流行地区寄生虫病、地方病防控任务仍然艰巨。随着工业化、城镇化进程加快，食品药品安全、环境污染等对人民群众

健康的影响更加突出，心脑血管疾病、癌症、慢性呼吸系统疾病、糖尿病等慢性非传染性疾病发病率快速上升，严重影响人民群众生活质量和幸福指数。必须以人民群众对医疗健康需求为导向，推进医疗资源供给侧结构性改革，加快补齐疾病防控、老年医疗、康复护理、长期照护、安宁疗护等短板，不断满足人民群众全方位全周期的卫生健康服务需求，持续提升人民群众获得感、幸福感和安全感。

（三）四川卫生健康事业发展依然面临不平衡不充分的现实问题，需要推动医疗资源配置更加均衡可及，持续增强医疗卫生服务公平性和均等化

四川医疗卫生资源分布总体呈现城乡之间、区域之间不平衡，结构上不合理，医疗资源过度集中于大城市、发达地区和三级医院，经济水平较差或偏远地区优质医疗资源匮乏。比如，截至2023年底，成都市的三级医疗机构占全省的32%，每千常住人口医疗机构床位数最高的雅安市与最低的甘孜州相差4.2张。必须以建设中国特色优质高效的医疗卫生服务体系为主线，进一步完善医疗卫生服务体系，更好地推动优质医疗资源扩容和区域均衡布局，努力实现人人享有更加公平可及、系统连续、优质高效的医疗卫生服务。

（四）实现人民群众对美好生活的向往的奋斗目标，需要拓展卫生健康高质量可持续发展空间，更好地满足人民群众对高品质的医疗健康需求

"一带一路"建设、新时代推进西部大开发、成渝地区双城经济圈建设等新时代重大战略机遇叠加，助推四川经济社会加快发展，物质生活日益丰富，医疗保障制度更加完善，人民群众对医疗水平有更高要求，对健康需求更加多元。必须以满足人民日益增长的美好生活需要为出发点和落脚点，加快建设高水平医疗机构，大力发展"健康+医疗、养老、旅游、互联网、健身休闲、食品融合"等医疗健康新产业、新业态，为人民群众提供更加优质、更高水平、更加多元的医疗健康服务。

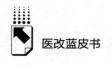

二　主要做法

近年来，在国家卫生健康委指导下，在省委、省政府坚强领导下，四川省坚持把人民健康放在优先发展战略地位，聚焦"大病重病在本省解决、常见病多发病在市县解决、日常疾病在基层解决"目标，推广三明医改经验，以法治化、规范化、标准化、信息化建设为统揽，持续深化医药卫生体制改革，充分释放改革红利，全力满足群众多层次多元化的健康服务需求。

（一）坚持系统思维、全局统筹，着力构建"三位一体"联动格局

1. 高位推动

四川省委常委会每年专题研究部署深化医改工作，省委深改委研究审议深化医改重要政策文件。省、市、县三级政府主要领导担任深化医改专项工作领导小组组长，省政府连续8年将深化医改纳入对市（州）政府的目标绩效考核，2023年将公立医院高质量发展纳入省级督查激励事项。省、市、县三级成立卫生健康行业党委，用强有力的组织机制推动形成"大医改"格局。

2. 三医协同

坚持一位政府领导分管医疗、医保、医药职能部门，注重"三医"协同发展和治理，2016年在全国率先建立药品、高值医用耗材、医用设备、二类疫苗、体外试剂"五位一体"集中采购新格局，2018年成功推开国家药品集采"4+7"试点，2020年建立货物物流、订单信息流、贷款资金流"三流合一"的药品、高值医用耗材集中采购新平台，先后平稳落地国家组织9批药品、4批高值医用耗材集采中选结果，推动落实6.02亿元集采结余留用资金拨付相关医疗机构。建立医疗服务价格动态调整机制，注重体现医务人员技术劳务价值，全省公立医院医疗服务收入占医疗总收入的比例提升至32.5%、排名全国第5位。

3. 全民参与

通过报刊、新闻网站、电视台、移动客户端、微博微信平台等媒体，大力

宣传医改新举措、新进展、新成效,及时解答和回应社会各界关注的医改热点问题。2019 年以来,以"健康四川 18 个专项行动"为抓手,传播健康理念,普及健康知识,倡导健康行为,2023 年群众健康素养较 2008 年提高 20.5 个百分点,从社会层面推动形成"以治病为中心"向"以健康为中心"转变的广泛共识。

(二)坚持梯度培养、集群发展,健全完善"雁阵齐飞"服务体系

1. 头雁领航,聚力建设医学"三高"

一是聚力建设国家医学"高峰"。将国家医学中心和国家区域医疗中心的建设规划纳入四川省国民经济和社会发展"十四五"规划纲要,成立由省长任组长的推进国家医学中心和国家区域医疗中心建设专项工作组。制定出台《四川省支持国家医学中心建设政策清单》《四川省支持国家区域医疗中心建设政策清单》。与国家部委、省市部门、四川大学、四川大学华西医院建立沟通协调机制,大力实施"卓越、精品、支撑、培育"临床专科高质量发展工程,全省建有生物治疗、口腔疾病研究、呼吸和共病 3 个全国重点实验室和老年医学、口腔疾病 2 个国家临床医学研究中心,相继投用转化医学国家重大科技基础设施(四川)、国家卫生健康委核技术医学转化重点实验室等一批高能级创新平台,国家级临床重点专科达到 135 个。二是聚力建设西部医学"高原"。围绕跨省外流病种和"高精尖优"学科发展需要,以四川省人民医院、西南医科大学附属医院、川北医学院附属医院 3 家省属大型综合医院为主体,设置 3 个省医学中心,建设高水平多学科联合诊疗中心,打造高水平诊疗团队;统筹成都、川北、川南、川东、川西五大片区医疗资源,深入分析跨区域外流病种,依托部分市级综合医院,分区域规划设置 50 个省区域医疗中心,形成以省医学中心为引领,省级区域医疗中心为支撑的西部医学"高原"。三是聚力建设全域医学"高地"。推进市级公立医院"提标创"等,鼓励市级公立医院牵头建设医疗集团,全力构建以市级医院为引领的区域急危重症和疑难复杂疾病诊疗服务体系。

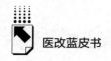

2. 强雁振翅，做强县级医院"龙头"

深入推进县医院医疗服务能力提升工程，全省90家县医院被国家卫生健康委纳入"千县工程"，数量居全国第3位。加快推进县级医院临床服务、急诊急救、县域资源共享、县域医共体高质量管理四个"五大中心"建设，持续强化内科、外科、妇产科、儿科、急诊科、精神科等人民群众就诊需求高、就诊量大的学科和临床专科建设，提升医疗服务能力。提升麻醉、影像、检验、重症、病理等平台学科的专业技术水平，发挥平台学科医疗服务支撑作用。根据国家最新公布的2023年县医院医疗服务能力评估结果，四川全省县医院基本标准和推荐标准达标率分别为96.30%、64.20%，较2020年分别提升11.43个、18.15个百分点。

3. 雏雁紧跟，夯实乡村卫生服务"基石"

坚持以基层为重点，按照"乡活、村稳"思路，构建"1+1+N+M"基层医疗卫生服务体系（1个紧密型城市医疗集团或紧密型县域医共体+1个县级医院+N个社区卫生服务中心和乡镇卫生院+M个村卫生室）。根据乡村形态发展变化，充分考虑人口分布、区域位置、交通条件、就医流向等因素，创新提出"依托中心镇和特色镇卫生院，高标准打造一批达到二级综合医院服务能力技术水平的县域医疗卫生次中心"，截至2023年，四川建成县域医疗卫生次中心302个，次中心门急诊人次、入院人次较2022年分别增长3.6%、17.3%。在村级层面，根据人口分布情况，适时调整村卫生室设置，建设中心村卫生室，将符合条件的公办村卫生室逐步转为乡镇卫生院延伸举办的村级医疗服务点，实行一体化管理。村卫生室标准化建设达标率100%，"优质服务基层行"村卫生室达标占比提升至47.62%。

四川省医疗卫生服务体系"雁阵齐飞"模式见图1。

（三）坚持城乡融合、公平可及，着力推动"扩容下沉"便民惠民

1. 扎实推进"两个紧密型"医联（共）体建设

一是全面推进紧密型县域医共体建设。在137个县（市、区）全面推进紧密型县域医共体建设，重点推进党务行政、医疗管理、公共卫生、人力

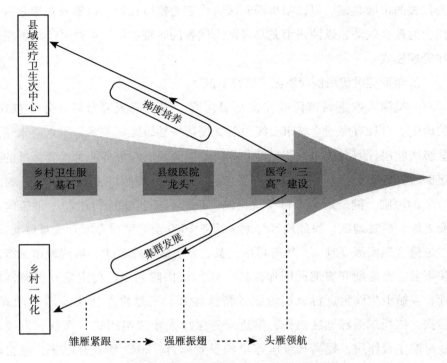

图1 四川省医疗卫生服务体系"雁阵齐飞"模式

资源、财务运营、医保管理、药械采购、信息管理、监督管理、宣教文化"十大管理中心"建设，实行编制、岗位、人员、经费、管理、财务、药物、信息"八统一"管理，推动人员、技术、管理、服务"四个下沉"，探索形成"以宜宾市江安县为代表的实体运行，以攀枝花市米易县、南充市仪陇县为代表的虚实结合，以泸州市泸县为代表的分片管理"3种县域医共体管理模式。二是着力推进紧密型城市医疗集团建设。在14个城市开展国家和省级紧密型城市医疗集团建设试点，推进医疗集团内组织管理、医疗管理、运营管理、信息管理、药械采供、培训考核"六一体管理"和优质资源下沉、医疗资源共享、家庭医生签约、医防协同、中西医协同发展、线上线下护理"六协同共享"，建立健全统一协调的管理体制和运行机制，完善连续通畅的医疗转诊、健康服务路径，因地制宜探索出"以自贡市贡井区

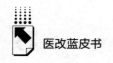

为代表的市区共建、以德阳市经开区为代表的整体托管、以攀枝花市东区为代表的政企联动、以泸州市龙马潭区为代表的区院协同"4 种医疗集团组建和管理模式。

2. 全面促进优质医疗资源"扩容下沉"

一是深入推进城市医院支援县级医院。按照"统筹布局、分区包片"的原则，合理有序建立城市三级医院支援帮扶县级医院关系，重点对未达到县级医院医疗服务能力推荐标准和县级中医医院医疗服务能力推荐标准的县级医院开展支援帮扶。统筹推进县乡村一体化，按照"乡村一体、一村一策"的原则，健全以乡带村帮扶机制，理顺村卫生室运行机制，每年向革命老区、脱贫地区、民族地区等地区选派 5000 余名医疗专家开展对口支援。二是健全巡回医疗制度。统筹城区、县、乡各级医疗资源，形成城市三级医院到县、乡定期开展巡回医疗，县（区）级医院到乡、村定期开展巡回医疗，乡镇卫生院负责村级巡诊服务帮扶体系。三是常态化实施"组团式"帮扶。依托东西部地区协作，推进全省医疗人才"组团式"帮扶，发挥帮扶医院主责作用，提高县级医疗机构服务能力。2022 年 6 月以来，来自浙江省和省内相关市（县）92 家医院的 900 名骨干组团帮扶四川省 50 家乡村振兴重点帮扶县人民医院，受到中央组织部、国家卫生健康委以及省委组织部肯定。四是创新实施"千万工程"。开展"千名专科医师进家医""万名医护走基层""健康知识进万家"系列活动，增加对农村居民基本医疗卫生服务供给，每年组织全省 20 万余名医务人员参加志愿服务和帮扶活动，惠及群众 350 余万人次。

3. 创新实施社区卫生"健康管家"服务模式

一是组建服务团队。统筹紧密型县域医共体内"专科医师、全科医师、公卫医师、健康管理师"四支队伍，组建家庭医生签约服务团队。依据家庭医生团队配置数量，将辖区人群划分为若干网格，与网格内人群签订家庭医生签约服务协议，依据服务人群健康状况，标识"红黄绿"三种颜色，提供不同内容不同频次的分类管理。二是细化服务项目。分层分类明确家庭医生签约服务内容，全省统一制定签约基础服务包，提供公卫处方（基本公共卫生服务)、运动处方参考指南。各市(州)、县(市、区)针对群众健康状况和需求以及享受的医保类型，在基础服务包的基础上，增加针对性、延伸性健康服务内容，制定本地区家庭医生签约基本服务包(如慢性病长期处方服务、家庭病床服务、残疾人康复服务等医疗处方)。基层医疗卫生机构根据自身能力和群众健康需求制定个性化服务包，提供服务内容"菜单"，由群众自主选择，自愿签约。三是强化服务保障。基本医保统筹基金按签约人数定额打包支付给家庭医生(团队)用于支持基础包服务。家庭医生提供基本包和个性化包服务，如服务项目与医保收费项目一致，签约服务价格按医保规定执行；如服务项目不在医保收费项目内，基层医疗卫生机构报县级价格主管部门备案，卫生健康和价格主管部门负责监管。

(四)坚持改革破题、创新开路，重点聚焦"三大领域"率先突破

1. 激活公立医院高质量发展"新动力"

一是深化人事制度改革。创新编制管理，2016 年省委编办制定下发《关于创新公立医院编制管理实行人员总量控制的试行办法》，实行员额补充，明确公立医院实行人员总量管理，以公立医院床位数为基数明确核定标准，300 张床位及以下的，按不超过 1∶1.4 确定；301～500 张床位的，按不超过 1∶1.5 确定；500 张床位以上的，按不超过 1∶1.7 确定，并要求专业技术人员占比原则上不得低于人员总量的 80%。创新编制周转，2024 年会同省委组织部、省委编办、财政厅、人力资源和社会保障厅、省医保局、省中医药局联合印发《四川省深化管理机制提升乡村医疗卫生服务能力若干措施》，以县(市、区)为单位每 5 年动态调整乡镇卫生院人员编制总量，其中用于专业技术人员的编制不得低于编制总额的 90%；支持县(市、区)通过建立"编制池""县聘乡用""乡聘村用"等方式，在不改变各基层医疗卫生机构编制原有属性基础上，统筹使用县域医疗卫生人员编制，实现县域卫生人才一体化配备和管理。创新岗编适度分离，制定下发《四川省紧密型县域医共体"八统一"管理指导意见》，对县域医共体内县乡两级各成员医疗卫生机构的编制分别核定，核定编制优先保障县域医共体内医疗卫生机构重点专科、学科建设的用人需求，核定的编制

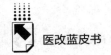

总量在县域医共体内统筹使用。二是探索薪酬制度改革。2023年会同人力资源和社会保障厅、财政厅、省医保局、省中医药局联合印发《四川省深化公立医院薪酬制度改革实施方案》，在合理确定薪酬总量、落实内部分配自主权、建立主要体现岗位职责和知识价值的薪酬体系等方面进行改革探索。充分考虑医疗卫生人才成长规律和技术劳动价值的特殊性，完善绩效工资总量核定办法和薪酬分配制度。动态调整公立医院薪酬水平，健全以公益性为导向、体现技术劳务价值的内部分配机制，统筹考虑编内外人员薪酬待遇。提高人员经费占比，在确保收支平衡的前提下，逐步提高人员经费占业务支出的比重，分阶段逐步达到60%。以市（州）为单位开展公立医院班子成员和科室主任目标年薪制试点。三是加强人才队伍建设。充分发挥国家医学中心、区域医疗中心、临床医学研究中心、重点实验室等平台的聚才育才作用，集聚一批行业领军人才和创新团队。持续用好"天府峨眉计划""天府青城计划"等人才政策和资金，引育一批省级学科带头人。针对基层和民族地区人才缺乏长期困局，坚持盘活存量为主，完善人才下沉机制，严格落实执业医师服务基层制度，实施大学生乡村医生专项计划，充实基层和民族地区医疗卫生人才队伍。

2. 提升公立医院高质量发展"新效能"

一是健全公立医院管理制度。实施对公立医院发展规划、项目建设、收支预算等重大事项的监管，严格执行各级医疗卫生服务体系规划，落实国家有关规范公立医院分院区设置、床位规模、基本建设和大型医用设备配备标准。完善公立医院决策机制，推动公立医院健全职工代表大会和工会组织，建立基层党组织、党员、职工代表等参与医院发展、药械采购、人才引进、职称评聘、绩效考核、薪酬分配等重大事项讨论决策机制。二是深化业财融合。在公立医院全覆盖建立运营管理委员会，将经济管理、风险防控穿透科室末端、融入核心业务，推进医院全成本核算和临床路径管理，积极适应按疾病诊断分组（DRG）付费和按病种分值（DIP）付费改革。三是健全绩效考核机制。对标对表国家公立医院绩效考核指标和三级医院评审标准，加快补短板强弱项，提升公立医院核心竞争力。2024年会同省委组织部、省发展改革委、教育厅、科技厅、财政厅、人力资源和社会保障厅、省医保局、省中医药局修订印发《四川省公立医院绩效考核结果运用意见》，从薪酬总量核定、干部选拔任用和评优评先、资金安排、医保管理、评审评价、双中心建设、临床重点专科等方面强化绩效考核结果运用，充分发挥绩效考核"指挥棒"作用。

3. 引领公立医院高质量发展"新趋势"

一是构建"2+2+16"公立医院高质量发展新模式。坚持"点线面"结合、"上中下"联动，强化自贡市、达州市公立医院改革与高质量发展示范项目和四川大学华西医院委省共建高质量发展试点医院三个国家级试点引领，发挥"5市12县"三医联动暨系统集成改革、"6市3院"公立医院高质量发展两个省级试点示范带动作用，按照"一事一议"打造18个委市共建卫生健康事业高质量发展先行市样板，着力从"三医"联动改革、加强临床专科建设、推进医学技术创新等方面入手，推动公立医院体系创新、技术创新、模式创新、管理创新。二是构建科技赋能医工协同发展新模式。聚焦重点人群全生命周期健康保障和医药健康产业高质量发展，重点支持人工智能、核医疗、前沿医学、现代中医药等关键领域，深化军民融合、医工协同、中西医协同、医防协同创新，建立"医学+工业""医院+工厂""医生+工程师"等多维度创新体系。协同推进国家和省级临床医学研究中心建设，鼓励有条件的市（州）加快建设市级临床医学研究中心，争创国家临床医学研究中心相关领域分中心。探索开展研究型医院（病房、病床）建设，支持医疗卫生机构联合高等学校、医药企业开展多中心临床研究。

（五）坚持着眼长远、固本强基，着力推进"四化建设"统领发展

1. 以法治促长治

2022年12月，四川省人大常委会修订通过《四川省医疗机构管理条例》，2024年5月，表决通过《四川省精神卫生条例》，推进三级公立医院全覆盖设置法务部门或"法务专员"，实现规划、审批、执业、监管等关键环节制度化、规范化。在全国率先建立医疗机构、医务人员、医疗行为信息化监管平台，实现对全省6000余家医疗机构、近20万名医务人员及医疗行

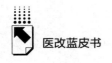

为动态精准监管。聚焦关键少数和关键岗位，扎实开展医药领域腐败问题集中整治等"三项"治理，印发医疗机构负面清单100条、医疗机构和医务人员不良执业行为记分等26项制度，加强行业自律和医德医风建设，构建医药领域"1+1+N"长效治理机制（1个深化体制机制改革加强医药卫生领域廉政建设的指导意见，1个负面清单，N个制度规范）。

2. 以标准强引领

成立四川省卫生健康标准化技术委员会，积极推进卫生健康领域地方标准体系建设，累计发布卫生健康地方标准21项。2023年以来，围绕贯彻落实卫生健康高质量发展新部署新要求，推动行业制度文件"废止一批、修订一批、制订一批"，共废止38件，拟修订28件、新制订31件。在健全标准过程中，建立健全现代医院管理制度，注重试点探索引路，积极开展公立医院高质量发展国、省试点，以市为单位开展"三医"联动暨系统集成改革试点，在县域内开展县域医药卫生集成创新改革试点，探索符合各地实际的改革模式。

3. 以规范优服务

以满足人民群众日益增长的多元化健康需求为导向，大力实施健康惠民"三升四心"工程（提升医疗质量、服务品质、健康水平，打造放心、贴心、暖心、省心健康服务），深入推进改善就医感受、提升患者体验主题活动，推广分时段预约诊疗、多学科诊疗、日间手术等服务，启动实施医院病房改造提升行动，推进公共空间和病房无障碍、适老化，方便孕妇、残疾人、老年人等特殊人群看病就医。二级及以上综合医院全覆盖设置老年人便利就医"绿色通道"，1608家医疗机构开展日间手术，99.66%的三级公立医院推行分时段预约诊疗。全面推广"一次挂号管三天""全院一张床"等便民惠民措施，所有市（州）推进检查检验信息跨机构调阅互认，2023年省内检验检查结果互认医疗机构达到1191家、互认785.59万例次，为患者节约费用6.3亿元；938家医疗机构与重庆市互认151.47万例次，为患者节约费用约1.19亿元。

4. 以信息提质效

积极推进互联网医院建设，统筹建设省互联网总医院和市互联网分院，形成跨机构、跨区域互联互通格局，为群众提供高效、便捷的医疗健康服务。规划建设健康四川"数智工程"，基本构建了两院（互联网总医院、市互联网分院）、两网（5G 远程专网、基层医疗卫生网）、一工程（一云、一网、一平台、一体系、一大脑）信息化架构，统筹建设便民、惠医、辅政、兴业的四川省全民健康信息平台，夯实行业发展信息数据支撑。打通数字服务体系"大动脉"，推进智能可穿戴设备、人工智能辅助诊断和治疗系统等智慧服务软硬件应用，促进信息技术与医疗服务深度融合。

三　总体成效

通过近几年的持续努力，四川省深化综合医改试点取得明显成效，2023 年全省人均预期寿命达到 78.50 岁（见图2），全省孕产妇死亡率、5 岁以下儿童死亡率、婴儿死亡率分别连续 7 年、7 年、16 年低于全国平均水平（见表1），公立医院门诊、住院次均费用连续 13 年低于全国平均水平，三级公立医院绩效考核连续 3 年位居全国前 5 名，公立医院综合改革绩效奖励资金连续 4 年居全国第 1 位，门诊患者满意度和职工满意度连续 5 年位居全国前 5 名。

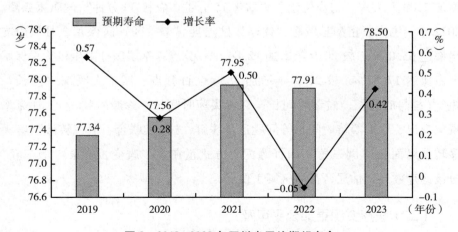

图 2　2019～2023 年四川省平均期望寿命

资料来源：《四川省卫生健康统计年鉴》（2019～2023 年）。

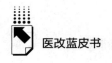

表1 2017～2023年四川省婴儿、5岁以下儿童和孕产妇死亡率

年份	婴儿死亡率(‰)		5岁以下儿童死亡率(‰)		孕产妇死亡率(1/10万)	
	四川省	全国平均水平	四川省	全国平均水平	四川省	全国平均水平
2017	5.58	6.8	7.62	9.1	18.63	19.6
2018	5.48	6.1	7.53	8.4	18.20	18.3
2019	5.38	5.6	7.40	7.8	17.69	17.8
2020	5.22	5.4	7.30	7.5	16.84	16.9
2021	4.70	5.0	6.96	7.1	13.65	16.1
2022	4.17	4.9	6.67	6.8	13.09	15.7
2023	3.90	4.5	5.73	6.2	12.77	15.1

资料来源:《中国卫生健康统计年鉴》(2017～2023年)、《四川省卫生健康统计年鉴》(2017～2023年)。

(一)有序就医格局逐步形成

2023年四川省分级诊疗下转和上转分别达到240.14万人次、91.96万人次,较2022年分别增长41.79%、80.52%。全省县域内就诊率保持在90%以上,2023年全省基层医疗卫生机构诊疗服务3.09亿人次,较2012年增加2300万人次,初步构建了"城市15分钟、农村30分钟"健康服务圈。2022年,国家紧密型县域医共体建设试点县(市、区)医保基金县域内支出率达63.06%,较2019年增加12.84个百分点;基层医疗卫生机构医保基金占比达17.77%,较2019年增加4.36个百分点。城市大医院"三长一短"(挂号时间长、候诊时间长、交费买药时间长、诊断时间短)、加床率现象突出、住院等待时间长等问题逐步缓解,"散发联合、散在转诊"等无序转诊局面和"倒三角"的资源配置方式正在逐步改变,国家"十三五"分级诊疗效果评估居西部地区第1位。

(二)医疗资源更加公平可及

全省卫生人才队伍持续发展壮大,截至2023年底,全省卫生技术人员达74.03万人(见图3),较2012年增长90.31%,每千人口执业(助理)

医师数为 3.34 人、每千人口注册护士数为 4.01 人，分别比 2012 年增加 1.54 人、2.47 人；全省基层卫生人员数量达 31.57 万人，较 2022 年增加 5.03%；基层全科医生数量达 2.35 万人，较 2022 年增加 0.41 万人；乡村医生中执业（助理）医师占比为 28.23%，较 2022 年提升 5.26 个百分点，80% 以上的居民 15 分钟内能够达到最近的医疗点，农村地区医疗服务设施不足、能力薄弱的状况得到明显改善，人民群众可以就近就便享受到更加公平可及的医疗卫生服务。

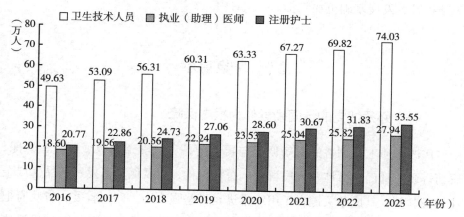

图 3　2016～2023 年四川省卫生技术人员数量变化趋势

资料来源：《四川省卫生健康统计年鉴》（2016～2023 年）。

（三）群众看病负担持续减轻

2023 年，全省基本医保参保人数达 8132.8 万人，参保率稳定在 95% 以上。稳步提升待遇水平，全省职工、居民基本医保住院费用政策范围内报销比例分别达到 85%、70% 左右；全省落地集中带量采购药品 450 个、医用耗材 13 类，平均降幅分别超过 50%、80%；公立医院药占比、耗占比分别下降至 21.34%、12.63%。2023 年全省总诊疗人次 5.90 亿，出院总人次 2260.02 万，政府卫生总投入从 2008 年的 179.83 亿元增加到 2023 年的 1316.78 亿元。

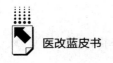

（四）治理能力不断提升

四川省人大常委会出台的《关于加快推进普惠托育服务体系建设的决定》《四川省爱国卫生与健康促进条例》列入省人大自主立法项目。省、市、县三级全覆盖成立行业党委，并成立省卫生健康行业党校和系统文联、知联会、留联会3个统战组织。率先在全国印发12类专科医院评审操作手册。在全国率先建立"三医监管"平台，行业治理体系和治理能力现代化不断提升，发展基础更加坚实。

四　经验启示

（一）必须把党的全面领导作为根本保障

医改本质上是利益的重新调整与再分配，不仅覆盖财政、医疗、医保、医药等政府部门，更涉及人民群众、医疗机构，以及医药研发、药品生产企业切身利益，其成败关键在于组织推进是否坚强有力。四川省委、省政府把医改列为重大民生工程，省委常委会专题研究部署深化医改工作，省委深改委研究审议医改重要政策文件，省、市、县三级政府主要领导担任深化医改专项工作领导小组组长，公立医院全面落实党委领导下的院长负责制。实践证明，正是从上到下坚持把党的领导贯穿到医改的方方面面，才能保证以人民健康为中心的改革方向不偏，才能凝聚医药卫生行业强大力量，才能确保改革任务不折不扣地落实。

（二）必须把维护人民健康权益放在首位

人民满意是衡量工作的最高标准。党的十八大以来，四川省聚焦长期困扰人民群众的传染病和慢性病频发多发、不合理就医加剧"看病难、看病贵"和因病致贫、贫病交加比较突出三大问题，坚持以维护人民健康为中心，坚持医药卫生事业为人民健康服务的宗旨，以人人享有基本医疗卫生服务为根本出发点和落脚点，协同推进公共卫生、医疗服务、医疗保障、药品供应、监管体制等综合改革，努力为人民群众提供公平可及、安全有效、方便可负担的医疗卫生服务。实践证明，只有坚持人民利益至上，才能在错综复杂的利益博弈中，坚定正确的目标方向，赢得人民群众的拥护和支持。

（三）必须把"三医"协同发展和治理作为重要路径

医疗、医保、医药三者关系密切，环环相扣。党的十八大以来，四川省坚持"三医"协同发展和治理，充分发挥医保杠杆作用，通过药品耗材取消加成和集中采购释放红利，最大限度地挤出价格虚高水分，腾出空间，调整理顺医疗服务价格，增加医疗服务收入，提高医务人员的薪酬待遇，体现医务人员劳务价值，调动医务人员的积极性。实践证明，只有深化"三医"协同治理，突出改革的关联性和政策的耦合性，才能更好地释放改革红利，实现患者满意、医院满意、医务人员满意和医药卫生事业健康发展。

（四）必须立足省情民情走符合实际的改革之路

党的十八大以来，四川省紧跟国家深化医改决策部署和步伐节奏，既完成好"规定动作"，又针对农村地区广阔和革命老区、脱贫地区、民族地区多的西部省份实际，探索实施有亮点有特色的"自选动作"，走出了一条四川医改之路。例如，提出并推进健全覆盖城乡的全民预防保健制度，用低于全国平均水平的人均卫生费用，取得了城乡居民主要健康指标优于全国平均水平的成效；率先在全省范围内实施分级诊疗制度，有力保证了广大农村地区群众享有较好的基本医疗卫生服务；创新建立"医疗三监管"信息化平台，管住管好医生手中"一支笔"。实践证明，必须坚持从国情省情出发，实事求是、因地制宜、分类施策，探索符合本地实际的深化医改之路，才能确保基本医疗卫生服务水平与经济社会发展相协调、与人民群众的承受能力相适应。

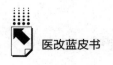

五　工作展望

以健康优先发展战略、健康中国战略、人口发展战略"三大战略"为引领，以贯彻落实全省卫生健康大会精神和《关于加快推进健康四川建设的意见》要求为抓手，以"委省共建卫生健康强省"面上推动、"委市共建卫生健康事业高质量发展先行市"线上带动、"健康四川高质量发展试验县"建设和"十大工程"点上促动为支撑，点线面结合、上中下联动，整体推进健康四川建设，力争到2030年全省健康水平达到或超越全国平均水平，卫生资源布局更加均衡，健康服务能力明显增强，基本建成"健康四川"。

（一）着力健全"四个服务体系"

一是健全优质高效医疗服务体系。争取更多国家医学中心、国家区域医疗中心落户四川，布局建设更多省区域医疗中心；优化调整编制标准，加强卫生健康人才队伍建设，推动卫生健康人力均衡布局和下沉；大力推进紧密型城市医疗集团建设和紧密型县域医共体建设，实施四个"三年计划"，着力提升县级医院、乡镇卫生院、村卫生室服务能力。二是健全公共卫生服务体系。全面总结三年抗疫经验做法，系统重塑疾病预防控制体系，强化监测预警、风险评估、流行病学调查、检验检测、应急处置、医疗救治等能力。推进国家紧急医学救援基地、国家重大传染病防治基地建设，分级分类组建传染病应急处置队伍。三是健全中医药服务体系。提升省级中医医院疑难危重症救治能力，强化市级中医医院医教研综合能力，加强县级中医医院"两专科一中心"建设，做好乡镇（社区）卫生院中医馆提档升级。四是健全人口发展支持和服务体系。完善生育支持政策体系和激励机制，构建普惠托育服务体系，改善生育环境，推动建设生育友好型社会。接续做好妇女"两癌"筛查民生实事，启动"生命启航"母婴安康工程。健全老年健康支撑体系，培育社区养老服务机构，补齐农村养老服务短板，力争尽快创成医养结合示范省。

（二）着力抓好"四项重点任务"

一是加快分级诊疗体系建设。加强分级诊疗管理，推动紧密型县域医共体、紧密型城市医疗集团高质高效实质运行，实现以城带乡、以乡带村、城乡一体化发展。二是深化公立医院改革。深化"5 市 12 县""6 市 3 院"改革试点，支持自贡市、达州市公立医院改革与高质量发展示范项目和四川大学华西医院委省共建高质量发展试点医院打造亮点。持续做好公立医院"国考""省考"，努力实现国考"增 A 提 B 减 C"目标。加强基础学科、平台学科、特色专科建设，优化服务流程，改善就医体验，持续加强"三医监管"，提高医疗服务质量和水平。三是推进"三医"协同发展和治理。会同医保部门推进医疗服务价格改革省级试点、深化医保支付方式改革。会同药监等有关部门完善药品供应保障体系，推进药品耗材等集中采购扩面。四是培育卫生健康新质生产力。培育核医疗、生物医药、医疗器械（含口腔）、现代中药、医疗美容（含化妆品）、体育 6 大产业，着力打造世界级生物医药产业集群。优化"两院、两网、一工程"健康四川"数智大脑"功能，持续强化信息支撑。

（三）着力推进"四大创新举措"

深化协同机制建设，推动与国家卫生健康委签署并落实"委省共建卫生健康强省"战略协议，深化"委市共建卫生健康事业高质量发展先行市"建设，启动"健康四川高质量发展试验县"建设，构建省、市、县一体发展、协同推进的高质量发展模式。深化健康管理升级，实施"健康管家"社区卫生健康服务新模式，落实医疗机构公共卫生责任清单和专业公共卫生机构对医疗机构公共卫生工作的责任清单，坚持医疗、医保、医药联动，组建"全科医师、专科医师、公卫医师、健康管理师"协同家庭医生签约团队，通过"医疗、公卫、运动"处方，对社区重点人群实行"红黄绿"管理，推动关口前移、促进医防融合。深化人事编制改革，在紧密型县域医共体、紧密型城市医疗集团内，探索医疗卫生人才"上聘下用""县聘乡用"

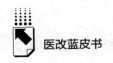

"乡聘村用"等人才"一体化管理使用"新模式。深化薪酬制度改革，探索建立"一金三池"（"卫生事业发展基金"、"人才池"、"编制池"、"资金池"），探索对医共体内各医疗卫生机构负责人实行年薪制，探索调整医务人员收入结构，提高固定收入比例，激发医疗机构和医务人员活力。

参考文献

［1］ 代涛：《"以人为中心"整合型医疗健康服务体系的关键要素研究》，《中国卫生政策研究》2022 年第 1 期。

［2］ 赵东辉、付晓光：《健康治理视角下的"三医"联动：内涵、目标与实现路径分析》，《中国卫生政策研究》2021 年第 1 期。

［3］ 张英：《专访国际医改专家萧庆伦：中国"新医改"的成功与挑战》，《经济观察报》2023 年 9 月 11 日。

［4］ 刘远立：《促进医保、医疗、医药协同发展和治理》，《行政管理改革》2023 年第 3 期。

［5］ 曹艳林：《建设法治医院 让权力运行更阳光》，《健康报》2023 年 10 月 19 日。

［6］ 许树强：《深化医改进入高质量发展新阶段》，人民网，2022 年 7 月 25 日，http://health.people.com.cn/n1/2022/0725/c14739-32484718.html。

［7］ 朱洪彪：《点面结合 打通公立医院高质量发展路径》，《中国卫生》2023 年第 12 期。

［8］ 李冰：《用体系建设破解医疗资源配置难题》，《中国卫生》2024 年第 6 期。

［9］ 梁万年：《四川医改的难点、亮点和发力点》，《中国卫生》2024 年第 6 期。

［10］ 邓海华：《看四川医改，应该看些什么》，《中国卫生》2024 年第 6 期。

［11］ 徐斌：《解决好人民群众看病就医最关心最直接最现实的问题》，《中国卫生》2024 年第 6 期。

重庆市推进基层卫生综合改革的
经验和启示

重庆市卫生健康委员会*

摘　要：　本文梳理了重庆市在推进基层卫生综合改革过程中的经验和启示，面对基层卫生人才短缺、发展动力不足、技术协同不畅等挑战，重庆市实施了一系列基层卫生改革。主要经验包括：建立区县域整合型医疗服务体系，优化资源配置；创新卫生人才帮扶机制，缓解"缺人才"难题；通过多元化筹资方式增强基层造血功能，解决基层发展"缺资金"问题；运用数字化技术助力基层医疗能力提升，解决基层"缺技术"问题；实施便民惠民举措，增强群众获得感。改革成效显著，完善了以基层为重点的分级诊疗体系，缓解了基层群众"看病难""看病贵"问题，增强了群众就医获得感，为其他地区提供了可借鉴的经验与启示。

关键词：　重庆　基层卫生　综合改革

一　改革背景

"中国式现代化，民生为大"。习近平总书记强调，人民健康是社会主义现代化的重要标志。深化医药卫生体制改革的目标，就是要解决群众预防保健和看病就医最关心最直接最现实的利益问题，解决卫生健康事业发展不

---

*　作者单位：重庆市卫生健康委员会。执笔人：张维斌、潘建波、侯莹、李春明、黄元斌、饶霞。

平衡不充分的问题，为人民群众提供更加优质高效、系统连续、公平可及的卫生健康服务。重庆是集大城市、大农村、大山区、大库区于一体的直辖市，绝大部分优质医疗资源集中在主城都市区，渝东北、渝东南地广人稀，优质医疗资源少，群众就医不方便问题相对突出。一直以来，重庆市坚持开展二级及以上医院对口支援乡镇卫生院工作，实施基层定向职称、农村订单定向培养等一系列改革举措，但是基层医疗卫生发展仍然较慢，特别是与东部地区发达省市相比仍有较大差距。

（一）基层卫生技术人员不足，卫生人才短缺

基层卫生技术人员"占比低、学历低、职称低"。2019 年，重庆市基层卫生技术人员占全市卫生技术人员总数的 31.77%；研究生以上学历 385 人，占基层卫生技术人员总数的 0.54%；副高级以上职称 3469 人，占基层卫生技术人员总数的 4.86%。基层医疗卫生机构"聘人难、留不住"，乡镇卫生院公招流岗率达 50%左右。乡村医生队伍"退不出、引不进"，年龄结构老化，60 岁及以上乡村医生占比 25.80%，而 30 岁及以下的仅为 2%。

（二）基层自身造血功能较弱，地方财政保障不足

偏远地区基层医疗卫生机构普遍"小、散、弱"，就医环境差，服务能力弱，基层医疗卫生机构运行成本较大，造血功能明显不足。特别是 2016年中央与地方财政事权和支出责任划分改革以后，区县政府财政保障压力大，难以投入更多的资金用于改善基层医疗卫生机构业务用房、医疗设备等，基层医疗卫生机构亏损现象较为普遍，2019 年全市 34.51%的乡镇卫生院和社区卫生服务中心亏损。

（三）基层医疗服务能力不强，上下技术协同不力

2019 年，全市达到国家服务能力推荐标准的乡镇卫生院和社区卫生服务中心的占比仅为 2.06%。基层基础设施明显落后，50 万元以上设备配置不多，部分机构甚至未配置 DR、彩超等常规设备。公共卫生机构、医疗机

构分工协作机制尚未健全，医防结合不够紧密，上下联动不够顺畅，以健康为中心的整合型服务模式尚未形成。分级诊疗制度不够完善，医疗服务价格和医保支付方式的引导作用未得到充分发挥。

（四）基层诊疗量占比不高，群众就医获得感不强

2009～2019 年，全市基层医疗卫生机构总诊疗人次占比呈现下降趋势，由 68.97% 下降到 50.72%。2019 年，重庆市家庭医生签约服务全人群覆盖率、重点人群覆盖率为 27.76%、60.59%，远低于全国平均水平。部分基层医疗卫生机构业务用房陈旧，医疗设施、内部装修老化，影响患者就医体验感和满意度。农村地区空心化、老龄化、空巢化"三化"现象突出，基层医疗卫生机构"坐堂行医"的服务模式难以满足群众需求。

二　主要做法

（一）建立区县域整合型医疗服务新体系，解决优质医疗资源"不均衡"问题

1. 推进紧密型区县域"三通"医共体建设

按照管理、责任、服务、利益"四个共同体"要求，2021 年 2 月，重庆市在 41 个区县推行以"医通、人通、财通"为主线的区县域医共体"三通"建设，全面建立医共体内管理、人才、技术、服务下沉机制，畅通上下转诊绿色通道，实现医共体内上下级医疗机构用药有效衔接，促进区县域内医疗卫生同质化服务。截至 2024 年 6 月底，全市 41 个区县组建区县域医共体 79 个。此外，针对部分区县地域广，医共体牵头医院难以辐射所有偏远乡镇卫生院的情况，将服务能力不足、服务人口少于 1 万人的乡镇卫生院纳入临近的区县域医疗卫生次中心或甲级乡镇卫生院，组建基层横向紧密型医共体，统一运行管理，使其服务能力得到快速提升。

2. 持续提升区县域医疗卫生服务能力

一是拓展区县级医疗机构服务功能。2023 年 8 月，重庆市人民政府办

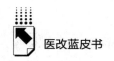

公厅印发《重庆市进一步深化改革促进乡村医疗卫生体系健康发展若干措施》，明确到 2025 年，每个区县至少建成 1 所三级医院，1 所二级以上中医医院、妇幼保健机构、疾病预防控制机构、精神卫生机构，实现区县级医院建设卒中、胸痛、创伤、危重孕产妇、危重儿童和新生儿救治等"五大中心"全覆盖。二是加大优质医疗资源扩容。针对渝东北、渝东南欠发达地区医疗卫生发展不充分、不均衡等问题，2023 年，重庆市财政投入 2.5 亿元，重点在渝东北、渝东南、渝西区县农村地区布局 61 个区县域医疗卫生次中心。三是梯次化推进基层医疗卫生机构能力建设。将基层医疗卫生机构等级创建、社区医院建设纳入区县卫生健康高质量发展评价指标，有效提升基层医疗卫生机构服务能力。截至 2024 年 6 月，全市达到国家推荐标准的乡镇卫生院（社区卫生服务中心）共 236 家，占比 23.18%，超过全国平均水平（22%）。

3. 推进乡村一体化管理

持续推进巡诊派驻服务，对临近乡镇卫生院、服务人口低于 800 人的行政村，以及短期内招不到合格乡村医生的行政村，通过乡镇卫生院定期巡诊、派驻人员以及邻村共建等方式，保障基本医疗卫生服务供给。持续健全以乡带村帮扶机制，将符合条件的村卫生室逐步转为乡镇卫生院延伸举办的村级医疗服务点，实行行政、人员、业务、药品、财务、绩效等统一管理。持续开展村卫生室星级评定，按照三星级、四星级、五星级标准逐级推进村卫生室能力建设。截至 2023 年底，全市达到四星级以上（国家村卫生室推荐标准）的村卫生室 1503 个，占比 15.8%。

（二）建立卫生人才帮扶新机制，解决基层"缺人才"问题

1. 实施"县聘乡用"改革

针对基层医疗卫生机构"人难聘""留不住"的问题，重庆市卫生健康委会同市委编办、市财政局、市人力社保局联合印发《关于开展卫生人才"县聘乡用""乡聘村用"工作的指导意见》，以"医生有限任期"推动"基层无限发展"的改革思路，源源不断地将区县级医院医疗骨干分批下沉

基层工作，缓解基层"人才荒"难题。一是建立精准下派机制。区县人民医院、中医院和妇幼保健院等公立医疗机构每年按照不低于当年新招聘执业医师类人员数量80%的比例，派出医疗专业技术骨干到基层医疗卫生机构工作，连续工作时间不少于一年。按照"基层所需、骨干优先"原则，区县卫生健康行政部门根据基层医疗卫生机构上报"县聘乡用"人员数量和专业需求，由基层"点单"，医院"派单"，"点对点"精准调配下派人员，确保派出人员是基层能用，群众所需。截至2024年6月，全市累计下派"县聘乡用"人员2650名，其中中级及以上职称人员2410名，儿科、麻醉、口腔、血透等紧缺专业医疗骨干1560名，帮助创建基层特色科室209个、开展新业务新技术2056项。二是建立约束机制。区县卫生健康行政部门将所有"县聘乡用"人员虚拟成一个新的单位，单独核定绩效工资总量，依据考核结果发放绩效工资；将"县聘乡用"人员处方权和处方医保工作账号调整到下派的基层医疗卫生机构，让医务人员安心在基层工作。三是建立激励机制。"县聘乡用"人员绩效工资不低于区县级医疗机构人员平均水平；在基层工作满3年的，在职称晋升、岗位聘任等方面享受优先政策；在基层工作满5年的，可以在基层评基层职称，回原单位后转为通用职称。鼓励中级及以上职称的"县聘乡用"人员在基层医疗卫生机构挂职领导班子成员。2023年，全市"县聘乡用"人员中，有92人担任乡镇卫生院业务副院长。四是建立第三方资金保障机制。"县聘乡用"人员绩效工资不再由派出单位保障，也不需要接收单位发放，而是由区县卫生健康行政部门从基层卫生发展"资金池"中支出，保障"县聘乡用"人员超额绩效、新业务新技术开展，确保"县聘乡用"人员安心在基层，形成了医院"愿意放"、基层"愿意接"、人员"愿意下"的良好局面。

2. 实施"乡聘村用"改革

针对乡村医生队伍年龄结构老化、执业（助理）医师占比较低、养老机制和退出机制不健全等问题，探索实施"乡聘村用"改革。一是明确"准入"条件，"乡聘村用"人员必须具备执业（助理）医师资格或乡村全科执业助理医师资格，原则上年龄不超过45周岁。二是明确培训管理，

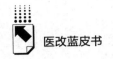

"乡聘村用"人员由乡镇卫生院定期开展业务培训,将其纳入乡镇卫生院医师体系统一管理,优先参加住院医师规范化培训,提高"乡聘村用"人员业务技术能力和水平。三是明确身份,将村医从"个体户"变为"单位人"。其一是实施大学生乡村医生专项计划,乡镇卫生院利用余编,招录大专以上医学毕业生从事乡村医生工作;其二是乡镇卫生院采用编外聘用的方式,招聘临床医学专业技术人员到村卫生室工作。截至2024年6月,全市招聘"乡聘村用"人员共417名,其中用编制招聘的临床医学专业技术人员142名、大学生乡村医生65名,编外聘用的乡村医生210名。四是明确待遇,提升乡村医生抗风险能力。使用余编招录的"乡聘村用"人员享受与乡镇卫生院事业编制人员同等的工资和绩效待遇;按临聘人员管理的乡村医生由区县政府或所属乡镇卫生院为其缴纳社会保险(含职工基本养老保险、失业保险、工伤保险、职工基本医疗保险、生育保险)。

3. 实施"潮汐式"医疗援助

针对重庆市避暑景区多、避暑季节景区人流量大、医疗服务能力不足的情况,每年7~9月,抽派市、区两级医疗专家到避暑景区开展"潮汐式"医疗援助。如石柱县黄水镇、武隆区仙女山每年避暑流动人群超过30万人,且以老人、儿童居多,就医需求量大,全市从市级医院和城区二级以上医院选派急需的普通外科、心血管内科、中医、儿科、急诊急救等科室的专家到景区乡镇卫生院坐诊,并增配医疗设备,全方位开展医疗卫生支援;在人流量降低时,撤回专家和设备,动态满足景区人流量变化带来的就医需求。2021年在全国率先实行"潮汐式"医疗援助以来,重庆市已累计派出430名市、区两级医疗专家深入部分景区,诊疗病人13万余人次,有效解决了景区医疗机构因避暑群众猛增带来的医疗资源不足问题。

(三)探索基层发展筹资新方式,解决基层"缺资金"问题

1. 建立基层卫生发展"资金池"

针对基层医疗卫生机构造血功能差、运行压力大、发展后劲不足等问题,在遵循《预算法》等法律法规及相关预算和资金管理制度规定总体框架下，区县卫生健康行政部门通过政府财政投入一点，从区县级医院、基层医疗卫生机构的医疗服务收入中分别提取一点的方式，建立基层卫生发展"资金池"。各区县卫生健康行政部门统筹制定"资金池"管理办法，明确"资金池"筹资比例和使用范围。比如，万州区按照市级医院、区级医院、基层医疗卫生机构医疗服务收入 0.5%、1%、10%的比例提取资金，区级财政每年投入专项资金 1100 万元，统筹建立万州区基层卫生发展"资金池"，用于区县级医院与基层医疗卫生机构远程诊断、药学服务等技术协作，以及"上派下挂""县聘乡用"人员绩效等费用支出，减轻基层医疗卫生机构负担。

2. 建立区县域医疗"设备库"

按照"开源节流、合理使用"的原则，区县卫生健康行政部门每年梳理区县域医共体牵头医院及成员单位设备存量，建立医疗设备采购清单和更换台账，并根据基层实际情况，利用"资金池"分批次支持基层医疗卫生机构医疗设备更新换代，循环利用，提高资源配置效率。比如，原国家级贫困县彭水县"资金池"累计筹资 8.2 亿元，为服务人口超过 3 万人的乡镇卫生院和社区卫生服务中心配备全新彩超、全自动生化分析仪、全自动化学发光免疫分析仪、血凝仪、麻醉机、呼吸机、口腔椅、CT 等设备，将原来较旧的医疗设备统筹配置到周边较小的乡镇卫生院，先后为基层医疗卫生机构配备设备 115 台，有效解决了"政府财力有限、基层发展迫切"的矛盾。

3. 健全基层卫生发展"项目库"

制定《重庆市基层医疗卫生服务能力提升五年（2023—2027 年）行动工作方案》，全面清理基层医疗卫生机构自建房和危房，及时建立基本建设"项目库"和项目清单。对拆危后业务用房面积不达标的或不能满足实际业务需求的基层医疗卫生机构，采取自筹资金和向基层卫生发展"资金池"预借等方式，及时进行新（迁、改、扩）建，解决基层卫生发展资金不足问题。截至 2024 年 6 月，全市"资金池"已累计筹资 25.38 亿元，为基层医疗卫生机构新建或改建房屋面积 21.69 万 ㎡，配置 CT、DR 等医疗设备451 台（件）。

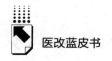

（四）建立数字化赋能新模式，解决基层"缺技术"问题

1. 建立四大远程诊断中心，实现"基层检查、上级诊断"

在区县级医院统筹建立区县域医学检验、医学影像、心电诊断、病理诊断四大远程诊断中心，与基层医疗卫生机构实现互联互通、资源共享，基层检查后实时上传结果、区县级医院实时出具诊断报告。统一检验、影像、心电图、病理质控管理标准，建立远程诊断费用共担机制，对四大远程诊断中心进行合理补偿。截至 2024 年 6 月，四大远程诊断中心区县覆盖率达 100%，全市远程诊断累计超过 600 万人次。

2. 推行"医检互认"应用，实现检验检查结果互认

全市建立统一标准、统一结构、统一质量的数据库，搭建互认共享平台，所有公立医院和基层医疗卫生机构、部分民营医院全部连通，医生以高清无损的方式调阅所有接入医院的原始检查检验结果，实现 161 项结果互认；群众通过手机可查看本人全部检验检查结果，看病不再需要携带胶片，就医更加便捷。2023 年底"医检互认"应用实施以来，全市调阅量已达 595 万人次、互认量 40 万人次、为群众节约费用 1.1 亿余元。

3. 推行"健康一生"应用，逐步实现居民健康自我管理

按照"一人一档一属地"原则，采用"建平台、做接口、定规则"的方式，整合现有信息系统建成全市统一的电子健康档案数据库，实行健康档案新建、更新、转迁、异地服务"四统一"管理，实现跨机构、跨区县数据实时交换共享和动态更新。各区县将基本公共卫生服务、家庭医生签约、部分医疗服务等数据 5 分钟内上传到"市级基层综合管理系统"汇集，每个人在全市范围内有且只有一份电子健康档案，内容涵盖出生医学证明、预防接种、慢性病管理等公共卫生信息，以及门诊、处方、住院病历、检查检验、体检报告等医疗服务信息。截至 2024 年 6 月，全市已建档 2825 万份，建档率 88%，并向全市居民开放，促进居民自我健康查询和管理。

（五）优化便民惠民新举措，解决群众"看病难"问题

1. 做实家庭医生签约服务

一是壮大签约服务队伍。以"3+1+1+N"模式，即 3 名基层医疗卫生机构人员（医生、护士、公卫人员各 1 名），1 名上级医院医生，1 名社区联络员，N 名志愿者（健康管理师、心理治疗师、心理咨询师、康复治疗师、营养师、居民小组长、退休医务人员、社工等），组建家庭医生服务团队 8720 个，实现全市村（社区）家庭医生团队全覆盖。二是丰富签约服务方式。根据居民流动情况和签约服务意愿，推行弹性化签约服务，建立灵活、稳定、信任的签约服务关系。三是完善签约服务内涵。制定《重庆市家庭医生签约服务规范（第一版）》，明确家庭医生向签约居民提供基本公共卫生、基本医疗、预约转诊、药学、长期处方、个性化签约、互联网+签约互动、健康积分制等服务。分层分类设计系列个性化服务包，提供"菜单式"服务，满足签约居民多元化健康需求，2023 年全市个性化签约服务费总金额达 2226 万。四是强化签约服务保障。家庭医生签约服务费不纳入绩效工资总量，可用于家庭医生团队发放薪酬。家庭医生个性化签约有偿服务，由市场化自主定价，区县发展改革部门备案，居民自愿付费签约购买。所有二级及以上公立医院将不低于 20% 比例的预约号源作为家庭医生专用号源向乡镇卫生院、社区卫生服务中心开放，由家庭医生为需要转诊的签约居民提供预约挂号。

2. 再造医防融合就医流程

在基层医疗卫生机构设置"两部一馆一专区"（即全科医学部、妇幼健康部、中医馆、专科服务区），在门诊大厅入口处增设"健康管理站"，打破传统的"挂号→候诊→就医"医疗服务流程，再造"健康服务→登记/挂号→分诊→就医（康复）"的医防融合服务新流程。利用群众候诊的时间开展建立健康档案、随访、健康教育等服务，方便群众在候诊的同时能够获得基本公共卫生服务，形成预防、医疗、康复一体化健康服务链。

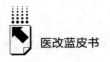

3.延长门诊时长和周末接种

延长门诊服务时间，在无急诊服务且诊疗量较大的社区卫生服务中心实行工作日门诊延时服务1~3小时，或酌情在节假日、周六日增加门诊服务时间，方便社区居民尤其是上班、上学的人在家门口就近获得基本医疗、慢性病配药、家医签约、健康咨询等服务。全面推行预防接种分时段预约，开展预约周末疫苗接种服务。对延时服务或周末服务的工作人员给予必要的补休、轮休或补助。

4.村卫生室医保报销全覆盖

卫生健康行政部门与医保部门共同制定村卫生室医保定点标准，确保村卫生室纳入医保有章可循。按照"实地查看、评估研究、签约备案、联网结算、业务培训"的路径，将符合定点条件的村卫生室全部纳入医保定点管理。截至2024年6月，重庆7959个行政村卫生室已全部接通医保报销系统，医保定点管理实现"全覆盖"，农村居民到行政村卫生室看病就医均可实时结算。建立定期排查机制，对因区划调整、机构搬迁、设备老化、村医离岗等造成的村级医保报销"空白点"动态清零，实现村村有阵地、有村医、有终端、有网络、有报销。

（六）建立部门协同管理新体制，解决政策保障"跟不上"问题

1.人事保障政策

一是实施编制动态调整。根据基层医疗卫生机构服务人口、业务发展和专业技术人员配置情况，由机构编制部门会同卫生健康行政部门每5年动态调整一次乡镇卫生院人员编制总量，原则上乡镇卫生院人员编制按照所辖乡镇常住人口总数的1.2‰~1.7‰配置。二是优化专业人员岗位结构。支持乡镇卫生院按本单位专业技术岗总量的50%设置中级岗，15%设置高级岗，其中3%设置为基层定向高级岗。按照本区县乡镇卫生院专业技术岗位总量的5‰设置专业技术三级、四级岗位。对在乡镇卫生院连续工作满15年或累计工作满25年且仍在乡镇卫生院工作的专业技术人员，在满足聘用条件下，可通过"定向评价、定向使用"聘用至相应（原聘用岗位的上一级职称）

定向岗位，不受岗位结构比例限制。各区县乡镇卫生院岗位结构中设置的专业技术岗位数不得低于相应岗位总数的90%。三是完善人才待遇保障机制。落实"允许医疗卫生机构突破现行事业单位工资调控水平，允许医疗服务收入扣除成本并按规定提取各项基金后主要用于人员奖励"要求。区县财政对乡镇卫生院超额绩效所需经费的总体补助水平不低于60%。乡镇卫生院"本年盈余分配"科目为正数（发放的基本公共卫生资金及基本药物补助纳入医疗收入统计范围）且绩效考核合格的，将"本年盈余分配"的60%用于次年增核超额绩效总量。按每名注册全科医生每月300元的标准追加基层医疗卫生机构绩效工资总量，用于设立全科医生津贴，所需经费由区县财政全额保障。基层医疗卫生机构超额绩效年人均水平低于当地区县级公立医院超额绩效年人均水平的，增核其超额绩效时暂不受相关控制增幅规定的限制。

2.财政保障政策

一是加大政府投入。区县新增财力向乡村医疗卫生领域倾斜，乡村医疗卫生用地纳入国土空间整体规划，确保乡村医疗卫生体系均衡健康发展。市发改委将区县域医疗卫生次中心纳入项目库，市财政加大资金投入，支持基层医疗卫生体系建设。二是建立村卫生室多渠道补偿激励机制。通过基本公共卫生服务经费补助、乡村医生专项补助、一般诊疗费、基本药物制度补助、村卫生室运行补助等5个渠道对村卫生室进行合理补助。动态调整乡村医生专项补助标准，执业医师、执业助理医师、乡村全科执业助理医师、乡村医生分别由区县政府按照每人每月不低于1000元、800元、700元、600元的标准予以专项补助。三是完善乡村医生社会保障政策。已纳入事业编制的乡村医生，按照有关规定参加机关事业单位基本养老保险、职工基本医疗保险等社会保险。未纳入事业编制的在岗乡村医生，可利用乡村医生专项补助新增金额，按照有关规定参加企业职工基本养老保险或城乡居民基本养老保险、职工基本医疗保险或城乡居民基本医疗保险等社会保险。

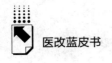

3. 医疗保障政策

一是调整"一般诊疗费"标准。基层医疗卫生机构创建为区县域医疗卫生次中心和社区医院的，可执行二级医院收费标准；达到国家服务能力基本标准及推荐标准的，可执行一级医院收费标准；一般诊疗费乡镇卫生院由每次 9 元提升到 10 元，村卫生室由每次 5 元提升到 6 元，增长部分全部由医保报销。二是加强"两病"用药保障。统一慢性病用药，打通区县域不同医疗卫生机构之间用药界限，同时，将高血压、糖尿病门诊用药保障的诊断机构扩大到拥有执业医师的村卫生室，在符合条件的村卫生室确诊的"两病"患者，可享受医保相关报销政策。三是落实医保基金结余留用政策。以黔江区为试点，推进"总额预算包干、合理结余留用"，结余留用资金由区卫生健康发展中心统一分配使用，80%用于医务人员的绩效奖励、20%用于基层卫生服务能力提升和服务模式转变。四是发挥基本医保引导作用。在医疗服务价格动态调整中，优先考虑体现分级诊疗、技术劳务价值高的医疗服务项目，提高基层就诊报销比例，促进就近就医。推进基层医疗卫生机构门诊特殊慢性病就医按人头付费，引导群众主动在基层就诊。

三　改革成效

通过实施人才、保障、技术等一系改革，区县域"三级"医疗卫生服务体系进一步完善，基层医疗卫生人才队伍进一步壮大，服务能力进一步提升，以人民健康为中心的区县域卫生健康服务模式基本形成，群众健康水平和满意度明显提升。

（一）优质医疗资源布局明显优化

2019~2023 年，全市基层医疗卫生机构数量稳步增长（见表1）。截至2023 年底，全市共有基层医疗卫生机构 22279 个，增幅达 11.39%。由于城镇化进程加快，农村人口逐年减少，社区卫生服务中心（站）数量增长较快，增幅达 18.84%。而卫生院和村卫生室数量分别由 2019 年的 860 个、10580 个下降到 2023 年的 807 个、9496 个（见表 1）。重庆市进一步优化乡村医疗卫生机构布局，全面启动 61 个区县域医疗卫生次中心建设，累计创建社区医院 60 个，新（改、扩）建乡镇卫生院 38 个、村卫生室 94 个，提升乡村医疗卫生机构单体规模和服务辐射能力，从注重机构全覆盖转向更加注重服务全覆盖，通过乡镇卫生院开展巡诊服务 429 个村、派驻服务 109 个村、邻村服务 88 个村，保障村级基本医疗卫生服务供给。2023 年，基本实现"城市 15 分钟、农村 30 分钟"医疗服务圈，形成优质医疗资源靠近老百姓服务格局。

表 1 近 5 年重庆市基层医疗卫生机构数量

单位：个

类别 ＼ 年份	2019	2020	2021	2022	2023	五年增长率
基层医疗卫生机构	20001	19838	20268	21163	22279	11.39%
社区卫生服务中心（站）	536	557	577	638	637	18.84%
社区卫生服务中心	203	221	238	250	251	23.65%
社区卫生服务站	333	336	339	388	386	15.92%
卫生院	860	826	819	810	807	-6.16%
街道卫生院	14	10	9	5	3	-78.57%
乡镇卫生院	846	816	810	805	804	-4.96%
村卫生室	10580	9815	9495	9629	9496	-10.25%
门诊部	456	469	587	608	633	38.82%
诊所、卫生所、医务室	7569	8171	8790	9476	10702	41.39%

资料来源：重庆市卫生健康统计信息中心。

（二）基层医疗服务能力明显提升

2023 年，基层医疗卫生机构床位达 6 万张，占全市医疗卫生机构总床位数的 23.5%；基层医疗卫生机构人员数 11.86 万人，占全市医疗卫生机构人员总数的 35.5%（见图 1）。

全市乡镇卫生院、社区卫生服务中心万元以上设备共计 34124 台，与

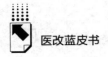

2019 年相比，增加 18303 台。每个乡镇卫生院基本配备了 1 台救护车，提升了急救和转诊转运能力。乡镇卫生院、社区卫生服务中心实现中医馆全覆盖，全市 80% 以上的村卫生室能够提供中医药服务。推进"互联网+医疗健康"服务，慢性病管理、康复医疗、医养结合、安宁疗护等服务功能得以拓展，基层医疗卫生机构防病治病和健康管理能力全面提升。

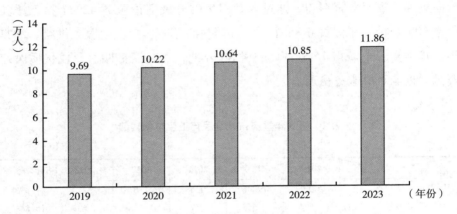

图 1   2019~2023 年重庆市基层医疗卫生机构人员数

资料来源：重庆市卫生健康统计信息中心。

（三）群众就医获得感明显增强

2019~2023 年，全市基层医疗卫生机构总诊疗人次稳步增长（见图 2）。2023 年，全市基层医疗卫生机构诊疗人次 12106.41 万，占全市医疗卫生机构总诊疗人次的 56.32%，与 2019 年比较，基层医疗卫生机构诊疗人次增加 3207.57 万，增长 36.04%；基层诊疗量占比提高 5.60 个百分点。乡村地区患者第一次就诊到基层医疗卫生机构的占比达到 78.9%；家庭医生签约服务全人群覆盖率达到 44.2%，重点人群覆盖率达到 82.8%；65 岁及以上老年人免费体检达 387 万人；居民规范化电子健康档案覆盖率达到 72.05%，居民健康素养水平提升至 31.77%，优于全国 29.70% 的平均水平。

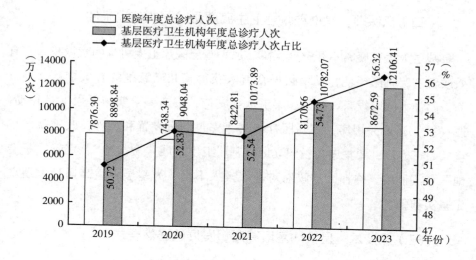

**图2　2019~2023年重庆市医院年度总诊疗人次和基层医疗卫生机构
年度总诊疗人次及其占比**

资料来源：重庆市卫生健康统计信息中心。

四　经验启示

全面实施基层卫生综合改革，要更加突出医疗卫生供给侧结构性改革和内涵式发展，大力推进医疗卫生体系系统重塑，促进优质医疗资源扩容和区域均衡布局，推动基层卫生高质量发展。

（一）抓人才，是推动基层卫生高质量发展的关键因素

基层医务人员承担着大量医疗照护责任和公共卫生服务职能，人员的专业素养、技术能力和服务质量直接关系到基层卫生服务的质量和水平。但基层职业前景受限、绩效工资待遇偏低等，导致基层医疗卫生机构公招流失率较高，严重制约基层卫生高质量发展。因此，深化"县聘乡用""乡聘村用"改革，是破解基层"人才荒""能力弱"的关键。

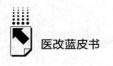
（二）抓保障，是推动基层卫生高质量发展的前提条件

基层卫生发展离不开资金保障。加大基层医疗卫生机构的建设投入，有效改善基层就医环境，是增强群众就医获得感和满意度的有效措施。一方面，要加大政府投入，统筹多渠道资金支持，按新要求实施基层达标行动，改（扩）建业务用房，更新医疗设备，完善病房设置和条件，改善就医环境；另一方面，要集中力量建立区县基层卫生发展"资金池"，完善"资金池"使用制度，弥补区县政府对基层投入不足，为基层卫生高质量发展奠定坚实基础。

（三）抓技术，是推动基层高质量发展的必然要求

让基层群众在家门口就可以享受到高水平的医疗服务，必须要提高基层医疗卫生机构技术能力。随着数字健康的建设，借助远程医疗、云计算、大数据、人工智能等现代信息技术在卫生健康领域的应用，可以打破传统医疗服务的时空限制，通过建立区县域医学检验、影像、心电、病理远程诊断中心，实现"基层检查、上级诊断"；通过远程医疗会诊、查房教学、检查监护等形式，实现快速提升基层医疗服务能力。

五　未来展望

实现人民对美好生活的向往是中国式现代化的出发点和落脚点，必须贯彻落实新时代党的卫生与健康工作方针，推动基本医疗卫生制度更加公平有效、成熟定型，用制度保障人民健康福祉，在推进共同富裕进程中，更好地满足人民群众对高品质生活的期盼。

（一）坚持以基层为重点，构建现代社区和未来乡村健康服务模式

1.建立现代社区健康服务新模式

发挥区县域医共体牵头医院龙头作用，推动优质医疗资源下沉，以社区

卫生服务中心为主体，以家庭医生签约服务为网格，开展社区健康管理、社区疾病防控、社区急救、社区医疗、社区康复、社区养老、社区托育等健康服务，形成上下联动、分级诊疗的整合型社区健康服务体系。依托数字健康应用，推进社区线上诊疗、送药到家、上门医护服务、风险监测预警，让群众居家享受优质、高效的医疗卫生服务和个性化健康服务。

2. 建立未来乡村健康服务新模式

面对农村"老龄化""空心化""分散化"的人群分布特点，发挥区县域医疗卫生次中心和乡镇卫生院枢纽作用，进一步深化改革促进乡村医疗卫生体系健康发展，优化村卫生室布局，整合乡村养老资源，推进乡村基本医疗、乡村医养结合、乡村医育融合，以及上门医疗护理等一体化服务。通过数字化流动健康服务车、远程诊疗、人工智能辅助诊断等方式，促进优质医疗资源普惠共享，实现乡村公共卫生管理、医疗保障、急诊急救等"一网通办""一键可达"。

（二）坚持改革创新，持续打通制约基层卫生高质量发展政策堵点难点

1. 完善"三医"协同机制

因地制宜学习推广三明医改经验，坚持医疗、医保、医药协同发展的理念，构建激励相容的体制，加强政策措施的统筹性、协调性、联动性。坚持问题导向，着重化解人民群众"急难愁盼"的现实问题，更好地协调群众就医可及性、便捷性和满足临床需求、鼓励医药创新之间的关系，平衡医疗优质服务、医药高效供给和医保可持续发展之间的关系。形成上下联动、条块结合的工作推进机制，建立维护公益性、调动积极性、保障可持续的"三医"运行机制。

2. 健全财政投入机制

积极争取中央资金，加大对区县域医共体内符合条件的项目支持力度。市级财政通过基本公共卫生服务、基本药物制度补助资金对基层医疗卫生机构予以支持。区县政府建立"保基本、买服务"的激励性财政补偿机制，

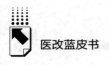

重点保障政府办基层医疗卫生机构在编人员基本支出以及符合规划的基础设施建设、设备购置、人才培养等费用支出。发挥公共卫生服务补助等财政资金作用，根据提供的服务数量和质量，按规定通过政府购买服务方式激发基层医疗卫生机构活力。

3. 优化人才保障机制

统筹平衡区县、乡镇（街道）两级绩效工资水平，合理调控各级各类医疗卫生机构间人员收入差距。以岗位为基础、绩效为核心，打破医院、层级和身份界限，建立多劳多得、优绩优酬的内部分配机制，重点向工作任务较重，条件相对艰苦的岗位倾斜，支持对区县域医共体内各级医疗卫生机构负责人实行年薪制。

（三）坚持共建共享，全域推动数字赋能基层医疗卫生发展

推进数字化智能化，是新时代区县域卫生健康保障提质增效的重要手段。推进市、区县两级卫生健康行政部门和市、区县、乡镇（街道）、村（社区）四级医疗卫生机构数据融合共享、业务"整体智治"。以数字医共体为抓手，建立7个智慧平台，提升基层医疗服务能力。

1. 建立"3个智慧医疗平台"

统筹建立远程医疗服务平台，开展远程诊疗会诊、手术指导、查房监护、双向转诊、教学培训等服务。统筹建立互联网医院平台，为常见病、多发病复诊患者提供健康咨询、诊疗等互联网医疗服务；统筹建立区县域医护调度平台，为有需求的老年人或行动不便的居家患者提供送医、送护、送药上门服务。

2. 建立"2个智慧应急平台"

统筹建立覆盖全域、纵横贯通的疫情应急处置平台，提升城市传染病风险感知、预警预判和应急指挥调度能力。统筹建立区县域医疗应急调度平台，有效实现智慧调度、质量控制、生命体征信息监测，提高急救效率。

3. 建立"2个智慧管理平台"

统筹建立区县域健康管理平台，为居民建立"一人一码一档"的全生

命周期电子健康档案，促进居民自我健康管理；对慢性病患者、老年人、儿童、孕产妇、重大传染病患者等重点人群，实行分类分色管理。统筹建立区县域药事管理和处方前置审核平台，开展处方点评和用药指导。鼓励建立区县域医共体中心药房，建立缺药登记和配送制度，解决乡村居民用药问题。鼓励在区县级中医医院建立中药饮片供应中心和共享中药房，统一中药饮片采购、调配、炮制、煎煮和配送服务。

参考文献

［1］重庆市卫生健康委员会：《2023 年重庆市卫生健康事业发展统计公报》，2023。

［2］重庆市卫生健康委员会：《重庆市医疗卫生服务体系"十四五"规划（2021—2025 年）》，2021。

［3］梁万年、王辰、吴沛新主编《医改蓝皮书 中国医改发展报告（2020）》，社会科学文献出版社，2020。

［4］《重庆：构建医防融合"125"格局》，《中国卫生》2021 年 7 月。

［5］《重庆"县聘乡用"激活基层人才活力》，《中国卫生》2023 年第 1 期。

［6］《重庆：卫生人才"县聘乡用"，让基层群众就近享有优质医疗服务》，《人民日报》2024 年 3 月 22 日。

［7］张维斌：《促进"三医"协同发展和高效能治理》，《当代党员》2024 年第 15 期。

B.9
广州市打造"顶天立地 内联外延"
优质高效医疗卫生服务体系

广东省卫生健康委　广州市卫生健康委*

摘　要：　建立优质高效的医疗卫生服务体系是党的十九大作出的关于实施健康中国战略的重要决策部署。作为改革开放前沿地和国家中心城市，近年来，广州市承载着探索中国式现代化卫生健康发展之路的使命，坚持政府主导、公益性主导、公立医院主导，紧紧围绕构建"顶天立地，内联外延"优质高效医疗卫生服务体系的目标，以"三大引领"构建顶尖医疗高峰，以"三张网络"优化多层次健康服务，以"三项联动"深化医药卫生体制改革，以"三线外延"跃升医疗卫生服务能级，积极推进构建优质高效医疗卫生服务体系，探索走出一条超大型中心城市卫生健康事业高质量发展之路。

关键词：　医疗卫生服务体系　高质量发展　广州市

一　改革背景

（一）国家决策部署

医疗卫生服务体系承载着维护人民群众生命安全和身体健康的重要功

---

* 作者单位：广东省卫生健康委员会。执笔人：黄飞、马聪、吴晓程、洪令瑶。
作者单位：广州市卫生健康委员会。执笔人：陈斌、周端华、蔡映红、刘秀娟、谢远雄、陈灼林。

能，是党和国家保障民生、改善民生的重要支撑。党的十八大以来，以习近平同志为核心的党中央把保障人民健康放在优先发展的战略位置，高度重视医疗卫生服务体系建设。为加快形成与基本实现社会主义现代化相适应，体系完整、分工明确、功能互补、连续协同、运行高效、富有韧性的整合型医疗卫生服务体系，2023 年 3 月，中共中央办公厅、国务院办公厅印发了《关于进一步完善医疗卫生服务体系的意见》，对促进优质医疗资源扩容和区域均衡布局，建设中国特色优质高效的医疗卫生服务体系作出了具体的要求。

（二）广州城市定位需要

作为改革开放的"排头兵"，广州肩负着在高质量发展方面发挥"领头羊"和"火车头"作用的任务使命。作为中国的南大门、国家中心城市、粤港澳大湾区核心引擎，广州承担着建设面向国际一流湾区和世界级城市群的重任。作为实际服务人口超 2000 万的超大型城市，广州市所辖 11 个区既有经济密度排名全国前列的中心城区，也有山区和农村地区，区域发展不平衡。作为省会城市和国家三大医疗中心之一，广州医疗卫生机构层级丰富、隶属关系复杂，在服务辖内居民的同时承担着华南地区乃至全国各地群众就医需求。在医改新征程上，广州需要弘扬开拓进取精神，扩大开放与对外交流，做好城乡统筹、区域统筹以及理顺复杂的权责关系，在全面深化医药卫生体制改革、构建优质高效医疗卫生服务体系上推动形成更多创造式、引领式、集成式改革范式，激活卫生健康发展动力，为中国式现代化提供更多坚实的健康保障，为全国各地超大型城市做出更多的医改探索，贡献更多"广州智慧"。

（三）发展现状需要

随着经济社会发展进入新时代，多层次、多样化的健康服务需求持续快速增长，卫生健康事业发展存在的主要问题转化为人民群众对优质健康服务的需求和不平衡、不充分的供给之间的矛盾。广州优质医疗卫生资源分布仍不够均衡，医学创新策源功能和健康服务发展动力相对不足，公共卫生应急体系在疫情防控中还暴露出短板，医养结合、托育、妇幼等多层次医疗服务

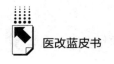

内涵有待提升，这些问题制约了医疗卫生服务体系整体效能的提升。在全国和全省卫生健康大会召开后，自 2017 年开始，广州市在纵向和横向上谋划推进体系整合，构建广州特色优质高效医疗卫生服务体系。

二 主要做法

广州市委、市政府高度重视医改工作，坚决贯彻习近平总书记关于卫生健康工作的重要论述精神，深入学习福建三明医改经验，持续强化对卫生健康事业的领导、保障、管理和监督责任。成立由市委、市政府主要负责同志担任双组长的医改领导小组，高位统筹推动各项工作，深化医改工作不断开拓创新，先后两年得到国务院大督查激励，多项改革经验获得国家肯定并在全国推广。在新时代新征程上，广州以"三大引领"建实高地筑牢高峰，以"三张网络"优化多层次健康服务，以"三项联动"深化医药卫生体制改革，以"三线外延"跃升医疗卫生服务能级。向上构建顶尖医疗高峰，向下铺设全方位多层次健康服务网络，向内强化内部治理联动机制，向外拓宽外部发展空间，着力构建"顶天立地，内联外延"优质高效医疗卫生服务体系。（见图 1）

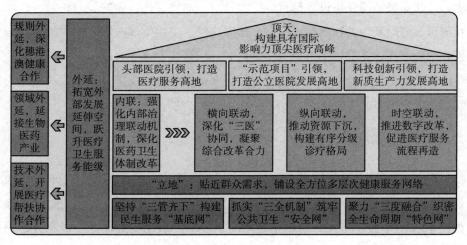

图 1 广州市构建的"顶天立地、内联外延"优质高效医疗卫生服务体系

资料来源：广州市卫生健康委。

（一）顶天：紧扣发展定位，构建具有国际影响力顶尖医疗高峰

广州市着力构建与国家中心城市责任担当相匹配、全国领先的医疗服务体系，引领国家和区域顶尖医疗水平的提升，在医疗高峰的攀登中稳居前列。

1. 头部医院引领，打造医疗服务高地

一是推进国家级"双中心"建设。以创建国家医学中心、国家区域医疗中心以及省高水平医院建设"登峰计划"为契机，致力打造全国医疗卫生高地。广州地区 13 家省部属、市属医院入围"登峰计划"，每家医院获 3 亿元资金支持，重点用于引进培养高层次人才，提升科技影响力和辐射带动能力。经过 5 年的建设，2 家医院正式获批国家呼吸医学中心、国家儿童（中南）区域医疗中心，2 家医院获批首批综合类和中医类别"辅导类"创建单位，7 家医院获批国家区域医疗中心建设单位，12 家医院获批国家区域医疗中心输出医院。

二是共建省级高水平医院。采用省、市共建模式联合打造呼吸、肾病、肿瘤、心血管、精准医学、中医等六大国际医学中心，其中市财政投入 33 亿元，围绕建设"前沿医疗技术高地、高水平临床科研平台、高端医学人才团队、一流医学学科、现代医院管理制度"等支持广州地区 17 家医院争创省级高水平医院，推动各医院在学科群建设、人才培养和科研成果转化等方面加快形成国际竞争力。其中 12 家进入 2022 年中国医院科技量值排行榜综合前百强，累计获得国家自然科学基金立项 848 项（占全省高水平医院立项总量的 74%）。

三是提升市级专科影响力。坚持"大专科、小综合"发展战略，按照错位发展原则推动市属医院走出特色发展道路。重点建设 27 个市级高水平临床重点专科和培育专科。区域医疗特色和影响力逐渐显现，如广州医科大学附属第一医院呼吸病学稳居复旦版中国医院专科声誉排行榜全国第 1 位，广州医科大学附属妇女儿童医疗中心在全国公立医院绩效考核中位列妇幼类医院全国第 4 位，广州医科大学附属脑科医院精神医学专科综合实力连续

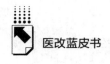

14年位居华南地区第一。

2."示范项目"引领，打造公立医院发展高地

一是打造专病体系示范标杆。依托国家公立医院改革与高质量发展示范项目，整合市、区资源构建消化、精神、妇幼、传染病、中医五大专病体系，并加强与省部属医院的协作，构建省—市—区—基层四大层级健康服务网络。3年试点期间，消化疾病专科联盟成员四级手术增长3倍，消化内科门诊量增长134.3%；妇幼保健网络建成全省首个市级妇幼健康信息系统，新增6个妇幼特色专科（其中国家级4个），3家区级妇幼保健院提升至三级医院水平；建成华南地区最大针灸医联体，形成以市针灸医院为核心、36家联盟单位为骨干、延伸至基层医疗卫生机构的多层次针灸"1+N+X"服务体系。

二是推动区级医院示范引领。以花都区为试点，立足区域人群特点与服务需求，强化人才、学科和信息化建设，推动区域医疗集团建设，着力构建区强、镇活、村稳、上下联、信息通的区级优质高效医疗服务体系。3家区属医院达到三级医院规模，其中2家通过三甲医院评审。区属中西医结合医院在"国考"中位列中西医结合类别全国第5。在医疗资源极其丰富的广州，花都区实现区域内就诊率90.49%，为全国区县级医疗服务高质量发展提供了丰富经验。

三是提升公立医院发展内涵。加强党对公立医院的全面领导，将强化党的制度建设与健全医院现代管理制度相结合。依托省部属和市属医院建设50个质量控制中心，守牢医疗质量安全底线。各公立医院先后成立运营管理委员会，推进运营管理体系建设。开展业财融合试点项目，建立运营助理员、价格协管员等制度，全面赋能医院绩效管理和经济管理工作。着力改善患者就医体验，全市二级及以上医疗机构中有60%建立门诊"一站式"服务、56%建立多学科诊疗制度、80%提供不间断门诊服务。

3.科技创新引领，打造新质生产力发展高地

一是建立和强化医学重大研究平台。全力打造具有基础性、战略性、前瞻性的医学科学实验平台，支撑重大科技及关键共性技术研究。全市医疗健

康领域共建成国家实验室 1 家（广州实验室）、国家重点实验室 6 家、省级重点实验室 73 家（占全省的 74%）。其中，广州实验室自成立以来取得了包括国际首个 3CL 拟肽类靶向新冠治疗药物来瑞特韦片等多项世界领先的关键成果。广东省中医院承建的中医湿证国家重点实验室是我国首家中医类国家重点实验室，颁布国家中医药标准 2 项，获省科技进步奖一等奖 1 项、成果转化 6 项。

二是开展"高新、重大、特色"医学科研项目。启动五轮共 351 个项目建设，涵盖西医、中医、中西医三个类型和省部、市、区属各级各类医院。相关技术项目开展例数较启动前增长 3 倍，年复合增长率达 71%，部分技术达到国内领先、国际一流水平。如中山大学附属第一医院在全球率先开展无缺血肾移植手术，从根本上解决移植器官缺血损伤的难题；南方医科大学南方医院侯凡凡院士团队首创 RASB"向上滴定法"，使慢性肾脏病患者发展至尿毒症的风险降低 50%。

三是壮大高层次医疗卫生人才队伍。实施卫健系统"广聚卫健英才"工程，探索建立分级分类分层次的人才管理和激励制度。引进一批急需、紧缺、高水平医学领军人才，打造具有国际视野的医疗卫生机构高层次人才队伍。开展科主任赋能领航研修班、"与巨人同行"进修计划等高质量培训项目，选派临床、管理骨干赴清华大学等高校和国内外知名医院脱产学习。

（二）立地：贴近群众需求，铺设全方位多层次健康服务网络

牢固树立以人民健康为中心的改革思想，激活基层医疗卫生机构"细胞"，畅通健康服务"微循环"，提高基层服务质量，健全共建共治的公共卫生治理体系，护佑一老一少和孕产妇等重点人群，不断满足群众多层次、多样化服务需求。

1. 坚持"三管齐下"，构建民生服务"基底网"

一是创新运行机制，激发内在活力。探索"财政兜底+绩效放活"的新型管理模式，破除基层发展体制机制障碍。以增城区为试点，在全国率先提

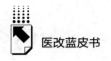

出"公益一类财政供给、公益二类绩效管理"改革方案并在全市铺开,将"两个允许"进一步细化为"六项措施"①,激发基层干事创业积极性。在省内率先推动紧密型镇村卫生服务一体化管理改革,实施区招镇管村用,大幅提升村医补贴标准,全市乡村医生中拥有执业(助理)医师占比61.36%,位居全省前列。与实施改革前相比,全市在岗基层医务人员人均收入增长一倍,为全国、全省基层卫生综合改革贡献了"广州经验"。

二是夯实软硬基础,提升服务水平。以城中村改造为契机,大力推进基层医疗卫生机构场地标准化建设。以"优质服务基层行"和"社区医院"创建活动为抓手,以评促建,推动基层补短板、强特色。通过"市划拨一点,各区现有编制调剂一点",为基层大幅增编4159个,壮大基层人才队伍。建立基层人才系列培训体系,开展全科医师"星火"培训、港式家庭医生培训、骨干培训等全方位多维度培训,保障全市基层医生每2~3年参与一次规范化集中培训。

三是转变服务模式,拓展服务内涵。变"被动"为"主动",在国家中心城市率先落地家庭医生签约服务三方付费机制,家庭医生年签约收入最高可增加5万元,激励家庭医生主动服务。变"单一"为"个性",提供"点单式"签约服务,将服务项目由89项倍增至195项,面向不同人群定制个性化服务包,居民在协议期满后续约率超过90%。变"重医轻防"为"医防融合",发挥中医治未病优势,组织省市区名中医在基层医疗机构建设名中医工作室200个,实现全市11个区全覆盖。将重点人群健康管理融入家庭医生签约服务全过程,提升重点人群健康管理质量。近年来,广州市基本公共卫生服务在省级绩效评价中成绩均名列前茅。

2.抓实"三全机制",筑牢公共卫生"安全网"

一是"全系统"构建公共卫生治理体系。按照"市规划、区组织、镇

---

① 六项措施:允许突破公益一类事业单位绩效工资调控水平,按公益二类事业单位核定绩效工资总量;允许适当调整绩效工资总量;允许提取上年度收支结余部分发放奖励性绩效工资;允许在奖励性绩效工资中设立加班补助、值班补助等子项目;允许在核定的总量内自主确定内部绩效分配办法;允许对高层次人才或单位急需紧缺人才单列申报绩效工资。

（街）实施、村（社区）配合"的原则，在全国首创成立市—区—镇（街）—村（社区）四级公共卫生委员会，形成"政府主导、专业支撑、部门协同、全社会参与"的公共卫生治理"广州模式"。结合新冠疫情防控经验制订公共卫生体系建设方案，完善疾病防控、应急响应、传染病救治、医防融合"四大体系"。

二是"全链条"完善疾病预防控制体系。在全国率先出台疾病预防控制体系专项"十四五"规划，努力构建国内领先国际先进的疾病预防控制体系。提高检测预警"前端"灵敏度，与我国香港、澳门等地建立疫情信息通报机制，畅通多源监测渠道。强化疾控建设"中控"核心力，市疾控中心纳入省级区域公共卫生中心建设，将四个区疾控中心打造为区域检测中心。建立市、区卫生应急队伍三级梯队响应机制。守牢应急救治"末端"生命线，优化院前医疗急救网点布局，综合 ICU 和可转换重症床位占比超10%，建立重症医学专家对口指导基层医疗机构的"1 对 1"工作机制，提升基层重症处置能力。

三是"全方位"提升重大疾病防治能力。以艾滋病等重大疾病筛查为突破口，健全疾病防治模式。全国首创数字化城市艾滋病自愿咨询检测服务网络"查呗"，该经验模式在世界艾滋病大会上得到推广。提升社会健康综合治理能力，在全国率先将"三个一"①环境卫生整治制度上升为政府规章。积极推进健康影响评价试点城市工作，具有重大健康影响的规范性文件和工程项目实施前必须进行健康影响评估，切实将健康融入所有政策。

3. 聚力"三度融合"，织密全生命周期"特色网"

一是加大妇幼服务"力度"。强化区域儿童医疗中心担当，建设儿童重症转运救治中心，覆盖22个省（区、市）及澳门地区249家医疗机构，形成中南片区最大的重症救治体系。探索建立孕产妇、助产机构和新生儿病房分级分类管理机制，创新性提出妊娠风险"六色"管理，分级标记风险。

---

① 三个一：市爱卫会应当每年组织爱国卫生月和爱国卫生日活动；区爱卫会应当每月开展一次统一行动；镇人民政府、街道办事处应当每周组织社区、村开展一次环境卫生大扫除同时督促辖区内机关、企事业单位、社会团体开展一次内部环境卫生大扫除。

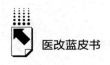
试点开展脊柱侧弯防治、儿童孤独症筛查干预等项目。每年救治危重孕产妇约3000人、危重症儿童约5万人，重症孕产妇儿童救治成功率高达99%以上。全市孕产妇死亡率2.8/10万、婴儿死亡率1.63‰，健康指标持续居全国前列。

二是强化托育服务"密度"。先后出台3岁以下婴幼儿照护服务体系建设三年行动计划等系列政策文件，发布全省首个托育领域公共服务类地方标准，在全省率先搭建婴幼儿照护服务指导体系，实现新办托育机构卫生保健评价和指导100%覆盖。开发智慧托育平台，从部门管理—机构服务—家庭照护三个方面打造智慧化服务管理模式。

三是提升老年服务"温度"。以老年脑健康管理、安宁疗护试点为牵引完善老年健康服务体系。研发"惠记忆""护理预约"小程序，提供老年认知功能筛查和护理站上门服务。入选国家安宁疗护试点城市，在全国率先细化医疗机构、医养结合机构和居家安宁疗护服务规范及医疗机构安宁疗护护理技术规范。整合医疗与养老资源，推行医疗机构托管养老机构和养老机构内设医疗机构等多种路径的医养结合模式，打造医养联合体，全市养老机构医养结合服务覆盖率达100%。

（三）内联：强化内部治理联动机制，深化医药卫生体制改革

统筹全市医疗服务资源，以"三医"协同发展和治理为牵引，提升整体改革效能。以完善分级诊疗机制为抓手，构建有序就医格局。以数字改革为支撑，优化医疗服务能级。

1. 横向联动，深化"三医"协同，凝聚综合改革合力

一是推进药品耗材集中采购。推进全国首批药品集中采购和使用"4+7"试点工作，有效挤压药品不合理利润空间。构建药品和医用耗材集团采购（GPO）模式，搭建广州GPO交易平台，为全省20个地市3000余家医疗机构提供采购服务，交易规模稳居全省第1位。承接全国28省（区、市）易短缺和急抢救药品省际联盟集采，平均降价幅度57.7%。牵头全省21个地市，先后开展2批5大类医用耗材集采，价格平均下降60%，最高

下降95%，极大降低了群众看病就医负担。

二是推动医疗服务价格调整。建立价格动态调整机制，每年开展医疗服务价格调整评估工作。全面取消公立医院药品加成和医用耗材加成，联动开展两次大规模基本医疗服务价格调整，累计调整5554项医疗服务。同时，以入选国家公立医院改革与高质量发展示范项目为契机，启动专项医疗服务价格调整，进一步理顺比价关系。

三是创新医保支付方式改革。在全国率先应用大数据的理念和手段，按"疾病诊断+手术操作"的方式将住院病例归类形成病种，为每个病种确定相应的分值和支付标准，形成中国原创、基于大数据的按病种分值付费（DIP）支付方式，并建立"结余留用、合理超支分担"的激励和风险分担机制，有效激发医疗机构因病施治、合理诊疗和加强成本管理的内生动力。2020年，广州DIP试点经验被国家在部分省市扩大试点，相关经验入选2022年中国改革地方全面深化改革典型案例，为全国医保支付方式改革贡献了广州智慧。

四是深化公立医院薪酬制度改革。出台深化公立医院薪酬制度改革实施细则，推进完善公立医院薪酬水平决定机制，健全薪酬总量分类分项核增倾斜机制，推动公立医院主要负责人及班子成员薪酬改革等重点工作。全面落实"两个允许"要求，实施以增加知识价值为导向的分配政策，建立健全以公益性为导向的考核评价机制，赋予公立医院内部分配自主权，有力调动了医院和医务人员积极性。

2. 纵向联动，推动资源下沉，构建有序分级诊疗格局

一方面，推进紧密型城市医疗集团建设。统筹规划建设16个医疗集团。通过市分级诊疗信息系统建立专用号源池，集团内二级以上医院为基层医疗机构开放30%门诊号源，优先向家庭医生签约团队开放。对基层医疗机构上转患者实行"一免三优先"[①]服务。上级医院在基层设立名医工作室和联合病房，派专家下沉坐诊和带教查房，帮助基层医疗机构开展新技术、新项

———————————

① 一免三优先：免普通诊查费，优先预约门诊，优先安排检查，优先安排住院。

203

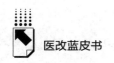

目应用，满足群众在家门口看专家的需求。建立转诊绿色通道，2023年下转患者8.2万人次，同比增长64.9%。

另一方面，多措并举推动优质医疗资源下沉基层。创新单病种医联体模式，启动院士工程项目，钟南山、侯凡凡、宋尔卫院士分别领衔建设传染病诊治技术和产品孵育转化研究体系、居家腹膜透析体系、区域乳腺肿瘤防治示范体系，将优质医疗技术下沉到居民家门口。将在基层锻炼1年作为副主任医师晋升的必备条件，引导高级别医师下沉基层医疗机构。推动二级及以上医院全科医生下挂基层医疗机构工作，提升基层医疗服务水平。

3. 时空联动，推进数字改革，促进医疗服务流程再造

一是强化"数字健康大脑"建设统筹。构建广州市卫生健康数据治理"1+1+1+N"服务模式①，编制《广州市卫生健康信息化规划》等纲领性文件，将各区、各医疗机构卫生健康信息化建设纳入全市统一规划。以"健康云"为支撑建设全市统一的全民健康信息平台，该平台囊括市内所有省部属、市属医院，以及90%的区属医院和基层医疗卫生机构，横向联通民政、公安等部门平台人口、户籍信息，纵向打通省、区两级平台，实现健康数据市内乃至跨市流通。广州市连续四年卫生健康信息化发展指数位居全国前三。

二是优化"数字健康大脑"应用治理。大力推动检查检验结果互认工作，开发全市互认平台，纳入医学检查项目255项、医学检验项目1181项，实现全市结果信息在287家医疗卫生机构（含所有省部属和市属医院）调阅。创新应用区块链技术，检查检验结果上链存证并实现了全流程溯源。检查检验结果调阅率及互认率均超96%，互认次数逐年攀升，2023年达128.55万次，节省患者医疗费用超3亿元。

三是拓展"数字健康大脑"应用场景。统一开发"广州健康通"等多

---

① "1+1+1+N"服务模式：1套卫生健康数据标准规范，1个"一核心多节点"的市、区、医疗机构卫生健康大数据体系，1支专业的数据运营管理团队，满足面向医疗、公卫、应急、监督、政务服务等"N"个业务服务需求。

个应用，有力支撑行政机构、医疗卫生机构精细化管理和业务工作开展。全力推进以电子病历为核心的医院信息化建设，深化人工智能等前沿技术应用，涉及智能导诊等20多个应用场景，通过物联网升级改造智能床垫、电子围栏、输液监测、体征监测等各模块，实现病房智慧化管理。推出就医信用无感支付服务，开创"先看病、后付费"就医新模式。广州医科大学附属妇女儿童医疗中心是全国通过电子病历分级七级以上评审的4家单位之一，研发的"辅诊熊"AI诊断儿科常见疾病准确率达94%。

（四）外延：拓宽外部发展延伸空间，跃升医疗卫生服务能级

广州市坚持向"开放"要发展深度，推动医疗卫生事业延伸发展，在规则、领域、技术三条赛道同步发力，医疗影响力不断外延，辐射带动省内外甚至国际交流与发展。

1.规则外延，深化穗港澳健康合作，提升服务包容性

一是紧密衔接规则。全力用好"港澳药械通"政策，9家医院成为"港澳药械通"指定医疗机构，方便湾区居民使用已在港澳上市但未在内地上市的药物。2家医院被香港纳入"长者医疗券大湾区试点计划"。2家医院被确定为境外医疗保险结算定点医院，与9家保险机构（其中3家为香港保险机构）确立合作关系，为港澳及国际人士提供国际保险直接结算服务。

二是畅通要素流转。优化投资办医环境、简化医疗机构备案和港澳医师来内地短期行医手续，将医疗机构设置审批压缩至5个工作日，港澳医师短期行医核准压缩至1个工作日，实现行医办医有"港澳"政策，推进港澳医疗卫生服务提供主体来穗办医、港澳医师来穗执业。

三是提供可及服务。建成3家港澳居民健康服务中心，引进香港医疗技术与管理人员。打造港式家庭医生工作室74个，创建"港式"医疗管理运营模式。为居民提供直通香港的远程会诊、跨境转诊、互联网诊疗和保险理赔直付等一站式、高品质医疗服务。促成南沙区与3家具有国际国内转运服务经验的第三方公司签约，为大湾区群众提供非急重病人跨境转

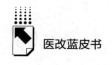

运服务。

2.领域外延，连接生物医药产业，赋能医疗与产业双增益

一是重顶层设计，高标准推动落实。率先单列医疗与健康产业链，出台医疗与健康产业高质量发展行动计划，聚焦产业链强链延链，推动产业链向万亿级产业集群发展。创新性建设广州研究型医院联盟，首批遴选 18 家龙头医院作为成员单位，出台支持创新药械高质量发展十条措施等一系列配套政策，推进区域医学伦理审查互认，加快推动生物医药创新成果转化。

二是重龙头引领，高起点示范带动。积极发挥医疗健康产业链优质企业的示范引领作用。广药集团成为全球首家以中医药为主业进入《财富》世界 500 强的企业，且连续 3 年上榜，品牌价值位列中国医药品牌第一。达安基因逐步向"自我创新驱动"的发展新模式转变，解决了医学检验领域关键原料"卡脖子"技术问题。固生堂医疗在香港主板上市，成为中国首家上市的中医医疗服务连锁机构，并在新加坡等"一带一路"沿线地区落地中医服务中心。

三是重平台建设，高水平创新转化。发挥广州地区优质资源聚集优势，以医疗资源为纽带，打造医企对接平台。连续 3 年举办医疗与健康产业博览会，打造了国内首个临床研究主题展会。挂牌成立创新药物临床试验服务中心，整合广州地区临床研究资源，搭建科技成果转化创新交流平台，推进临床医疗资源与生物医药产业之间精准对接。

3.技术外延，开展医疗帮扶协作合作，拓展医疗影响覆盖面

一是向市外输出，展现省会城市担当。与梅州市 9 家医疗机构组建专科联盟，强化儿科、妇产科等重点学科。以省级高水平医院托管帮扶方式与清远市建成 7 个省—县—村一体化的紧密型医联体，创新运用互联网技术，搭建 12 个远程诊疗平台、47 个专科联盟，实现对托管医院的精准帮扶。

二是向省外输出，展现国家中心城市担当。安排全市 169 家医疗机构组团结对帮扶黔南州、毕节市、安顺市 188 家医疗机构。由广州地区 11 家龙头医院与龙岩 12 家重点医院签署对口合作协议并挂牌"协作医院"。中山大学附属第一医院定点帮扶三明市，与三明市第一医院合作共建省级区域医

疗中心。通过建立名医工作室、选派骨干挂职副院长等方式帮助齐齐哈尔市、波密县、疏附县等市县建设重点科室、推广医疗技术，促进当地临床诊疗、护理、教学与科研齐发展。

三是向国际输出，当好对外开放窗口。多次在国际视频会议、合作交流等场合，向世界卫生组织以及全球多地介绍广州新冠疫情防控做法。选派优秀学科骨干到美国霍普金斯大学医院、梅奥诊所、新加坡国立大学及中央医院等顶尖医学院校及医院交流学习。派遣骨干人员组建第 32 批援赤道几内亚医疗队，与当地医护人员精诚合作，全力守护当地民众身体健康。

三　总体成效

（一）资源配置更加优化

2023 年广州市医疗卫生机构数 6677 家、床位数 11.71 万张，分别较 2017 年增长 64.54%、29.82%；卫生技术人员数 20.43 万人、执业（助理）医师数 7.19 万人、注册护士数 9.51 万人，分别较 2017 年增长 40.90%、44.67%、44.97%（见表 1）；卫生技术人员本科以上占比达 62.75%，较 2017 年增加 12.48 个百分点。

表 1　2017 年和 2023 年广州市医疗卫生资源指标情况

指标	2017 年	2023 年	增幅（%）	全省增幅（%）
医疗卫生机构总数（家）	4058	6677	64.54	25.91
床位数（万张）	9.02	11.71	29.82	27.73
卫生技术人员数（万人）	14.50	20.43	40.90	37.92
其中:执业（助理）医师数（万人）	4.97	7.19	44.67	38.86
注册护士数（万人）	6.56	9.51	44.97	46.24

资料来源：广州市卫生健康技术鉴定和人才评价中心、广东省卫生健康委事务中心。

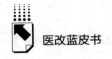

（二）公立医院运行机制持续完善

广州市公立医院收入结构持续优化，药品收入占比逐年降低，技术劳务收入占比和人员经费支出占比稳步提升。2023年药品收入占比为28.67%，较2017年下降9.25个百分点，达到2017年以来最低，与同期医务人员技术劳务收入占比基本持平，医务人员劳动价值得到进一步体现。人员经费支出占比稳步增加，2023年达到39.33%（见图2）。

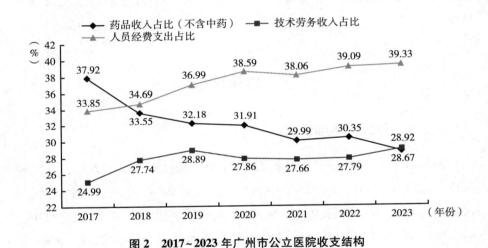

图2 2017~2023年广州市公立医院收支结构

资料来源：广州市卫生健康技术鉴定和人才评价中心。

（三）医疗中心地位持续凸显

广州市8家单位获批国家医学中心和国家区域医疗中心建设单位，涵盖呼吸、儿童、肿瘤等7大专业门类，占全国13个门类的54%。全市拥有国家临床重点专科155个、省级临床重点专科189个，稳居全国前三位。广州地区18个专科进入复旦版专科排行榜前10位，其中有6个排名全国前三位。中山大学附属第一医院等10家医院长期位列全国三级综合医院百强，广州医科大学附属第一医院呼吸科、中山大学中山眼科中心眼科连续14年位居专科榜首。市域内就诊率长年维持在99%以上的高位，2023年全市总诊疗人次达1.7亿，出院人次达400.01万人次，均占全省的五分之一。收治异地疑难危重病人36.3万人次，是省内其余20地市总和的2.5倍。在2023年广东省DRG住院医疗服务综合评价中，广州市DRG总权重（反映住院服务总产出）达459.7万，居全省首位，是第2位的2.1倍。

（四）基层医疗服务能力明显提升

基层医疗卫生机构硬件水平得到有力提升，2017~2023年，广州市医疗卫生机构房屋建筑面积由168.9万平方米增长到296万平方米，累计增长75.25%，固定资产由22.6亿元增长至67.2亿元，累计增长近2倍（见图3）。全市镇卫生院和社区卫生服务中心标准化建设达标率分别为100%、98.16%，紧密型镇村一体化机构覆盖率86.94%，居全省前列。基层人才队伍进一步壮大，卫生技术人员由2018年的1.07万人增加到2023年的1.4万人，其中本科及以上学历人员占比达到43.3%，增长6个百分点；每万名居民拥有全科医生数5.2人，提前超额完成国家目标要求。70%（132家）社区卫生服务中心、镇卫生院的服务能力达到国家"优质服务基层行"推荐标准，创建社区医院57家，数量均稳居全省第1位，走在全国前列。

（五）医疗保障水平不断提升

2017~2023年，广州市社会医疗保险参保人数、筹资标准及报销比例均大幅提升；社会医疗保险参保人数由1247.7万人增长至1414.2万人；居民医保筹资标准由人均632元增加到1318元；职工医保和居民医保住院次均统筹费用分别增长11.27%和15.59%；门诊特定病种由38个扩大到67个，报销比例最高提升15个百分点；居民大病保险报销比例由60%提高到75%；定点医药机构由6234家增长至8680家；广州作为就医地结算298.4万人次、341.4亿元，分别增长220%、40%。2023年广州作为参保地结算51.1万人次、12.7亿元，分别增长超35倍、4倍，结算量居于全国、全省前列。

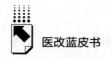

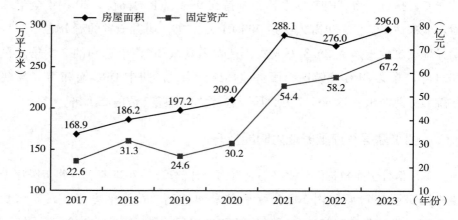

图3 广州市基层医疗卫生机构房屋建筑面积及固定资产情况

资料来源：广州市卫生健康技术鉴定和人才评价中心。

（六）群众就医负担逐渐减轻

从卫生投入总量看，2017年以来，广州市卫生总费用、政府卫生支出平均每年达1533.33亿元、318.88亿元，年均增长率9.54%、8.56%，远高于广州同期国内生产总值（GDP）年均增长率（5.91%）。从卫生支出结构看，政府卫生支出及社会卫生支出年均增速（8.56%、11.47%）均高于个人卫生支出增速（3.99%）。社会卫生支出占比最高，2017年以来持续提升，个人卫生支出占比最低，从2019年开始持续低于20%并逐年下降，2023年个人卫生支出占比不到15%（见图4）。从患者就医费用看，近几年医院次均住院费用明显下降，门诊次均费用略有提升，但增速明显下降，群众就医负担有效减轻（见图5）。

四　经验启示

在探索完善医疗服务体系过程中，广州面临诸多困境，既有政府部门间的利益博弈，又有医疗机构复杂隶属关系的体制障碍，还有原有机制的框架

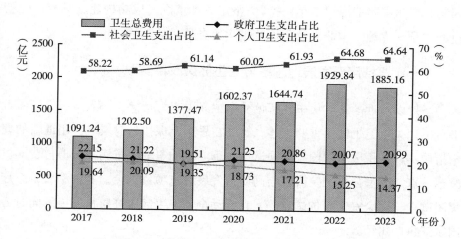

图4 2017~2023年广州市卫生投入及卫生支出结构

资料来源：广州市卫生健康委。

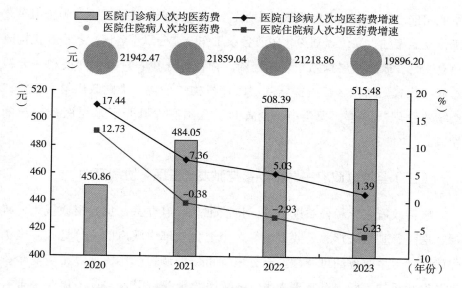

图5 2020~2023年广州市公立医院门诊、住院费用

资料来源：广州市卫生健康技术鉴定和人才评价中心。

限制。广州牢牢把握"四个坚持",坚定改革信念,成功构建起具有广州特色的"顶天立地,内联外延"医疗卫生服务体系。

（一）坚持用新发展理念指导卫生健康改革实践

坚持以习近平新时代中国特色社会主义思想为指导,深入学习贯彻习近平总书记关于卫生健康重要论述,始终在思想上保持与时俱进,用最新的理论指导实践,积极争取国家多项试点改革。成功争取了按病种分值付费支付改革试点、国家公立医院改革与高质量发展示范项目试点、紧密型城市医疗集团试点、国家安宁疗护试点等,在推动全市卫生健康高质量发展的同时为国家提供广州经验。

（二）坚持在系统性谋划中融入基层卫生探索经验

坚持和加强党对深化医改决策和执行的集中统一领导,为深化医改工作掌舵定向。高位成立市医改领导小组,出台一系列纲领性文件,为全市医改工作立梁架柱,高位谋划深化医改各项工作。充分赋予各区、各医疗机构改革自主性,鼓励基层探路子、创经验。如花都区在农村率先开展"一元钱看病"模式,增城区首先探索基层医疗机构"公益一类财政供给、公益二类绩效管理"改革,为全市、全省乃至全国有力撬开了基层医疗改革的切口。

（三）坚持以政府主导市场参与激发"三医"协同活力

坚持政府主导和公益性主导,持续推动政府办医,加大财政投入,确保在医院、基层医疗、公共卫生等多个卫生领域中政府的主体地位,全力保障医疗卫生服务的可及性。充分发挥市场的调控作用,通过市场竞争推动各医疗机构不断提升管理水平、改善医疗服务;引入"穗岁康"商业补充保险,构建多层次保障体系;开展药品耗材集中采购,降低药品耗材市场价格。

（四）坚持走开放共享之路蓄积优质医疗卫生资源

始终秉持开放包容的精神理念，充分利用对外开放前沿地和粤港澳大湾区平台的区位优势，积极学习其他国家和地区的优秀经验，如借鉴香港地区先进的家庭医生经验，在全市打造港式"金牌家庭医生"服务模式；深化湾区合作，积极向世界展示中国特色卫生健康发展之路；与国内及世界顶尖医院合作，每年组织上百批次骨干人员赴国外开展交流研学，派遣多支医疗队伍参与援非等活动，为世界卫生健康发展贡献中国担当。

五 展望

今后，广州市将认真贯彻落实党的二十届三中全会精神，对照《中共中央关于进一步全面深化改革、推进中国式现代化的决定》，围绕中共中央办公厅、国务院办公厅《关于进一步完善医疗卫生服务体系的意见》，进一步优化完善广州特色优质高效医疗卫生服务体系，为人民群众提供全方位全周期健康服务。

（一）聚焦三个同步，推进能力现代化

在医疗高峰、基层医疗和医防融合三个方面同步发力，推动医疗卫生服务能力整体提升。一是推动建设更多国家医学中心、区域医疗中心、广东国际医学中心等高水平医院，争取更多专科入围国家级重点专科，提升医学核心竞争力。二是推行"六个统一"①的紧密型镇村卫生服务一体化管理，逐步提高镇村紧密型一体化管理机构覆盖率至100%，提升农村地区医疗卫生服务能力。实施"千人百家"淬炼提升工程，推动家庭医生服务标准与国际接轨。三是健全"五好"基层公共卫生治理体系，推动公立医疗机构落实传染病防控责任，开展建立医疗机构疾控监督员制度、探索赋予公共卫生医师处方权、镇卫生院建设区域公共卫生中心示范三项试点。

---

① 六个统一：行政、人员、财务、业务、绩效、药械管理"六个统一"。

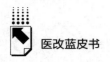

（二）深化三项改革，推进治理科学化

聚焦组织领导机制改革、人事制度改革和医保支付体系改革，推动治理能力更加科学化。一是加强对医改工作的组织领导和统筹协调，将深化医药卫生体制改革工作纳入各级党委常委会议事日程。探索建立医疗、医保、医药统一高效的政策协同、信息联通和监管联动机制。二是建立编制动态调整机制，盘活现有编制资源。优化基层医务人员招聘标准和程序，探索医联体内人员统一招聘和管理。深化卫生专业技术人员职称制度改革，科学设置评价标准。三是优化按病种分值支付（DIP）方式。推进连续性医疗服务医保支付方式改革试点。推进"穗岁康"试点改革。强化集采供应保障监测，落实医疗服务价格动态调整机制。加快推进反欺诈大数据应用试点建设。

（三）强化三大支撑，赋能发展稳健化

强化专业人才、对外交流、科技创新支撑。一是实施"广聚卫健英才工程"，建立分级分类的人才管理和激励制度，完善人才"引、育、用、留"全链条支撑机制，重点加强学科带头人团队建设，培养引进高层次人才和急需紧缺人才。二是推进健康湾区建设。推动"港澳药械通"相关优势学科建设。吸引港澳医疗机构在广州设立连锁机构，优化港澳医疗专业人才在广州市执业的审批程序。三是提升科研创新和成果转化能力。以广州研究型医院联盟建设为抓手，推动医学伦理审查互认工作，落实支持创新药械临床应用的若干措施，探索设立创新药械专项基金，健全支持创新药和医疗器械发展机制。

参考文献

［1］习近平：《论坚持全面深化改革》，中央文献出版社，2018。
［2］习近平：《习近平著作选读》（第一卷），人民出版社，2023。

［3］雷海潮：《进一步深化卫生健康领域改革 为中国式现代化奠定扎实健康根基》，《学习时报》2024 年 8 月 28 日。

［4］《广东省 DRG 住院医疗服务综合评价报告》，广东省卫生健康委员会事务中心，2023。

［5］赵云：《新时代公立医院改革路径选择研究》，科学出版社，2022。

［6］叶俊：《中国基本医疗卫生制度改革研究》，中国社会科学出版社，2021。

B.10
湖南省湘潭市因地制宜推广
三明医改经验实践

湖南省湘潭市卫生健康委员会*

摘　要： 三明医改为全国各地的医药卫生体制改革提供了可借鉴参考的样板，湘潭市因地制宜学习推广三明医改经验，开展了一系列有益实践和探索。本文从完善医改体制机制、优化医疗卫生服务体系、提升公立医院综合能力以及加强"三医"协同发展和治理四个方面介绍了近年来湘潭医改的具体举措和成效，并就下阶段医改工作提出了湘潭视角的思考和展望。湘潭医改的启示：在坚持公立医院公益性的基础上，通过体系建设优化整合现有医疗资源，促进优质医疗资源下沉基层，统筹推进医学专科、人才队伍等方面的建设发展，多措并举凝聚医改合力，点面结合推动卫生健康事业高质量发展。

关键词： 湘潭市　三明医改经验　体系重塑　系统集成

一　改革背景

湘潭市位于湖南省中部偏东，地处习近平总书记赋予湖南"一带一部"战略定位的核心位置，距离省会长沙市约50公里，辖2个区、1个县，代管2个县级市，常住人口270.12万人。湘潭市是长株潭都市圈的重要组成部分和

---

* 作者单位：湖南省湘潭市卫生健康委员会、湖南省湘潭市公立医院管理服务中心、湖南省湘潭市妇幼保健院、湘潭大学公共管理学院。执笔人：唐文静、马金辉、杨孜、叶志强、李洋、戴唯、肖睿宏、罗立。

中部高质量崛起的重要节点城市，拥有便捷的交通运输、坚实的工业基础和丰富的科教、卫生资源优势。截至 2023 年底，全市共有医疗卫生机构 2442 家，其中二级及以上公立医院 19 家（三甲医院 4 家、三级医院 5 家、二级医院 10 家），每千人口床位数、执业（助理）医师数、注册护士数分别为 7.9 张、3.32 人、4.20 人，除每千人口执业（助理）医师数外均高于全国（7.23 张、3.40 人、4.00 人）、全省（7.54 张、3.33 人、4.11 人）水平。

湘潭在深化医改初期，全市医疗卫生事业发展的难点和问题主要表现为以下几点。一是从改革的主导上看，部门间对医改的思想认识不统一、利益的藩篱冲不破、政策缺乏协同，导致联动改革呈碎片化、进度不一，而单一改革的停滞又反过来制约其他相关改革的进展，呈现改革系统性、整体性和协同性不足。二是从改革的落实上看，市县两级医改相关部门和医疗卫生机构的工作人员对改革政策理解、执行能力参差不齐，出现区域间、机构间进展不平衡。公立医院是改革落地的焦点，其管理理念、管理水平还停留在粗放式发展阶段，离现代医院管理制度的要求还有较大差距。机构间信息化建设各自为政，缺乏统筹，导致市域内信息壁垒高筑、信息孤岛林立，出现数据打通难、同质化难、共享应用难。三是从医疗卫生服务供给侧看，全市医疗资源总量相对丰富，但医疗卫生机构的功能定位和彼此关系不明确，出现争资源、争病人的低水平重复和"内卷式"竞争，而高精尖的医疗资源不够突出，核心医疗技术和创新发展不足，不仅难以满足群众对高水平医疗服务的需求，而且外转异地就医患者持续增加，外流医保基金占比持续提高。四是从医疗卫生服务需求侧看，随着经济社会发展水平和人民生活水平的不断提高，人民群众更加重视生命质量和健康安全，健康需求呈现多样化、差异化的特点，更希望不得病、少得病，看病更舒心、服务更体贴、费用负担更轻，对政府保障人民健康、提供基本卫生与健康服务寄予更高期望，这些都给医改提出了更高的要求。

为破解这些卫生健康领域不平衡不充分的问题、难题，湘潭市委、市政府深入贯彻落实党中央国务院关于深化医药卫生体制改革的决策部署，坚持以问题为导向，以人民健康为中心，以因地制宜学习推广三明医改经验为切入点，促进医疗、医保、医药协同发展和治理，深化以公益性为导向的公立医院改革，不断完善医疗卫生服务体系，推动卫生健康事业高质量发展，着力解决人民群众看病就医的急难愁盼问题，深化医改取得积极进展和成效，获评公立医院综合改革国家级示范城市。特别是2022年以来，湘潭市以实施中央财政支持公立医院改革与高质量发展示范项目（以下简称示范项目）为契机，深入实施六项提升工程，探索公立医院改革与高质量发展新模式、新路径，相关工作做法经验，先后获国务院深化医药卫生体制改革领导小组秘书处《简报》、全国卫生健康体改工作电视电话会议、国家卫生健康委"公立医院改革与高质量发展""学习推广三明医改经验"新闻发布会、国家卫生健康委《卫生健康工作交流》、省委办公厅《工作情况交流》推介。

二 主要做法

（一）坚持党政主导，落实政府办医责任，建立高效的医改领导体制和保障机制

1. 强化组织领导

湘潭市始终坚持党委政府对公立医院综合改革工作的主导，市委市政府把深化医药卫生体制改革、推动卫生健康事业高质量发展作为改善民生福祉的大事要事来抓，纳入市委全面深化改革重要内容和市政府目标管理重点工作内容；在全省率先调整建立了市县党委、政府主要领导任医改领导小组组长的"双组长"制，市委书记、市长多次深入调研和专题研究解决公立医院债务化解、医保赋能公立医院发展、示范项目推进等重大事项，对医改任务亲自部署、重大方案亲自把关、关键环节亲自协调、落实情况亲自督查；同时，明确由市委常委、市委秘书长代表市委负责医改及卫生健康工作，由一名政府分管领导全面负责医疗、医保、医药、医养等改革工作，建立并完善"'一把手'负总责、一位领导分管、一个管理服务平台、一体化督导"的"四个一"改革推进机制。

2. 强化投入保障

各级政府认真落实办医责任，明确政府投入边界，逐步建立健全财政投入机制，在经费投入上优先满足。市本级科学统筹财力，强化财政支持力度，对医疗卫生领域的投入逐年增长，2022 年、2023 年全市医疗卫生支出分别为 28.12 亿元、32.44 亿元，同比增长均达到 15.36%，医疗卫生支出占财政总支出的比重分别为 10.42%，11.35%，实现财政投入稳中有增。

近三年来，在不新增政府隐性债务的前提下，通过预算安排、地方政府专项债以及其他政策性金融工具等多种手段，投入近 30 亿元对公立医院进行系统、全面的改造和提升，明显改善人民群众的就医环境和舒适度。针对湘潭市公立医院负债率偏高的问题，市委专题会议议定"三个一批"原则（澄清底数、消化一批；自筹资金、偿还一批；整体打包资产，处置一批），积极稳妥化解公立医院负债，2023 年末市县公立医院负债率为 53.09%，较 2021 年（60.82%）减少 7.73 个百分点，减轻了公立医院运行负担，使得公立医院得以"轻装上阵"投入改革。

3. 强化协调联动

秉持系统集成理念，打破多头管理局面，在市委市政府的充分授权下，建立由分管副市长召集，市卫健、编制、财政、人社、医保等 8 个部门为组成成员的医改办主任会议制度，至少每季度召开一次医改办主任会议，重点研究协调公立医院服务体系建设、人事薪酬制度改革、医保支付方式改革、医疗服务价格调整等改革事项，统筹推进各项改革工作；在示范项目建设期间，分管副市长每 1~2 周召开一次专题会议，调度城市医疗集团、县域医共体建设、人才"引育用留"、公立医院全面预算管理等示范项目推进中的改革重点难点问题。为确保湘潭市医改与党和国家的政策相向而行，集思广益拓展综合医改的思路，更多吸纳全国各地医改好的经验做法，建立了由国省市三级 189 名专家组成的市深化医改研究专家库，构建与上海交大等高校专家团队沟通联系机制，加强综合医改智库支撑。

4. 强化顶层设计

近年来，根据国家、湖南省有关文件精神，湘潭市出台了《湘潭市推

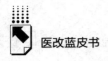

动公立医院高质量发展实施方案》《湘潭市公立医院改革与高质量发展示范项目实施方案》（以下简称《实施方案》），以实施示范项目为抓手，围绕《实施方案》细化政策清单、实施计划和子项目铺排，明确各子项目绩效指标和任务分解。同时，组织各项目实施单位研究制订细化具体实施方案，构建"1+3+17+N"（"1"即全市示范项目实施方案、"3"即3个县市推动公立医院高质量发展实施方案、"17"即17家市县公立医院高质量发展实施方案、"N"即N个具体改革方案）改革方案体系，市本级出台配套政策50余项，完善医改的"四梁八柱"，系统推进示范项目工作，促进重点领域改革持续深化。相关重要文件见表1。

表1　近年湘潭市综合医改出台的重要文件

类型	文件名
医疗资源优化提升	《湘潭市人民政府办公室关于印发〈湘潭市推动公立医院高质量发展实施方案〉的通知》（潭政办发〔2022〕35号）
	《湘潭市人民政府办公室关于促进基层卫生健康事业高质量发展的实施意见》（潭政办发〔2022〕25号）
	《中共湘潭市委办公室 湘潭市人民政府办公室关于印发〈湘潭市城市医疗集团建设实施方案〉的通知》（潭办发〔2023〕8号）
	《湘潭市深化医药卫生体制改革领导小组关于印发〈湘潭市城市医疗集团医保基金总额预算下的支付方式改革方案（试行）〉的通知》（潭医改发〔2024〕1号）
	《湘潭市人民政府办公室关于印发〈湘潭市创建全国基层中医药工作示范市实施方案〉的通知》（潭政办发〔2024〕3号）
公立医院服务能力提升	《湘潭市深化医药卫生体制改革领导小组办公室关于印发〈湘潭市公立医院改革与高质量发展示范项目高质量医卫人才队伍建设工作方案〉的通知》（潭医改办函〔2023〕4号）
	《湘潭市卫生健康委员会关于印发〈湘潭市公立医院改革与高质量发展示范项目重点专科建设实施方案〉的通知》（潭卫发〔2023〕30号）
公立医院医防融合提升	《湘潭市人民政府办公室关于印发〈湘潭市医疗应急重点城市建设实施方案〉的通知》（潭政办发〔2023〕29号）
	《湘潭市人民政府办公室关于印发〈湘潭市防控重大慢病创新融合试点项目高质量健康管理区域试点工作方案〉的通知》（潭政办函〔2024〕1号）
	《健康湘潭行动推进委员会关于印发〈湘潭市健康城市建设推动健康中国行动创新模式试点工作方案〉的通知》（潭健推委发〔2024〕1号）
	《湘潭市卫生健康委员会 湘潭市医疗保障局关于印发〈高血压、糖尿病患者健康管理"暖心行动"工作方案〉的通知》（潭卫函〔2023〕103号）

类型	文件名
公立医院管理能力提升	《湘潭市深化医药卫生体制改革领导小组关于印发〈湘潭市公立医院总会计师管理办法〉的通知》（潭医改发〔2024〕2号）
	《湘潭市深化医药卫生体制改革领导小组办公室关于印发〈湘潭市加强公立医院全面预算管理的若干措施〉的通知》（潭医改办发〔2023〕2号）
医疗卫生信息化提升	《湘潭市深化医药卫生体制改革领导小组关于印发〈湘潭市医疗卫生信息化提升工程实施管理暂行办法〉的通知》（潭医改发〔2023〕1号）
"三医联动"改革提升	《湘潭市人民政府办公室关于印发〈湘潭市推进养老服务高质量发展三年行动计划（2021—2023年）〉的通知》（潭政办发〔2021〕7号）
	《湘潭市卫生健康委员会等四部门关于印发〈湘潭市向部分基层医疗机构党组织派驻"第一书记"项目工作方案〉的通知》（潭卫发〔2023〕9号）
	《湘潭市人民政府办公室关于印发〈湘潭市医疗救助实施细则〉的通知》（潭政办发〔2021〕51号）
	《湘潭市人民政府办公室关于印发〈湘潭市职工基本医疗保险门诊共济保障实施细则〉的通知》（潭政办发〔2022〕36号）
	《湘潭市人力资源社会保障局 湘潭市财政局 湘潭市卫生健康委员会 湘潭市医疗保障局关于印发〈湘潭市深化市直公立医院薪酬制度改革实施方案（试行）〉的通知》（潭人社发〔2022〕34号（试行）
	《湘潭市医疗保障局关于明确2022年DRG医保支付改革有关事项的通知》（潭医保函〔2022〕6号）

（二）完善服务体系，加强上下联动，构建有序就医诊疗新格局

1. 推进市县紧密型医联体建设

在城市区，推进全国紧密型城市医疗集团试点，由市域龙头医院湘潭市中心医院牵头，联合3家综合医院、协同6家专科医院及专业公共卫生机构、联系24家基层医疗卫生机构组建湘潭市城市医疗集团（以下简称医疗集团），成立医疗集团理事会、监事会，完善医疗集团管理运行机制；有序推进医疗、信息、药品耗材设备"三个一体化"管理，建立后勤总务、医学检验、影像诊断、心电诊断、病理诊断、消毒供应"六个共享中心"，实行医疗集团医保基金总额预算支付改革，促进城市区医疗机构医疗信息互联互通、检验检查

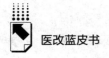

结果互认、医疗资源集约共享下沉。在县域，深化紧密型县域医共体建设，推进医共体内急救管理、人员管理、药品管理、信息平台和考核管理"五个一体化"，构建"县乡一体、乡村一体、上下联动"的县域诊疗体系。

湘潭市城市医疗集团构架见图1。

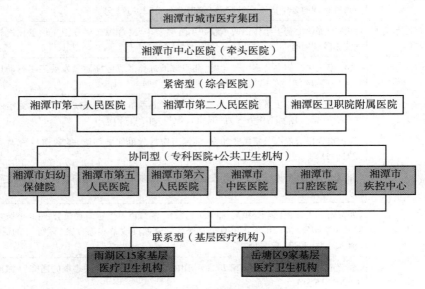

图1 湘潭市城市医疗集团构架

2. 推进急诊急救体系建设

完成市紧急救援中心提质建设，按照网格化布局、分级设置的原则，全市建设胸痛、卒中、创伤等"五大中心"33个，乡镇中心卫生院均建设有急诊急救单元，一般卫生院及部分村卫生室设置了急救站，为公共场所及学校配备AED，构建覆盖疾病全过程、连续性医疗服务链条和快速、高效的急诊急救体系。市中心医院发挥全市医疗急救龙头医院作用，指导急救单位（站）标准化建设，加强同质化培训与质控，实现就近抢救、规范救治、绿色通道转诊等一体化管理。实施全市"5G智慧化急救"建设项目，推动急救平台与院前急救调度平台以及公安、交通等部门信息平台的连接、共享，畅通院前急救、院间转运的绿色通道，实现院前与院内的信息共享和急救有效衔接，做到"上车即入院"。

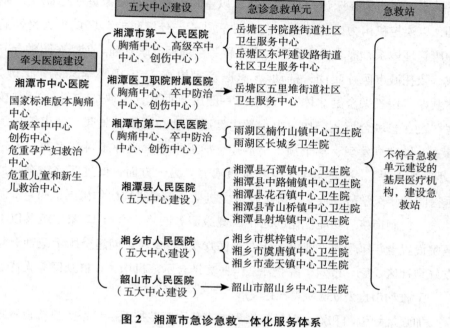

图2 湘潭市急诊急救一体化服务体系

3. 推进中医药服务体系建设

以全国基层中医药工作示范市县创建为抓手，建立健全以市中医医院为龙头，县级中医医院及综合医院中医科室为骨干，基层医疗卫生机构中医馆（中医阁）为网底，社会办中医医疗机构为补充，覆盖市、县、乡、村的中医药服务体系。全面实施中医药传承创新工程、"五名强基层"行动，加强中医药人才队伍建设，设置刘志明"国医大师"经验传承工作室，举办中医药科研能力提升班和西医学中医培训班，提升中医药发展水平。80%县市顺利通过全国基层中医药工作示范县评审。

4. 推进医防融合医养结合

推动医疗卫生机构以治病为中心向以健康为中心转变，努力让群众少生病、晚生病。一方面，推进医防融合。坚持平急结合，加强市县疾控中心标准化建设，建设市传染病救治中心、县市传染病区和基层发热门诊（诊室），完善传染病防治体系。推进重大慢性病防治融合体系建设，建立以医共体牵头医院为临床诊疗技术支撑、以基层医疗机构及家庭医生团队为基础，以疾控机构为监测单元的"慢性病共管、分级防控"区域重大慢性病健康管理体系，推动慢性病患者全过程、全周期健康管理。创新医防融合方式，依托城市医疗集团，推动 25 家医疗机构与 24 家中小学医务（保健）室共建"医教融合健共体"，建设统一健康数据库，采取"专科＋全科＋校医"的医校联合模式，加强中小学生健康管理和近视、肥胖、龋齿等疾病筛查，做到早发现、早干预、早治疗。加强中小学生健康科普宣教，通过"小手拉大手"，提高学生及家长健康素养。另一方面，促进医养结合。加强医院老年医学科建设，完善医疗卫生机构与养老机构协作机制，构建资源共享、机制衔接、功能优化的老年人健康服务网络。全市 13 家二级及以上医院设置老年医学科，建成老年友善医疗机构 42 家，创建全国示范性老年友好型社区 3 家，市六医院获评全国医养结合示范机构，让群众医养无忧。

5. 推动市直公立医院差异化发展

加强规划引领和资金引导，推进市直公立医院按照区域医疗机构设置规划，结合自身诊疗特色，进一步落实功能发展定位。湘潭市人民政府与湖南大学签订协议共建湖南大学直属附属医院，将市中心医院建设为在省内具有强大创新力、竞争力、影响力的综合性三甲医院；市第一人民医院着力推进以肿瘤学科为主的高质量发展；市中医医院发挥中医药特色优势，建设省级区域中医诊疗中心；市第二人民医院以新住院综合大楼投入使用为契机，承担所在市辖区范围内常见病多发病诊治，着力推进以老年医学为主的高质量发展；医卫职院附属医院承担所在市辖区范围内常见病多发病诊治，推进以创伤医学和科研教学为主的高质量发展，做好临床、教学、科研工作；市妇幼保健院以及市第五人民医院、市第六人民医院、市口腔医院分别着力推进以产科、妇科、儿科以及精神、康复、口腔为主的高质量发展。市中心医院、市中医医院、市第一人民医院等 4 家医院获评湖南省公立医院高质量发展示范性医院建设单位。市妇幼保健院在 2022 年全国妇幼保健机构考核中排名第 47 位，进入 A＋序列。

湘潭市市直公立医院及基层医疗机构差异化发展体系见图 3。

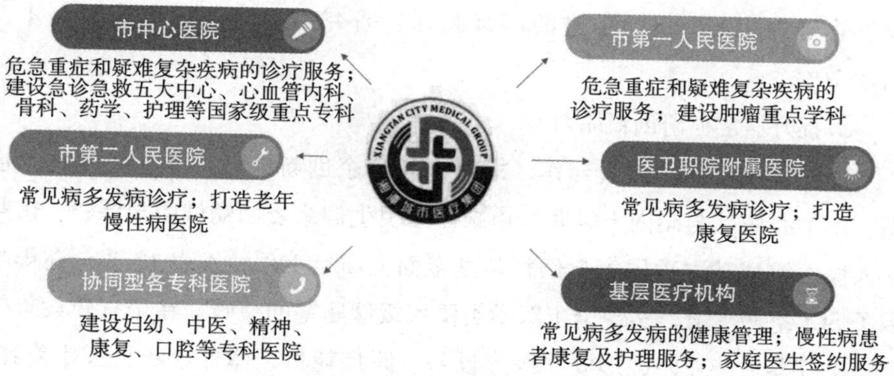

图 3　湘潭市市直公立医院及基层医疗机构差异化发展体系

（三）提升服务能力，强化精细管理，创新驱动公立医院高水平发展

1. 提升医疗服务能力

按照差异发展、分层分级的原则，支持建设一批国家级及省级重点专科，构建系统发展、功能互补的临床专科群。自 2021 年以来，获批省级临床重点专科 5 个、省临床重点专科建设项目 44 个、省级中医重点专科 29 个，市中心医院心血管内科等 7 个专科获批国家临床重点专科建设（培育）项目，填补了全市临床重点专科"国字号"空白。市中心医院心血管科近年来成功引进、开展经导管主动脉瓣置换术、经皮二尖瓣钳夹术等新技术，CMI 值从 1.55 上升至 2.19。持续开展"优质服务基层行"活动，依托城市医疗集团和县域医共体，向基层医疗卫生机构派驻"第一书记"22 名，促进优质医疗资源下沉，提升基本医疗服务和管理能力。95.5% 的基层医疗卫生机构达到优质服务基层行活动基本标准。

2. 强化医卫人才支撑

出台高层次人才"引育用留"若干措施，建立高层次人才"引育用留"资金池，首期注入资金 3000 万元，面向全国公开招聘学科带头人和急需紧缺人才，最高给予 90 万元/人的资金补助。实施"莲城人才计划"和莲城医卫名家及骨干人才培育工程，近两年，培育莲城医卫名

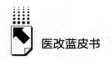

家、骨干人才132名，引进的高级职称、研究生及以上学历医学人才占比达70%。

3. 提升医学科研创新能力

加强院校合作、医企合作，搭建医教研企创新平台，推动医学技术创新。市中心医院与湖南大学联合申报国家卫生健康委妇幼健康司课题，市第一人民医院成功立项国家自然科学基金面上项目1项，发表13.8分高影响因子SCI论文1篇，实现全市医学类国家级课题零的突破。在全省建设首个湖南医疗器械产业园，形成"医疗设备、医疗耗材、体外诊断、医疗美容、医疗软件"五个领域的产业集聚，促进高质量医学人才培养、科技成果转化和产业升级。

4. 提升医院运营管理能力

推动落实党委领导下的院长负责制，加强基层党组织建设，着力打造医者忠心、匠心、仁心、廉心"医者红"党建品牌。加强公立医院全面预算管理。出台《湘潭市关于加强公立医院全面预算管理的若干措施》，建立由全面预算管理委员会、全面预算管理办公室、预算归口管理科室和预算科室共同组成的四级预算责任主体，形成"院主要领导负总责—管理办公室抓组织—归口管理部门抓执行—预算科室全参与"横向到边、纵向到底的预算管理责任体系。出台《湘潭市公立医院总会计师管理办法》，公开招聘总会计师，实行聘任制管理，提高医院经济活动科学化、精细化管理水平。设立市公立医院管理服务中心，以公立医院"国考"指标和高质量发展指标为导向，连续6年开展市直公立医院及其主要负责人绩效考核，形成"一院一策"的评价考核体系。实行公立医院院内工分制绩效管理，建立激励与约束相结合的薪酬制度，促进合理检查、合理用药，提升服务质量和服务水平。

5. 提升医疗卫生信息化水平

科学编制医疗卫生信息化提升工程规划，投资1.42亿元，按照"1133"的总体架构，即1个云网底座、1个健康中枢、3大应用集群（面向医疗、面向管理、面向服务）、3大保障体系（标准规范体系、信息安全体系、运维管理体系），通过云计算、大数据、5G 等新技术应用，打造横向到边、纵向到底的大数据平台，统筹推进公立医院"智慧医疗、智慧服务、智慧管理"建设，全面提升医疗卫生信息化水平。实现便捷就医"一卡通"、健康档案"一档查"、就医缴费"一码付"、区域协同"一键救"等数字医疗服务场景，形成医疗资源的全覆盖管理、医疗行为的全链条追溯、医疗行业的全过程监督格局（见图4）。

（四）加强三医联动，强化医保赋能，系统激发公立医院高质量发展活力

1. 深化医保支付方式改革，提高医保基金使用效能

推进按病组（DRG）付费改革试点扩面提质，2023 年，DRG 付费医保基金支付占比达 85.5%，获评 DRG 付费改革示范城市。按照"总额预付、结余留用"的原则，实施紧密型城市医疗集团和紧密型县域医共体医保基金总额预付改革，出台推动优质医疗资源下沉基层、"大病就医不出市"等配套政策，促进分级诊疗、减少异地就医，既减少和控制医保基金支出，又方便群众就近就医。

2. 落实药品耗材集采制度，减轻群众就医负担

成立湘潭市医药集采和数据中心，全面落实药品耗材国家带量集采、省际联盟带量集采、市际联盟集采 522 个、医用耗材 16 种，集采药品平均降价 53%，医用耗材平均降价 69%。节约医疗资金 5 亿多元，国家集采冠脉支架累计节约医疗支出 1.1 亿元。采购成本的降低既使患者就医成本降低，也使医保资金支出减少。

3. 深化医疗服务价格改革，有序调整收入结构

强化医保和卫健部门联动，完善并落实医疗服务价格动态调整机制、监测评估制度和重大事项报告制度，形成监测、评估、调整、报告、实施的价格政策管理闭环。建立医疗服务价格动态调整机制，统筹推进 DRG 付费改革和医药集中带量采购，促进药品耗材量价齐下，腾出空间，结构性调整医疗服务项目价格，2021 年以来，连续三年调整医疗服务价格 27 次，涉及项

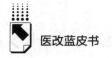

医改蓝皮书

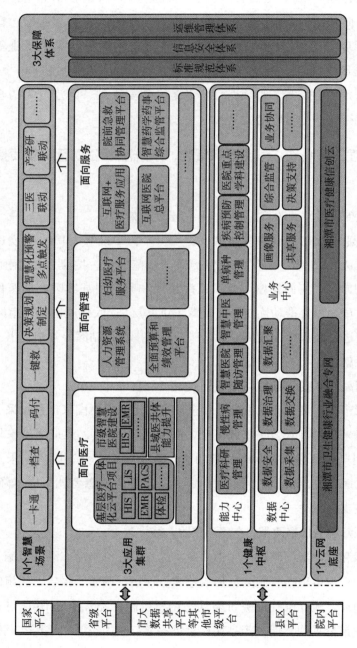

图 4 医疗卫生信息化建设 "1133" 的总体架构

目 1498 项，争取价格调整增量 4300 余万元，重点上调"诊疗、护理、中医"等体现医务人员技术劳务价值的医疗服务价格项目 724 项，优化医院收入结构。2023 年公立医院医疗服务性收入占比为 35.27%，较 2021 年增加 3.79 个百分点。

4. 深化人事薪酬制度改革，调动医务人员工作积极性

推动市直公立医院实施员额制和编制备案制改革，在市直公立医院核定人员总额 10042 名，较改革前增加 4177 名，增长 71%，相应增加高级职称职数 932 名，着力解决公立医院人员编制不足、医卫人才职称晋升难等问题。出台《湘潭市深化市直公立医院薪酬制度改革实施方案（试行）》，建立健全与"三医联动"改革相衔接、激励与约束相结合的公立医院薪酬制度，实行市直公立医院主要负责人年薪制和医院院内绩效工资计算工分制，优化医务人员薪酬。2023 年，公立医院人员费用占费用总额的 43.97%，同比增加 2.28 个百分点，医务人员薪酬总量同比增长 4.3 个百分点，其中急诊、ICU、儿科等重点科室薪酬总量同比增长 6.2 个百分点。

三 改革成效

（一）群众的就医负担不断降低

2023 年，湘潭市公立医院住院次均费用为 8053.68 元，较 2021 年下降 911 元，下降幅度达 10.16%，2023 年个人卫生支出占卫生总费用的比例较 2021 年下降 2.84 个百分点（见图 5）。

（二）公立医院运行效率逐步提高

湘潭市公立医院资产负债率由 2021 年的 60.82%，下降至 2023 年末的 53.09%，下降 7.73 个百分点；医疗服务收入占比和人员经费支出占比逐年提高，2023 年分别达到 35.27%、43.97%（见图 6）；耗材占比由 2021 年的

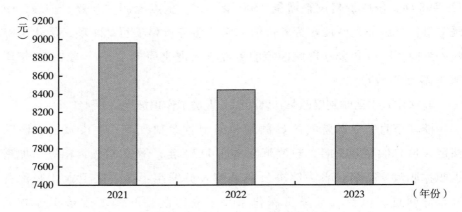

图5　2021~2023年湘潭市公立医院住院次均费用变化

资料来源：国家卫生统计信息网络直报系统（湖南）。

12.10%下降至2023年的8.74%，2023年全市实现收支平衡的公立医院占比达94.12%，公立医院管理费用占费用总额的比重为8.49%，较2021年下降0.52个百分点。

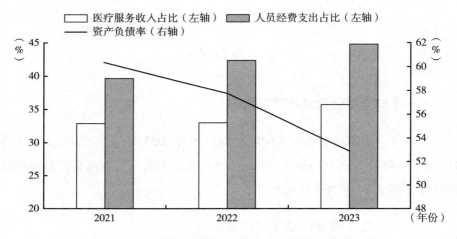

图6　2021~2023年湘潭市公立医院运行效率重点指标变化

资料来源：国家卫生统计信息网络直报系统（湖南）。

（三）基层医疗服务能力显著提升

2023 年末，湘潭市基层医疗卫生机构达到"优质服务基层行"活动基本标准的为 95.5%、达到"推荐标准"的为 23.9%，在岗乡村医生中执业（助理）医生占比达 60.18%。2023 年全市基层诊疗量占比达到 68.19%，较 2011 年增加 17.08 个百分点（见图 7）。

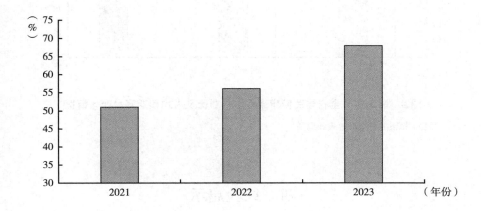

图 7　2021～2023 年湘潭市基层诊疗量占比变化情况

资料来源：国家卫生统计信息网络直报系统（湖南）。

（四）居民健康水平不断提高

截至 2023 年末，孕产妇、婴儿死亡率分别为 0 和 2.13‰（全国分别为 15.1/10 万和 4.5‰），明显优于全国平均水平，人均预期寿命达 78.6 岁，较 2020 年末增长 0.38 岁；全市居民健康素养水平达 32.16%，高于全国 2.46 个百分点，且位于全省前列；全市全人群家庭医生签约率 39.71%，重点人群签约率 76.70%，全市两病"门特"慢性病患者管理率大于 98%（见图 8）。

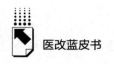

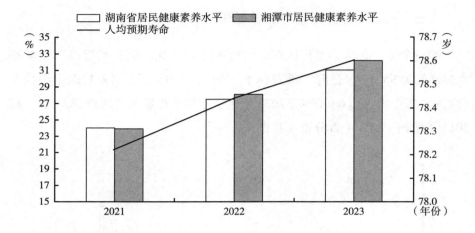

图 8　湘潭市与全省居民健康素养水平对比及人均预期寿命变化情况

资料来源：湘潭市健康教育所。

四　经验启示

湘潭市因地制宜学习推广三明医改经验，在以下几个方面进行了探索。

（一）党委政府高度重视是推动医改行稳致远的根本保障

湘潭市始终坚持党对卫生健康工作及综合医改工作的领导，将深化医改纳入市委全面深化改革内容，由市委书记领衔推动。将习近平总书记关于健康中国的重要论述、学习推广三明医改经验等内容纳入市委理论中心组学习计划，深入组织学习贯彻，扎实开展解放思想大讨论活动，深化调查研究，运用"四下基层"制度，在一线发现问题、推动解决问题。

（二）落实政府办医责任是维护公益性、高效协同推进医改的重要保证

公立医院对维护人民群众健康起着举足轻重的作用，坚持医院公益性，

归根结底是以人民群众健康为中心，让患者少花钱、看好病。湘潭市始终坚持把人民健康放在优先发展战略地位，落实从"以治病为中心"向"以人民健康为中心"转变，将解决群众最关心、最直接、反映最突出的医疗健康问题作为出发点和落脚点，通过加大财政投入、完善服务体系、提升服务能力、创新服务模式等，推动公立医院高质量发展，不断满足百姓多样化、个性化就医需求。

（三）促进"三医"协同发展和治理是深化医改取得成效的关键举措

医改是复杂的系统工程，综合性强、涉及面广，需要财政、人社、卫健、医保、市场监管等各有关部门协同配合，在履行好各自相关职责的同时，共谋良策，共同发力。同时，在推动三医联动的过程中，需要建立医疗、医保、医药统一高效的政策协同、信息联通、监管联动的机制，部门之间联得越紧密，动得越有活力，否则，只是碎片化的改革，难以形成系统集成的成效。

（四）重塑医疗卫生服务体系是推动向以人民健康为中心转变的坚实基础

推动以治病为中心向以人民健康为中心转变需要协同、连续、整合型医疗卫生服务体系支撑。湘潭市通过紧密型城市医疗集团和县域医共体建设，构建了城乡一体、县乡一体、乡村一体，上下联动的医疗卫生服务体系，改变了过去公立医院、公共卫生机构、基层医疗卫生机构各自为政的局面，围绕以群众健康为中心共同发力，让群众不得病、少得病、晚得病。

（五）持续提升医疗服务和管理能力是深化医改的应有之义

推动"健康中国""健康湘潭"建设，满足人民日益增长的医疗卫生服务需求，必须持续提升公立医院医疗技术和服务能力。湘潭市依托中南大学湘雅医院等优势医学医疗资源，调动聚合高等院校、科研机构、研发企业和地方政府等多方面力量，努力开展一批重大医学科学研究项目，解

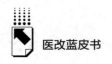
决关系人民健康的全局性、长期性、地域性问题。同时依托全国、全省知名医院，以平台为载体，聚集高端人才，开展核心关键技术攻关，重点培育建设心血管、呼吸、肿瘤等专科达到国家级临床重点建设水平，努力解决一批医疗领域难题，让老百姓在辖区内也能享受到高水平医疗服务。

五　展望

下一阶段，湘潭市将认真学习贯彻党的二十届三中全会精神及习近平总书记关于健康中国建设的一系列重要讲话精神，积极落实深化医药卫生体制改革有关要求，完善医改工作体制机制，促进医疗、医保、医药协同发展和治理；推动优质医疗资源扩容下沉和区域均衡布局，持续提升基层医疗卫生服务能力，深化以公益性为导向的公立医院改革，着力解决群众预防保健和看病就医最关心最直接最现实的问题，为全国公立医院高质量发展提供可借鉴的经验与模式，为健康城市、健康中国的建设贡献更多"湘潭智慧"与"湘潭方案"。

（一）持续推动优质医疗资源扩容下沉和区域均衡布局，打造医疗资源优化整合提升的示范

围绕区域协调、城乡一体、中西医并重和医防融合的目标，推进城市医疗资源优化整合和县域医疗服务联动，按照"建高峰、强县域、稳基层、优服务"要求，推动医疗资源扩容更有序、布局更均衡、供需更平衡，构建分工明确、有序就医的分级诊疗体系。加大学科领军人才和急需紧缺人才引进力度，围绕解决急危重症、疑难杂症，把医学创新作为最大增量和关键变量，打造高水平创新型医学人才队伍，造就一批高水平研究型医院，打造覆盖长株潭、辐射省内外的湖南中部地区医学科创高地。

（二）持续深化"三医"协同发展和治理，打造系统综合改革的示范

推进落实《湘潭市"十四五"卫生健康事业发展规划》《健康湘潭

行动实施方案》，深化医改部门协同机制、信息交流机制、联合督导机制、医改综合评价制度。加强医疗、医保、医药相关部门密切配合，统筹推进医疗服务价格、药品耗材集采、医保支付方式和薪酬制度等改革，增强改革的系统性、整体性和协同性，促进重点领域改革成效系统集成，引导药品回归治病、医生回归看病、公立医院回归公益，不断减轻群众就医负担。

（三）推进以治病为中心向以人民健康为中心转变，打造医防融合的示范

牢固树立"大健康、大卫生"理念，深入推进国家防控重大慢性病创新融合试点，推广疾病预防、医疗救治、健康管理、健康教育等"防、治、管、教"四位一体的公立医院医防融合服务新模式，完善医防有机融合的家庭医生签约服务模式，促进基层医防融合扩面提质。加快促进中医药服务融入公共卫生服务各个环节，将中医治未病服务融入基层健康管理、家庭医生签约服务等服务内容。完善老年健康服务体系，推广"医疗机构+医养服务中心+医养服务站+家庭"全链式医养结合模式。建立慢大重病预防、筛查、评估、干预、诊断、治疗和康复闭环一体化服务体系，提升人均预期寿命，打造可落地可持续可推广的健康中国行动湘潭示范样板。

（四）全面加强公立医院运营管理，打造现代医院管理的示范

完善湘潭市公立医院管理服务中心管理机制，构建公立医院管办分开的治理机制。加强对公立医院运营发展专业化指导和绩效目标考核，推动公立医院管理改革创新，推进公立医院院长职业化，探索去行政化改革。切实加强党对公立医院的全面领导，健全医院各项管理制度，运用互联网、大数据、人工智能等手段强化精准决策和精细化管理支撑，提升医院管理规范化、精细化、科学化水平。

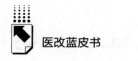

（五）加快推进医疗卫生信息化建设，打造智慧健康的示范

以政府数字化转型和"互联网+医疗健康"省级示范市为契机，实施"健康云工程"，建设互联互通的全民健康信息平台。完善四大数据库，推动实现全员人口信息、参保信息、居民电子健康档案和电子病历4大数据库基本覆盖全市人口。依托互联网、大数据、人工智能等先进技术，有序发展医卫健康信息化服务，发展面向基层的远程医疗；推进医疗健康与互联网深度融合，创新医疗健康服务模式，丰富医疗健康服务供给，优化监管方式和医疗资源配置。发挥数字化改革的牵引作用，围绕全人全程全生命周期，持续提升基本公共卫生服务均等化水平，有效应对人口老龄化和低生育率趋势，促进健康服务全链赋能、全程贯通、全民优享，增强人民群众的获得感、幸福感。

B.11
江苏省盐城市紧密型县域数字化
医共体建设实践

江苏省盐城市卫生健康委员会*

摘　要： 近年来，盐城市认真贯彻落实党中央、国务院决策部署，因地制宜学习推广三明医改经验，在东台市试点先行的基础上，注重数字赋能、体制创新、健康优先和评价考核，在全市面上推广数字化医共体建设，构建整合型县域医疗卫生服务体系，积极探索紧密型县域数字化医共体高质量发展"盐城实践"，实现数字化医共体建设工作从"盆景"到"风景"。相关做法得到国家卫生健康委、江苏省人民政府主要负责同志充分肯定。国家卫生健康委先后3次在盐城组织紧密型县域医共体建设经验推广培训班，举办学习推广三明医改经验专题新闻发布会，将盐城作为学习三明医改经验的示范样板在全国推广。

关键词： 数字化医共体　十大中心　盐城市

一　改革背景

盐城市地处黄海之滨，江苏沿海中部，土地面积1.7万平方公里，海域面积1.9万平方公里，户籍人口近800万人，是江苏省面积最大、人口第二的设区市。2023年，地区生产总值达7403.9亿元，较上年增长5.9%；人均地区生产总值达110681元，较上年增长6.1%；全体居民人均可支配收入

---

* 作者单位：江苏省盐城市卫生健康委员会。执笔人：王正、张鹏、李军民、王智、朱建国。

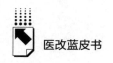

41252 元，较上年增长 6.3%；全年完成一般公共预算收入 482.7 亿元，较上年增长 6.5%。与经济社会发展水平相比，与群众对卫生健康的期盼要求相比，全市卫生健康领域供给侧改革还不够深入，优质资源分布不均衡，基层首诊、双向转诊、急慢分治、上下联动的分级诊疗格局尚未形成。

一是从健康需求上看。盐城市人口老龄化趋势加快，截至 2023 年末，盐城市常住人口中 60 岁及以上老年人 201.5 万人、占比 30.12%，65 岁及以上老年人 152.92 万人、占比 22.86%。老年人群体由于身体机能下降，患病概率相对较高，对健康需求也随之增加，这导致医疗保险费用支出不断攀升，给医疗保险基金带来较大的支付压力。

二是从服务能力上看。盐城优质医疗资源相对较少，高精尖医疗卫生人才短缺，临床重点专科的核心竞争力比较薄弱。一方面，大城市大医院不断扩张，虹吸效应明显；另一方面，县域基层医疗机构医保资金紧张，运行困难导致能力下降，群众对高水平医疗服务的期盼与基层医疗能力不强的矛盾较为突出，一些群众对本地医疗缺乏信任，个别地区基层医疗卫生机构诊疗量占比还比较低。

三是从医保数据上看。盐城与上海、南京等市的高水平医疗中心联系紧密，由于交通的便捷性和医保政策的广泛可及性，患者大量流向上海、南京等高端医疗资源富集地，2024 年 1~5 月，全市医保统筹基金支出 52.09 亿元，其中基层医疗机构（含一级民营机构、诊所、门诊部等）支出 10.44 亿元，占比 20.04%，市内基层医疗卫生机构统筹基金使用占比不高；全市发生市外就诊 190.66 万人次，较上年同期增长 73%，导致异地就医直接结算支出大幅上涨，市外统筹基金支出规模呈现逐年增加趋势，城乡居民医保所有地区均出现不同程度超支。

四是从就医体验上看。盐城地域面积大，医疗卫生资源分布不够均衡，群众看病难、看病贵的问题仍然存在。一方面，由于就医理念和习惯，基层群众特别是高龄重大慢性病患者，即使得了病，因行动不方便、交通不便捷等，就索性不愿意去看病，以致延误病情。另一方面，医疗机构之间检查检验水平不同、结果不互认，导致群众重复检查、过度医疗，这在一定程度上也导致群众"多跑腿""绕路走""多花钱"。同时，部分村卫生室还未配备心电图机，群众还不能在家门口做心电图检查，部分乡镇卫生院缺乏影像诊断医师，基层群众不能就近做 CT、MRI 检查，影响了群众就近就便看病就医的获得感和体验感。

二 主要做法

（一）坚持高位推动，实现科学治理

1. 结合市情，充分谋划

2022 年盐城东台市系统总结了新冠疫情防控中系统平台集成的优势，并将该优势灵活运用到卫生健康驾驶舱，打造了区域检验、网络心电、影像云诊、智慧急救、远程会诊、集中审方、健康随访、医护调度、药物配供、消毒供应等"十大中心"[①]，初显改革成效。盐城市开展实地调研、深入研究、多方论证，邀请三明市医改专家为市委中心组作医改专题讲座，在全省率先召开深化医改工作会议。近两年来，邀请国家、省医改政策研究者和专家学者调研指导盐城东台市数字化医共体建设，为盐城深化医改、推动医共体建设提供了技术支持、业务指导和智力支持。2024 年国家卫生健康委雷海潮主任在东台调研时，认为"东台医共体建设是我看过做得最全的，信息化最彻底的，上下资源打通和共享都非常好，要在这儿连续召开几次现场会，让大家来现场学习"。

2. 党政齐抓，纵深推动

紧紧围绕"县级强、乡级活、村级稳、上下联、信息通"目标[②]，全面推进紧密型县域数字化医共体建设。盐城市级层面，市委市政府召开市委常

[①] 《盐城市推进紧密型县域数字化医共体高质量发展三年行动方案（2024—2026 年）》。

[②] 国家卫生健康委、中央编办、国家发展改革委、财政部、人力资源和社会保障部、农业农村部、国家医保局、国家中医药局、国家疾控局、国家药监局《关于全面推进紧密型县域医疗卫生共同体建设的指导意见》（国卫基层发〔2023〕41 号）。

委会、市政府常务会、市长办公会、推进会、现场会等专题会议，部署全市数字化医共体建设工作，保障重点改革措施落细落实。2024年4月28日，盐城市委市政府召开全市紧密型县域数字化医共体建设推进会，出台《盐城市推进紧密型县域数字化医共体高质量发展三年行动方案（2024—2026年）》，提出"1（国家政策）+X（东台经验）+Y（自选动作）"建设路径；5月23日，国家卫生健康委在盐城市举办新闻发布会，宣传推介盐城医共体建设经验；6月17日，江苏省政府许昆林省长到东台调研医共体建设，给予高度肯定；7月11日，盐城市政府在滨海县召开紧密型县域数字化医共体建设现场推进会，部署下一阶段工作。县级层面，各县（市、区）党委政府认真落实全市数字化医共体相关会议精神，见势早、谋划实、行动快，均及时召开紧密型县域数字化医共体建设推进会，研究部署本地数字化医共体建设工作，制定符合本地实际的行动方案。同时，加大对"十大中心"建设的投入保障力度，为县域数字化医共体建设提供资金支持和政策保障。

3. 完善机制，确保落地

（1）完善推进机制

盐城市委市政府成立主要负责同志担任"召集人"的紧密型县域数字化医共体推进机制，市政府各有关副市长为副召集人，市政府各有关副秘书长、市政府办公室相关副主任、市委编办、发改、财政、人社、农业农村、卫健、医保、市场监管等部门主要负责同志为成员。成立推进工作专班，市卫健委主要负责同志任组长，牵头负责全市数字化医共体建设的组织、协调、督导、推进等工作。各县（市、区）也落实市级要求，成立相应推进机制和工作专班，确保本地紧密型县域数字化医共体建设稳步推进。

（2）完善考评机制

盐城市委市政府出台《2024年度县（市、区）高质量发展综合考核实施办法》，将紧密型县域数字化医共体建设纳入省高质量发展考核培育项目、市对县高质量发展综合考评项目，坚持每月督导、每月调度，解决重点难点和堵点问题，高效推动全市紧密型县域数字化医共体建设稳步推进。

（3）完善示范机制

通过现场会、推进会、培训会等方式，深度发掘各地典型做法，推广东台和滨海数字化医共体建设中好的做法和典型经验。目前，滨海在学习东台经验的基础上，创新建成转诊服务、健康科普、质量控制等中心，进一步拓展医共体建设的服务内涵。其他各地也正在互相学习借鉴，推动全市数字化医共体建设由"点上开花"向"面上突破"。

（二）坚持多措并举，实现能力提升

1. 抓基础建设

（1）强化县级医院建设

2019年全面实施县级医疗卫生机构建设三年行动计划，全市累计投入130多亿元，新改扩建县、镇、村三级医疗服务机构，共建成15个县域医共体，覆盖34家公立医院、163个乡镇卫生院和社区卫生服务中心、2228个村卫生室。

（2）强化基层机构建设

全市先后投入50多亿元，异地新建20个卫生院（社区卫生服务中心），就地改造80个卫生院，新建、改建1805个村卫生室（社区卫生服务站），全市163个乡镇卫生院和社区卫生服务中心达到国家服务能力推荐标准的有117个，覆盖率为71.8%，总数和覆盖率在江苏省领先。建成江苏省农村区域性医疗卫生中心18个（东台安丰等10个区域中心配备核磁共振），医疗服务水平达二级医院能力水平。全市乡镇卫生院（社区卫生服务中心）CT机配备覆盖率达82.82%，村卫生室（社区卫生服务站）心电图机配备覆盖率达61.21%。在全国率先推进中医药服务体系建设，实现镇镇有中医馆、村村有中医阁。

2. 抓能力建设

（1）聚焦内涵提升

自2023年起，全市每年投入1.2亿元，启动实施医疗机构内涵提升工程，对21家县级以上公立医院对外合作、重点专（学）科建设、科研项目、人才培养、重点实验室建设等五方面进行重点支持，并将其纳入市政府每年度为民办实事项目。每月对全市公立医院转外就医数据分析比对，有针

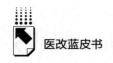

对性地邀请名院名医来盐城坐诊手术，每月初发布专家来盐城信息，形成"周周有名医、月月有大咖"的工作机制。2023 年全市邀请来盐城专家 4055 人次，全市县级以上公立医院三四级手术量较上年增加 21441 例，转外病例呈现明显下降趋势。

（2）聚焦对外合作

抓住长三角一体化发展重大机遇，通过院府、院校、院院等合作方式，市政府分别与省内外知名高校、医院签订战略合作协议，全市公立医院与 95 家知名三甲医院建立合作关系，共建成 5 个院士工作站和 370 个名医工作室，一批优质医疗资源向盐城集聚，同时，通过信息化、数字化赋能，联通上级知名三甲医院进行远程会诊，让群众在家门口享受到全国知名医院的同质化便捷服务。

（3）聚焦"五大中心"

市、县两级公立综合医院加快建设胸痛、卒中、创伤、危重孕产妇救治、危重新生儿救治"五大中心"，全方位提升急危重症救治能力和水平。加强院前急救与"五大中心"衔接，构建院前院内急危重症救治"三通三联"一体化救治模式，提高急诊急救效率，市一院被省评定为区域级胸痛、卒中和创伤救治中心，市三院被省评定为区域级胸痛、卒中救治中心。孕产妇和新生儿危急重症救治中心能力提升持续发力，全市共建成 9 家县级孕产妇危急重症救治中心、8 家县级新生儿危急重症救治中心、2 家省市级孕产妇和新生儿危急重症救治中心。

（4）聚焦服务下沉

推动优质医疗资源向基层延伸，全市二级以上公立医院加快推动精准帮扶基层医疗卫生机构，牵头医院根据基层实际发展需求，向成员单位常年派驻 1 名主治医师及以上骨干，服务期限不少于 6 个月，目前，医共体牵头医院 244 名骨干医师已全部下沉到位。加快推进实训基地建设，全市共建成基层卫生人员实训基地 32 个，用于基层卫技人员实训工作。

（5）聚焦医防协同

医共体牵头医院聚焦发病率、死亡率、转外率较高的病种，组建专病小组,指导基层做好专病患者的健康指导、跟踪随访、主动干预、及时转诊,实行专病专管、跟踪管理,保障群众健康。盐城市印发《2024年盐城市老年人肿瘤标志物筛查项目工作方案》,对全市60~69周岁老年人开展肿瘤标志物筛查工作,每三年一个周期完成筛查约100.4万人,对癌症确诊患者、高风险人群分类由专病小组主动随访,促进其按照临床路径接受进一步检查。

(三)坚持数字赋能,实现同质服务

坚持集中建设、集中办公、集成管理的原则,依托数字化手段,建立区域检验、网络心电、影像云诊、智慧急救、远程会诊、集中审方、健康随访、医护调度、药物配供、消毒供应等"十大中心",打造全生命周期健康服务"一条链",将县域医疗服务体系联成"一张网",实现精准诊疗、合理用药、健康管理,让群众看病就医更便捷、更放心、更贴心。

1.区域检验中心

依托县级人民医院、中医院(或农村区域性医疗卫生中心)医学检验科、病理科建成临床检验(病理)诊断分中心,借助有资质的物流公司,为基层医疗卫生机构提供相关医学检验和病理诊断服务,为疾病诊断、治疗和追踪观察提供同质化检验及诊断结果,同时承担县域临床检验质量控制、病理诊断会诊服务等职能,提供业务指导和督查、举办相关专业技术培训班。群众在村卫生室就可以采集血样,标本通过专业物流,流转到区域检验中心,结果直接在村卫生室打印,信息联网共享、互通互认(见图1)。

2.网络心电中心

以县级人民医院心电图室为基础,以区域心电网络为平台,通过资源整合共享提升县域心电诊断服务能力和资源利用效率,推动县域医共体内(县级人民医院、中医院或农村区域性医疗卫生中心为主体,接入基层医疗卫生机构并扩展到村卫生室)心电检查、诊断集中审核,提升心电诊断服务的同质化水平。群众在村卫生室进行心电图检查,信息直接传输到网络心电中心,诊断后结果实时回传到村卫生室,报告在卫生室直接打印(见图2)。

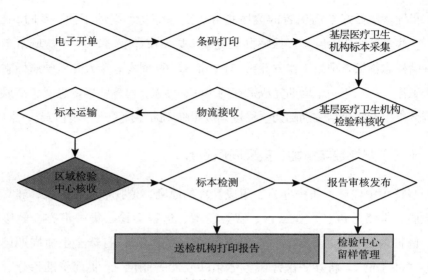

图 1 区域检验中心工作示意

资料来源：盐城市卫生健康委有关资料。

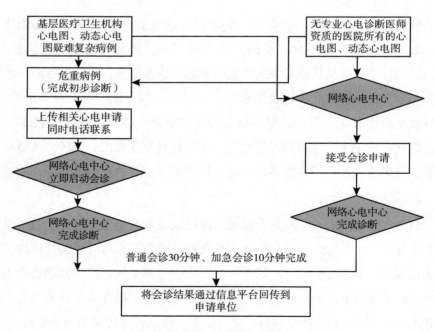

图 2 网络心电中心工作示意

资料来源：盐城市卫生健康委有关资料。

3. 影像云诊中心

依托县级人民医院，将区域内医疗机构影像科联系在一起，根据原卫生部《放射诊疗管理规定》《临床技术操作规范》要求，结合本县域实际情况，成立质量保证管理小组，制订《影像中心质量保证方案、质量管理目标及实施细节》。影像云诊中心划分为集中会诊办公区、辅助功能区和管理区，符合集中讨论、集中会诊、集中反馈要求。群众在基层做影像检查，数据传输到影像云诊中心，影像诊断医生集中办公、集中读片、集中会诊，诊断结果第一时间反馈至基层医疗卫生机构（见图3）。

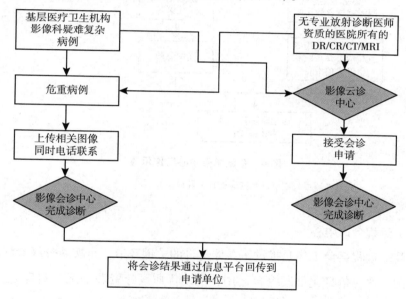

图3 影像云诊中心工作示意

资料来源：盐城市卫生健康委有关资料。

4. 智慧急救中心

以县级急救医疗站（点）为基础，以县级人民医院、中医院（或农村区域性医疗卫生中心）为平台，根据突发事件的需求及特点，对县域内各急救站（点）的急救资源进行合理调配，高效、准确地完成县域范围内的各项急救任务。将患者信息、生命体征、病情变化等"前方数据"第一时

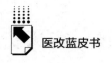

间传输到智慧急救中心，随时启动远程指导、远程会诊等"后方支持"，大幅提升患者的急救质量（见图4）。

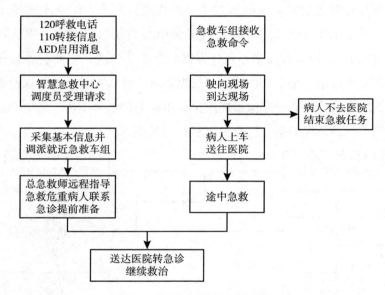

图4 智慧急救中心工作示意

资料来源：盐城市卫生健康委有关资料。

5. 远程会诊中心

县级远程会诊工作是推进医共体建设的关键环节，是实施分级诊疗的工作基础。通过信息化手段综合运用，推动优质医疗资源下沉，实现县、镇、村三级医疗卫生机构有效联动，同时对接北京、上海、南京等市知名三甲医院，从而提高服务质量和效率。遇到疑难杂症的患者，基层医疗卫生机构可直接呼叫县级人民医院、中医院，实时会诊或预约会诊。对外可接入省内外高水平医院，可远程查房、示教培训、病例讨论等（见图5）。

6. 集中审方中心

以县级人民医院药学科为基础，通过资源整合共享，以"精准用药、精细指导、精确治疗"为目标，组建审方小组，所有医疗机构门诊处方、住院医嘱全部进入集中审方中心，建立审方规则库，做到每方必审、每方必

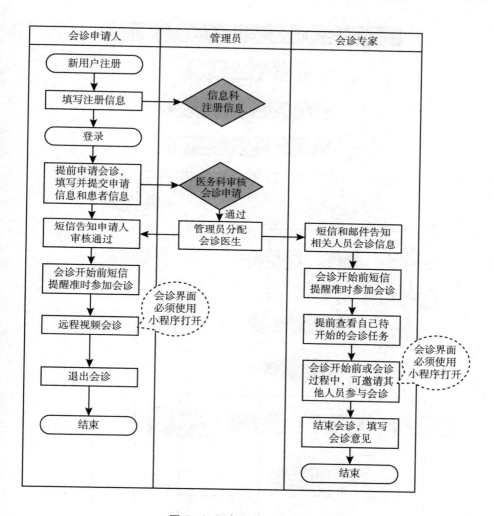

图5　远程会诊中心工作示意

资料来源：盐城市卫生健康委有关资料。

查。推进药品"拆零销售""存量监控"，以最小剂量实现精准治疗。推进县级人民医院、中医院的住院医嘱并入审方系统，实行处方、医嘱审核点评"一张网"运行。主动对接医保部门，规范药店处方行为，推进药店审方全覆盖（见图6）。

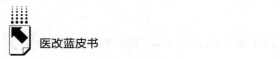

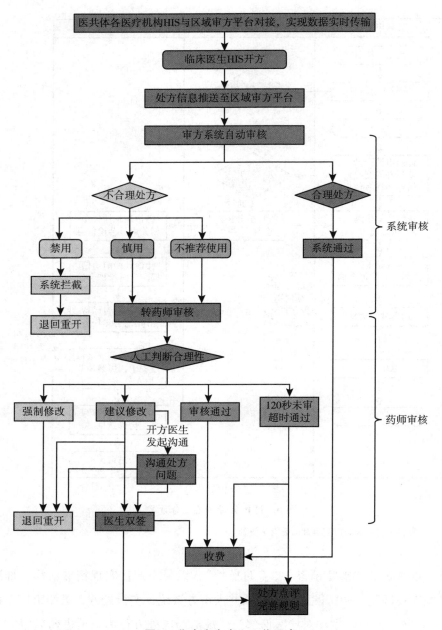

图 6　集中审方中心工作示意

资料来源：盐城市卫生健康委有关资料。

7. 健康随访中心

依托县级医院数据库〔主要由各医院诊疗系统、体检系统（包括县人民医院、县中医院以及基层医疗卫生机构）、公共卫生系统以及通过医防融合主动发现的管理对象构成〕，重点结合当地发病率、病死率、转外就医比例较高的病种，推进重大疾病筛查，通过诊疗、体检、筛查等途径，及时将需要随访的对象推送至专病小组和基层网格，通过 App 信息、智能 AI 等进行跟踪随访，提供健康指导，进一步推动从"以治病为中心"向"以健康为中心"转变，实现全区域全人群全生命周期的健康随访管理（见图 7）。

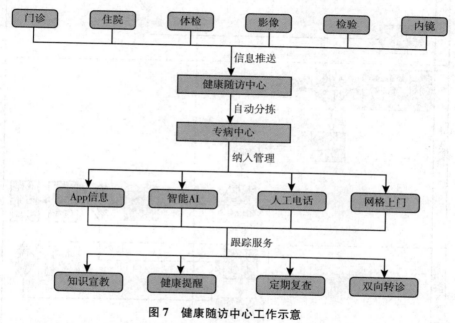

图 7　健康随访中心工作示意

资料来源：盐城市卫生健康委有关资料。

8. 医护调度中心

借助"互联网+"，围绕"防""治""养"，统筹调度全县域内医疗力量，发挥县级医院技术支持作用，上线健康管理 App，提供图文、电话、视频问诊等在线服务，采取网格化模式、划片负责，提供送医、送药、送护理、送健康促进等"四送上门"，为居民提供常见病康复指导、中医适宜技

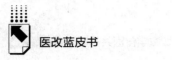

术、线上咨询问诊及上门换药等服务。根据群众在线下单需求，自动提醒注册医、护、技人员提供医疗、康复等服务（见图8）。

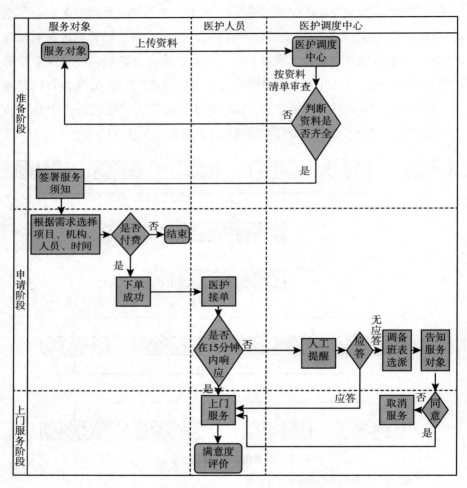

图 8 医护调度中心工作示意

资料来源：盐城市卫生健康委有关资料。

9. 药物配供中心

依托县级人民医院建成"总药房"，借助"互联网+"，将县域内药品供应连成"一张网"，基层医疗卫生机构的医生可以直接使用县级医院的药品目录开具处方，处方在线上开具后，自动流转到集中审方中心，审核合格后，自动派单到中心药房，药房线下调配，再由专业物流公司取药送药，直接送到指定点位，整个过程无须基层医生对接，无须群众来回奔波，真正把"云药房"建到全域全城（见图9）。

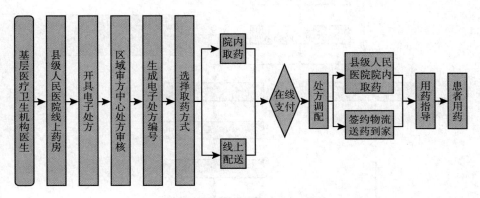

图9 药物配供中心工作示意

资料来源：盐城市卫生健康委有关资料。

10. 消毒供应中心

以县级人民医院消毒供应中心为基础，通过资源整合共享优质资源，由消毒供应中心统一消毒、统一配送、统一质控，有效预防医院感染发生，推动医共体内复用无菌物品的规范处理，促进县域消毒供应同质化管理服务能力提升（见图10）。

（四）坚持政策协同，实现高效运行

1. 成立独立运营机构

在医共体内成员单位法人地位、隶属关系、编制性质、财政投入等保持不变的前提下，组建由县卫健委牵头的独立事业法人的医共体运营发展中心，负责医共体内部运行监测、数据分析、资源调度和成员单位绩效考核。印发《关于创新保障方式服务紧密型县域数字化医共体建设的若干措施（试行）》，进一步健全数字化医共体管理体制和运行机制，建立人员编制

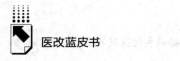

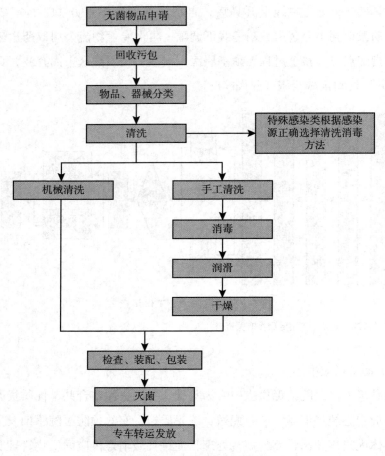

图10 消毒供应中心工作示意

资料来源：盐城市卫生健康委有关资料。

多元化保障机制，创新卫生领域引才育才机制，实行县管镇用、镇聘村用，推动医共体高质高效运行。

2. 深化支付方式改革

对"十大中心"建成运行的县（市、区）实行医保总额预算管理，将县域医共体整体作为医保预算单位，合理编制医保基金年度预算。以上一年度县域内医保基金支出为基础，确定县域医共体总额预算，按照"总额控制、年初预付、月度预结、年终清算"要求，统一结算给县域医共体牵头医疗机构。

在 DRG 政策框架范围内，研究制定临床重点专科、中医优势病种付费扶持政策。持续对不同层级医疗机构实行差异化报销政策，支持分级诊疗体系建设。

3. 建立监测评价体系

构建"四方满意、群众健康、医疗质量、服务能力、运行效率"五个维度的监测评价体系，紧盯 CMI 值、市外住院、医疗服务收入占比、门诊住院人次、四级手术占比等关键指标，充分发挥医保基金最大效能，引导医共体成员单位及医务人员精准治疗、同向发力，将医共体建成真正意义上的服务、责任、利益和管理共同体，切实推动从"治病"向"健康"转变。

4. 推动编制薪酬改革

科学核定县域医共体公立医院和基层医疗卫生机构人员编制总量，两者构成县域医共体人员编制总量。同时，动态调整编制总量及分配方案，机构编制部门每三年调整一次县域医共体人员编制总量。落实"两个允许"要求，科学合理确定并动态调整医共体牵头医院薪酬水平，结合医共体内各医疗卫生机构功能定位、工作特点和本地实际，以及医、护、技、药、管等不同岗位职责要求，合理确定薪酬结构，统一核定成员单位绩效总量基数，实行考核发放。

5. 调整医疗服务价格

建立医疗服务价格动态调整实施机制，将医疗服务价格动态调整与经济发展、医保费用、医疗费用、医疗服务收入、医疗成本变化等指标直接挂钩。动态调整医疗服务价格，2019 年以来，调整地市管理医疗服务项目 354 项，年增加医疗机构收入 1.25 亿元。落实省管项目价格调整政策，调整价格项目 939 项，年增加医疗机构收入 3.7 亿元。

三 改革成效

（一）群众负担更加轻

盐城市在推进医药卫生体制改革的过程中，持续拓展医改的深度和

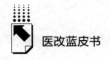

广度，将数字化医共体建设由点到面、全面推开，真正实现了扩面提质。
2023年"东台市紧密型县域数字化医共体建设"入选江苏省十佳深化医
改典型案例，并得到国家卫生健康委、江苏省人民政府、江苏省卫生健
康委主要负责同志的充分肯定。全市公立医院出院患者次均费用从2021
年的10974.53元下降到2023年的9252.68元、下降了15.69%（见图
11）；全市基层医疗卫生机构出院患者次均费用从2021年的3907.83元
下降到2023年的3411.1元、下降了12.71%（见图12）。全市居民健康
素养水平由2021年的29.03%提高到2023年的35.40%，呈现稳步提升
趋势。据东台市统计，2024年上半年，医共体住院次均费用从改革前的
8797.49元下降至7142.5元，下降18.81%；次均药品费用从改革前的
2605.1元下降至1652.41元，同比下降36.57%，药占比从37.68%降到
28.82%，改革成效更加突出。

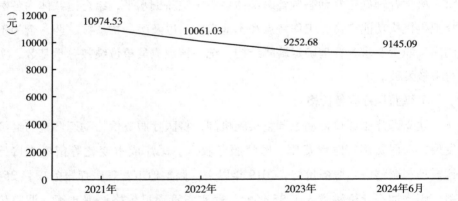

图11 2021年至2024年6月盐城市公立医院出院患者次均费用

资料来源：全国卫生健康财务年报。

（二）事业发展有成效

近年来，财政对卫生健康领域的投入力度不断加大，整合型医疗卫生服
务体系逐步完善，优质医疗资源布局日益均衡。2021~2023年盐城市卫生财政
总投入分别为191.51亿元、212.05亿元、221.90亿元，年均增幅为6.26%

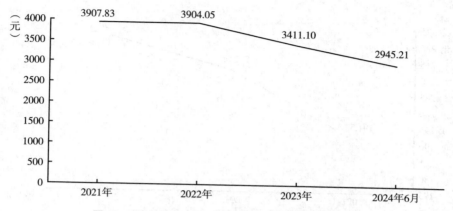

图 12　盐城市基层医疗卫生机构出院患者次均费用

资料来源：全国卫生健康财务年报。

（见图 13），其中：对公立医院拨款为 17.77 亿元、18.42 亿元、21.35 亿元，对基层医疗卫生机构投入分别为 19.91 亿元、21.59 亿元、22.38 亿元。目前，全市 70%的公立医院通过新建、改扩建实现基础设施全面提升，78%的县级综合公立医院达三级水平。全市 163 个乡镇卫生院和社区卫生服务中心服务能力达国家推荐标准数 117 个、覆盖率 71.78%；建成江苏省示范乡镇卫生院 104 个、覆盖率 63.8%；建成江苏省示范村卫生室 665 个、覆盖率 33%，建有五级中医馆（建设单位）29 个、四级中医馆 54 个、三级中医馆 68 个。盐城市从 2021 年的每千人口床位数 6.50 张、每千人口执业（助理）医师 3.2 人、每千人口注册护士 3.19 人、医护比 1∶0.997 分别提高到 2023 年的每千人口床位数 6.61 张（见图 14）、每千人口执业（助理）医师 3.3 人（见图 15）、每千人口注册护士 3.34 人（见图 16）、医护比 1∶1.01。

（三）医疗保障可持续

持续完善多层次医疗保障体系，近三年来，全市职工医保、居民医保在政策范围内住院费用报销比例分别稳定在 85%和 70%左右。发挥医保支付在规范医疗服务行为、调节资源配置中的杠杆作用，不断提高医保基金使用效能，确保医保基金运行更加平稳。全面实施总额预算，坚

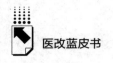

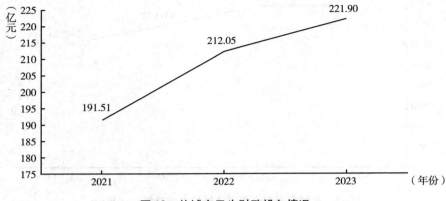

图 13 盐城市卫生财政投入情况

资料来源：全国卫生健康财务年报。

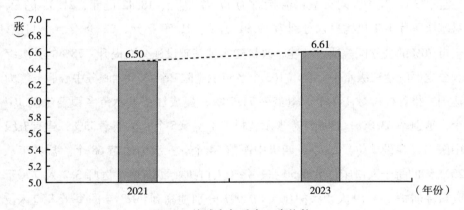

图 14 盐城市每千人口床位数

资料来源：全国卫生资源与医疗服务统计调查年报表。

持"以收定支、收支平衡、略有结余"基本原则，科学合理编制总额预算，保障医保基金健康可持续发展。深化医保支付方式改革，2023年DRG付费二级及以上医疗机构统筹基金支出占住院统筹基金总支出的96.43%，住院次均费用同比下降8.05%，在减轻患者费用负担的同时，医保基金使用效能也不断提升。

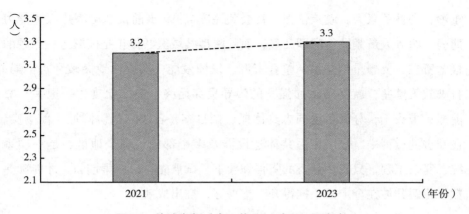

图 15 盐城市每千人口执业（助理）医师数

数据来源：全国卫生资源与医疗服务统计调查年报表。

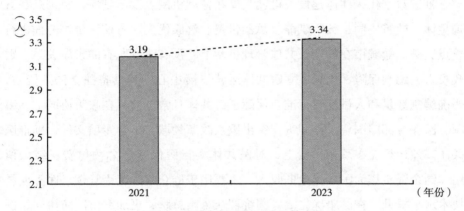

图 16 盐城市每千人口注册护士数

数据来源：全国卫生资源与医疗服务统计调查年报表。

四 经验启示

（一）坚持把党的领导贯穿于全过程

紧密型县域医共体建设本质上是一场体制性变革、结构性调整和格局性

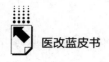
重塑，利益关联大、政策性强、社会关注度高①。当前，基层医疗服务能力薄弱、医务人员紧缺等问题凸显，而紧密型县域医共体正是破解这一难题的根本所在，要想重构体系、整合资源、发挥效能，实质性地突破利益格局、打破政策壁垒，就必须将加强党的领导贯穿始终，坚持党政"一把手"靠前抓、带头干，分管负责同志具体抓、亲自察，各级部门协同抓、促落实。在推进的过程中，数字化医共体建设涉及多个部门、多个地区，是一项系统、复杂工程，只有在党委的坚强领导下，试点先行、探索创新，才能确保数字化医共体在全市面上推得开、推得好，推出成效。

（二）坚持把改革创新贯穿于全过程

推进数字化医共体建设关键就是要在体制机制上改革创新，特别是在管理主体、政策协同、数字赋能、总额付费、健康优先、考核评价等方面进行重点突破。盐城市在健全医共体管理机制上，没有改变原有的隶属关系、财政投入、编制保障，创新成立医共体运营发展中心，其具备独立法人资质，明确编制数量和人员配置标准，保障了医共体日常运营。在政策协同上，编制、医保等部门围绕工作职责，突出重点改革领域，出台专项文件，助推医共体高效运行。在总额付费上，对医共体实行医保基金总额付费、结余留用，结余资金作为医共体业务收入，主要用于群众基础健康管理、医务人员技术水平提升。在健康优先上，围绕群众急难愁盼，更加突出医防协同、医防融合改革，重点在健康指导、疾病筛查、主动干预等方面下功夫，为群众提供全生命周期健康管理。

（三）坚持把能力提升贯穿于全过程

数字化医共体是构建有序就医格局、实现分级诊疗的有效载体，但核心在于提升服务能力，打造没有围墙的县、乡、村三级医院。盐城以构建

---

① 方化祎、李昊：《让群众看好病看起病少生病有尊严 周口推进全域紧密型县域医共体改革》，《河南日报》2021年12月1日。

"一张数字云网"为牵引，将赋能基层的内容由"有形"的人、财、物，迭代为"无形"的优质医疗服务能力，用数字赋能拉平"不均衡"、贯通"不连续"，高效实现重心下移、资源下沉，让有限医疗资源尽可能放大利用、发挥效益，促进县域内整体医疗服务能力提升。

五　展望与建议

坚持以习近平新时代中国特色社会主义思想为指导，全面落实党的二十大和二十届三中全会精神，按照国家、省有关医药卫生体制改革的决策部署要求，以"走在前、做示范"的果敢担当，凝心聚力、同向发力，铆足干劲、攻坚克难，不断推动数字化医共体走深走实。重点做到以下四个突出。

一是突出运行质效。在推动各地完成"十张网"建设的基础上，完善医共体运行机制，明确管理制度、运营流程、技术规范、人员培训、质量控制等标准，强化医疗质量和安全管理，进一步提高运行质量。推动卫生健康驾驶舱与市直医院、县域数字化医共体互联互通、赋能升级，实现市域医疗服务资源统筹和数据科学治理。

二是突出机制创新。创新医共体内医保总额预算、结余留用、人事薪酬、绩效考核等机制，重点聚焦发病率、死亡率、外转率较高的病种，依托专病小组，结合全市老年人肿瘤标志物免费筛查，主动发现病人，做好患者的健康指导、跟踪随访、主动干预、及时转诊，提高群众健康获得感。

三是突出服务下沉。组建市县巡回医疗组，开展巡诊手术和技术支援，建立稳定的人员下沉服务长效机制，实现县、乡两级全覆盖，帮助基层提升综合服务能力。针对转外就医较多的病种，加强市级医院帮扶县域医共体，精准医疗技术攻关，强化临床重点专科建设，开展巡回医疗和派驻基层服务，提升县域医疗卫生服务能力。

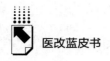

四是突出监测评价。围绕"紧密型、同质化、促分工、提效能、保健康",对照国家14个监测指标和盐城市21个医共体监测指标,强化县级自评和市级监测评价,加强数据分析、监测指导和结果运用,强化紧密型县域医共体内涵建设,更好地促进市县镇村的协同联动,引导医务人员从"重治疗"向"管健康"转变。

B.12
优质医疗资源扩容下沉"协和模式"的探索与实践

北京协和医院 *

摘　要： 本文从北京协和医院布局"1+N+X"发展战略出发，介绍了医院拓展优质医疗资源扩容下沉渠道、创新下沉服务模式的主要做法，从医疗服务可及性、服务同质化、服务能力提升、资源配置优化等四个方面分析改革成效，并总结"协和模式"的建设经验。北京协和医院推进优质医疗资源扩容下沉的启示是：要积极主动融入国家改革发展大局，充分发挥战略规划导向作用，瞄准国家医学中心和国家区域医疗中心建设目标，通过对内完善学科布局，优化资源调配机制，促进院内资源提质；对外拓展网络建设，创新高效协同机制，加速院外资源扩容，构建优质医疗资源扩容下沉生态圈，为深化医药卫生体制改革、促进优质医疗资源扩容下沉和区域均衡布局、建设中国特色优质高效的医疗卫生服务体系贡献力量。

关键词： 优质医疗资源　区域均衡布局　医药卫生体制改革　北京协和医院

2024 年是新中国成立 75 周年，是全面贯彻党的二十大、二十届三中全会精神的关键之年。党的二十大报告强调，要"促进优质医疗资源扩容和区域均衡布局"。作为国家卫生健康委指定的全国疑难重症诊治指导中心、

---

* 作者单位：北京协和医院。执笔人：张抒扬、吴沛新、杜斌、段文利、张英楠、史真真、陈恔、严晓博、罗欣、陈伊航。

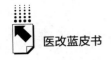
全国罕见病研究中心、国家医学中心和全国首批公立医院高质量发展试点单位，北京协和医院在全面推进健康中国建设中勇担重任，发挥辐射带动示范引领作用，大力构建优质医疗资源扩容下沉生态圈。

北京协和医院优质医疗资源扩容下沉生态圈以协和医院为核心主体，在微观层面以建设区域医疗中心、推动临床专科能力建设、建立现代医院管理制度、提升基层医疗服务水平、建强基层医疗人才队伍等五大功能为执行目标，在宏观层面以服务国家改革发展大局、深化医药卫生体制改革、促进优质医疗资源扩容下沉和区域均衡布局、建设中国特色优质高效的医疗卫生服务体系为战略目标，不断深化北京协和医院与省市区各级地方政府及各级各类医疗机构等相关主体的协同创新和价值共创实践。

一 改革的背景和意义

北京协和医院始建于 1921 年，是集医疗、教学、科研于一体的现代化综合三级甲等医院，国家卫生健康委指定的全国疑难重症诊治指导中心，高等医学教育和住院医师规范化培训国家级示范基地，临床医学研究和技术创新国家级核心基地。以学科齐全、技术力量雄厚、特色专科突出、多学科综合优势强大享誉海内外。在国家三级公立医院绩效考核中排名第一。目前，医院共有 4 个院区、总建筑面积 62 万余平方米，在编职工 4300 余人、两院院士 3 人、临床医技及平台科室 59 个、国家临床重点专科 29 个、国家级科研平台 6 个、国家"双一流"建设学科 5 个、国家重点学科 12 个、一级学科博士学位授权点 9 个、国家级继续医学教育基地 6 个、国家住院医师规范化培训专业基地 21 个、国家专科医师规范化培训试点基地 8 个。开放住院床位 2000 余张，2023 年手术量 7.3 万例、出院病人 13 万人次。还承担着支援欠发达地区、国家重要活动医疗保障和突发事件主力医疗队的重任。

（一）深化医药卫生体制改革的目标要求

党的十八大以来，以习近平同志为核心的党中央高度重视医疗卫生服务体系改革发展。党的二十大报告指出,"促进优质医疗资源扩容和区域均衡布局,坚持预防为主,加强重大慢性病健康管理,提高基层防病治病和健康管理能力"①。作为实施健康中国战略、积极应对人口老龄化国家战略的重要抓手,医药卫生体制改革要加快实现以人民健康为中心,强化生命全周期、健康全过程服务和保障,确保人人就近享有公平可及、系统连续、优质高效的基本医疗卫生服务,促进制度优势更好地转化为治理效能,持续地推进卫生治理体系和治理能力现代化②。

2024 年 7 月 21 日发布的《中共中央关于进一步全面深化改革、推进中国式现代化的决定》提出,要深化医药卫生体制改革,促进医疗、医保、医药协同发展和治理;促进优质医疗资源扩容下沉和区域均衡布局,确保大病重病在本省就能解决,一般的病在市县解决,头疼脑热在乡镇、村里解决,始终是深化医改的一项重要目标③。强调要加快建设分级诊疗体系,推进紧密型医联体建设,强化基层医疗卫生服务。近年来,我国持续推动优质医疗资源扩容下沉和区域均衡布局,有序推进 13 个类别的国家医学中心和 125 个国家区域医疗中心建设项目落地实施。公立医院作为深化医改的主力军、主战场,要发挥"龙头"作用,引导优质医疗资源下沉,助力医疗资源薄弱地区提升服务水平,向群众提供公平可及的医疗服务。

(二)服务融入国家重大战略的责任担当

习近平总书记在党的二十大报告中擘画了以中国式现代化全面推进中华民族伟大复兴的宏伟蓝图,并对区域协调发展作出了更加长远、更为系统的

---

① 中国政府网:《习近平:高举中国特色社会主义伟大旗帜 为全面建设社会主义现代化国家而团结奋斗——在中国共产党第二十次全国代表大会上的报告》,(2022-10-25)[2024-09-15].https://www.gov.cn/xinwen/2022-10/25/content_5721685.htm。

② 宋大平、张植晟、崔雅茹等:《"十四五"时期深化医药卫生体制改革的思路》,《中国卫生经济》2021 年第 40(05)期,第 5~7 页。

③ 中国政府网:《中共中央关于进一步全面深化改革 推进中国式现代化的决定》,(2024-7-21)[2024-09-15].https://www.gov.cn/zhengce/202407/content_6963770.htm?sid_for_share=80113_2。

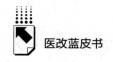

战略部署和总体安排，指出要"促进区域协调发展""深入实施区域协调发展战略、区域重大战略、主体功能区战略、新型城镇化战略，优化重大生产力布局，构建优势互补、高质量发展的区域经济布局和国土空间体系"。推进中国式现代化必须统筹实现高水平区域协调发展。北京协和医院主动融入国家重大发展战略，制定了"1+N+X"的规划布局，服务对接京津冀协同发展、西部大开发、粤港澳大湾区建设以及海峡两岸融合发展等国家战略，努力在推动优质医疗资源扩容下沉和区域均衡布局中有新探索、新担当和新作为。

（三）医院高质量发展的战略选择

在医药卫生体制改革的攻坚时期，公立医院正处在由"高速的规模式发展"过渡到"高质的内涵式发展"的关键期，2021年6月，国务院办公厅印发《关于推动公立医院高质量发展的意见》，就如何推动医疗服务高质量发展提出具体要求；2021年9月，国家卫生健康委和国家中医药管理局联合印发《公立医院高质量发展促进行动（2021—2025年）》，以进一步巩固前期改革成果[1]。北京协和医院作为首批十四家公立医院高质量发展试点医院之一，通过委省共建，打造公立医院高质量发展的样板和现代医院管理制度的模板。试点医院总体目标是经过5~10年努力，提升医疗服务的人性化、智能化、现代化水平，努力建设医疗服务高效、医院管理精细、满意度较高的高质量公立医院。逐步提高医院病例组合指数（CMI）达到2左右，逐步提高四级手术占比、技术服务性收入占医疗收入比例、人员经费支出占业务支出比例、人员薪酬中固定部分占比，均达到60%左右。"国考"以来，协和医院CMI值虽然四年居全国首位，但聚焦"急危重疑难罕"的功能定位，如何更好统筹院内资源配置、进一步提升服务效率，提高四级手术占比、优化病种术种结构，持续保持领先优势，是协和高质量发展面临的新命题。

---

① 邓清文、魏艳、陈英耀：《公立医院高质量发展的探索实践及实现路径》，《中国医院管理》2022年第42（01）期，第1~4+7页。

二　主要做法

北京协和医院坚持以习近平新时代中国特色社会主义思想为指引，深入贯彻落实党的二十大和二十届三中全会精神，锚定建设健康中国目标，坚持以人民健康为中心，面对政策要求、行业需求和患者诉求，通过强化顶层设计、布局"1+N+X"发展战略，拓展优质医疗资源扩容下沉渠道，创新下沉模式，响应区域发展需求，整合平台资源、聚合相关主体，形成合作网络，打造优质医疗资源扩容下沉生态圈，实现价值共创、多方共赢（见图1）。

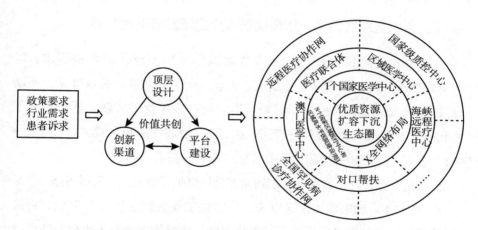

图1　北京协和医院优质医疗资源扩容下沉生态圈形成路径示意

（一）强化顶层设计，布局"1+N+X"发展战略

北京协和医院全面落实党委领导下的院长负责制，发挥医院党委"把方向、管大局、作决策、促改革、保落实"的领导作用，面向"十四五"规划的目标要求，集体研究医院战略发展布局，讨论和决定推动优质医疗资源扩容下沉和区域均衡布局中的重大问题。

强化顶层设计，服务国家大局。面对新时代卫生健康体系布局的深刻变化，医院领导班子高度重视医院战略规划编制工作，先后多次听取规划专题

汇报，最终明确协和以实现从国家级医院到国家医学中心的转型发展为牵引，实施"1+N+X"发展战略，推进 1 个国家医学中心、N 个国家区域医疗中心及区域高水平医院建设项目、X 个基于互联网医院/区域医共体/专科医联体的全网络布局。

坚持高位推动，强化工作统筹。医院领导班子齐抓共管，高位推动战略规划落细落实。成立国家区域医疗中心建设领导小组，实地调研精准发力。院领导班子成员连续十年接力带队开展十批次"组团式"援藏工作，多次带队赴贵州、漳州、澳门调研。建立多部门协作的会商机制，定期召开联席会议，及时研究解决医联体、区域医疗中心建设等项目实施过程中的问题与困难。

（二）响应发展需求，拓展优质医疗资源扩容下沉渠道

北京协和医院针对各地区各级各类医疗机构多样化的发展需求，以"菜单式帮扶"的创新理念，补短板、强弱项、因地制宜、精准施策，不断丰富拓展优质医疗资源扩容下沉新渠道。经过多年探索实践，逐步形成了"协和—东城"模式、"协和—贵州"模式、"协和—漳州"模式、"协和—澳门"模式、"协和—西藏"模式以及"协和—托县"模式。

1. 推进分级诊疗落实落地，创新紧密型医联体"分赛道"发展思路

自 2016 年启动医联体建设以来，协和医院作为医联体牵头单位，将统筹区域资源、满足患者就医需求、促进医联体内良性竞争作为重要战略课题来思考，找准发力点，建立起区域联动、优势互补、协调发展的医联体建设机制。

"1+5+1"医联体模式深化发展。2016 年 5 月，北京协和医院与东城区人民政府签署医疗卫生合作框架协议，与辖区内 6 家医院共建以协和医院为核心、涵盖五家三级医院和一个社区卫生服务中心在内的医联体。在医务处主导下，各学科纷纷行动，截至 2023 年底，已与医联体成员单位的 75 个科室建立并开展各类合作，统筹东城区内 2000 余张床位资源，织就紧密型医疗卫生服务网络，推动"基层首诊、双向转诊、急慢分治、上下联动"的分级诊疗走深走实（见图 2）。

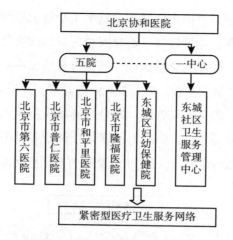

图2　"1+5+1"医联体模式

促进成员单位"分赛道"发展。"分赛道"发展，即综合考虑各医疗机构的医疗服务能力和学科特色，优先重点帮扶特色专科。例如，以和平里医院中西医结合康复治疗、北京市第六医院手外伤治疗、隆福医院老年医学、普仁医院神经内科和重症医学为抓手，统筹区域内资源做强差异化优势，实现医联体内良性竞争。通过"分赛道"发展，以妇科肿瘤中心、急诊科为代表的多个学科已形成特色模式，在助力医联体单位增强学科优势上体现出良好成效。

（1）妇科肿瘤中心医联体。协和医院妇科肿瘤中心先后与北京市普仁医院、市第六医院、市垂杨柳医院和市东城区妇幼保健院建立医联体，形成"本院病房完成疑难危急重症患者诊治，医联体合作病房完成常规手术、术前评估、术后康复和化疗等辅助治疗"的"上下联动、全程管理"机制。在具体合作中兼顾到各家医联体单位的特色，定制合作方式。如，普仁医院离协和医院近，门诊转诊和人员往返方便，且该院在宫腔镜方面有优势，因此转诊患者主要为无合并症的相对安全的手术患者；北京市第六医院采取与协和妇科肿瘤病房同质化运营模式，协和医院派驻主任医师、副主任医师管理病房，目前已全面接诊妇科恶性肿瘤术前评估、术后康复、化疗、靶向治疗和免疫治疗的患者，成为恶性肿瘤综合诊治的主战场；与垂杨柳医院的合

作开展时间相对较短，目前主要发挥卫星手术基地的功能。

（2）急诊医联体。建设以提升诊疗安全为目标的协和医院急诊科—医联体多学科"点对面"合作的急诊医联体模式，搭建多中心医学集团。在长期实践中逐渐探索出"驻扎下级医院、参与业务管理、组织多科查房"的做法，并将有创血压监测、床旁支气管镜、床旁血液净化技术、药物浓度监测等新技术推广到医联体兄弟单位，同时为医联体单位业务骨干提供到协和医院急诊科的进修渠道，助力业务"升级"，全面提升基层服务能力（见图3）。

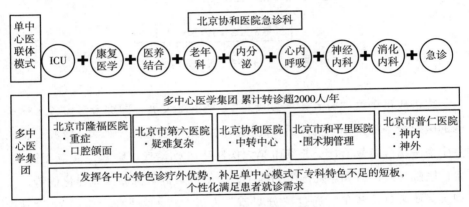

图3　急诊医联体建设模式

共建共享协和优质医疗资源。派驻专家现场指导，安排专职医生，开展每日查房；进行现场手术指导、线上会诊或疑难病例讨论，保障医联体就诊患者安全。推进信息化互联互通，医院 HIS 系统与医联体信息系统对接，实现基本信息共享、双向转诊、预约挂号、检验标本送检等。全方位共享优质教学资源。开放继续教育自主学习平台，推广各种诊疗规范；优先接收医联体单位人员来院进修；邀请医联体成员单位人员参加临床病例讨论会，促进医联体单位诊疗同质化水平提升。

2. 推进区域医疗中心建设，首创"一院带一省"跨区域帮扶合作模式

当前，我国各地区经济社会发展水平存在差异，地区间医疗资源分布不均衡。作为优质医疗资源标杆医院，北京协和医院紧扣国家区域医疗中心

"优先整合现有资源""定向放大国家顶级优质资源"的总体要求,深入调研贵州省卫生健康事业现状及需求,与贵州省人民政府、省卫生健康委签署合作共建区域医学中心框架协议、建设区域医学中心落地协议,并分别与贵州医科大学附属医院、贵州省人民医院、遵义医科大学附属医院签署帮扶合作协议。

开创性提出"一院带一省"跨区域帮扶合作模式。在现有的优质医疗资源扩容下沉的政策框架内,输出医院与输入医院的互动中缺失对资源流动尺度的规制,使得输出医院对自身能力消减和输入医院对自身发展可持续性的担忧形成叠加,制约资源双向流动①。不同于国家区域医疗中心输出医院和依托医院之间点对点的合作,协和医院通过统筹贵州省内 3 家省级龙头医院的优质核心医疗技术和资源,探索区域医学中心"1+6+X"优质医疗资源扩容下沉的创新模式,推动良性互动(见图 4)。

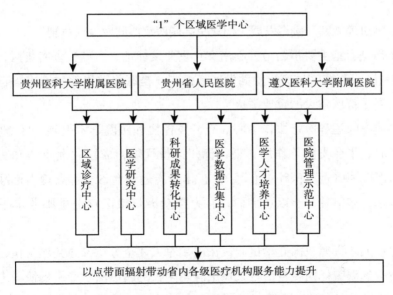

图 4 "1+6+X"优质医疗资源扩容下沉的创新模式

---

① 曹琦、严则金:《我国优质医疗资源扩容改革主体行为逻辑和机制优化——基于行动者中心制度主义的分析》,《中国卫生政策研究》2022 年第 15(02)期,第 1~10 页。

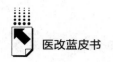

构筑优质医疗资源扩容下沉"辐射网"。以国家级质控中心为纽带，以贵州省现有质控网络体系为依托，构建纵横交叉、全面覆盖的辐射网。在纵向辐射上，通过北京协和医院10个国家级质控中心的帮扶，重点提升贵州省级质控中心的专科医疗质量与安全、医疗技术水平，诊疗服务能力与质控信息化建设水平，依托省市县三级质控网络体系实现医疗资源精准纵向下沉。在横向辐射上，利用协和医院国家级质控中心涵盖临床、医技、管理三大类4个领域10个方向的优势，对贵州省的帮扶指导从新技术、质量与安全逐步拓展到医教研管等多领域，从而实现优质医疗资源的"辐射与再辐射"。

持续推进"区域医疗中心"建设。依托贵州省域三家龙头医院，在区域医学中心建设基础上，探索北京协和医院贵州医院"1+3"新建设模式。着力打造区域科研成果转化高地、领军人才培养基地和临床医学高峰、区域先进诊疗技术培训基地和优质医疗资源倍增器，形成"区域双中心"新发展格局。

3. 推进海峡两岸融合发展，构建跨区域医疗协同发展新机制

漳州是台胞主要祖籍地、闽南文化重要发祥地、台商投资密集区，构建"协和—漳州"跨区域医疗协同发展新机制，是医疗卫生领域推进福建两岸融合发展示范区建设的重要举措。

共建海峡远程医疗协作中心。充分发挥协和医院学术引领、区域辐射、大病兜底、平台支撑等作用，立足漳州区位优势，成立"北京协和医院—漳州市医院海峡远程医疗中心"，常态化开展远程会诊，重点输出标准、规范和技术，多措并举、以点带面，有力推动漳州市医疗卫生服务水平整体提升。

建立人才资源双向互动机制。派出领军人才全方位参与共建帮扶，协和医院精心选派曾任西藏自治区人民医院副院长的超声医学专家杨筱同志担任漳州市医院院长，进一步推动优质资源和先进经验下沉。结合漳州市医院学科建设现状，首批选派消化内科、胸外科、内科重症监护室人员与漳州市医院进行专科对接。依托进修项目提升医务人员专业素质。开展远程护理专科知识培训、管理人员和医务人员进修，定制管理人员培训课程体系，共享名家经典手术、在线课程、病历展示等资源，签订《综合临床研究联合体合作协议》，漳州市医院成为北京协和医院的研联体成员单位。

4. 推进"一国两制"创新实践，运营管理离岛医疗综合体北京协和医院澳门医学中心

离岛医疗综合体北京协和医院澳门医学中心是澳门特区政府在国家支持下设立的一所大型综合公立医疗机构，由特区政府与北京协和医院合作运营和管理。该项目是澳门特区政府与内地卫生健康领域首个重大合作项目，是贯彻落实中央对澳门工作部署、推动"一国两制"在医疗领域实践的特色项目，是特区政府一项重要的惠民工程，也是北京协和医院服务健康中国建设、推进百年战略规划的重要举措，对于打造健康湾区、推动澳门全方位高质量发展具有基础性、战略性和标志性意义。离岛医疗综合体北京协和医院澳门医学中心将配合特区政府"1+4"经济适度多元发展策略，进一步带动澳门融入大湾区国家战略，推进内地高端客户来澳旅游医疗，促进产业适当多元化，大力发展澳门的旅游医疗、高端医疗等大健康产业；提高澳门疑难重症及专科诊治的能力，为澳门居民提供更全面的医疗保障，全面提升澳门医疗水平。

高位推进部署，完善法律保障。在澳门特别行政区行政长官和国家卫生健康委主要领导的亲自谋划下，离岛医疗综合体北京协和医院澳门医学中心项目立项，成为澳门特区政府落实施政为民根本理念的重大民生工程。2021年12月，国家卫生健康委与澳门特区政府社会文化司签署离岛医疗综合体合作备忘录，奠定了项目落实的基本框架。2022年8月，离岛医疗综合体北京协和医院澳门医学中心策略发展委员会成立，委员由委国合司港澳台办、北京协和医院与澳方相关单位人员共同组成，指导协和医院澳门工作专班深入参与工程建设、医院筹开各项工作。同年12月，离岛医疗综合体主体工程竣工。2023年2月，北京协和医院与澳门特区政府社会文化司签署长期合作协议，10月1日《离岛医疗综合体北京协和医院澳门医学中心法律制度》《离岛医疗综合体北京协和医院澳门医学中心章程》正式生效，标志着澳门医学中心在新的法律制度框架下，引入内地公立医院管理、绩效等

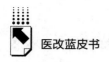

运营模式，寻求制度创新，保持医院长久运作的活力。10 月 16 日，北京协和医院与澳门特区政府签署《离岛医疗综合体北京协和医院澳门医学中心运营合作协议》。

开启澳门医疗卫生事业的新篇。经过多年的规划及各方的齐心努力，离岛医疗综合体北京协和医院澳门医学中心在 2023 年 12 月 20 日投入试营运，经过半年多的调试，在中华人民共和国成立 75 周年及澳门特区成立 25 周年的双庆之年、北京协和医院 103 周岁生日之际，离岛医疗综合体北京协和医院澳门医学中心于 2024 年 9 月 16 日正式开业。9 月 13～15 日首届澳门协和学术周活动在离岛医疗综合体北京协和医院澳门医学中心举行。

过去三年多来，北京协和医院领导班子带领全院干部职工，以高度的政治责任感和使命感，与澳门团队深度对接协同，分批派驻专班，班子成员一线坐镇，高质量保障工程建设，高效率推进工程验收、设备招采及人员招募工作。开业试运营以来，派出 5 批共 54 人赴澳工作，筹建专科 24 个，涵盖众多医学领域。持续将协和品牌文化、专家团队、管理理念、先进技术和医疗资源输送到澳门，致力提高澳门疑难重症及专科诊治的能力。医院将坚守"一国"之本、善用"两制"之利，以"协和标准"推动中心高质量发展；坚守公益担当，提升疑难重症诊治供给能力，优先满足公共医疗卫生服务需求，助力澳门实现"大病不出澳"的目标；坚持开放包容，将协和品牌与澳门背靠祖国、联通世界的独特优势紧密结合，通过医、产、学、研深度合作，奋力打造立足粤港澳大湾区、辐射东南亚、具有国际影响力的一流医学中心。

5. 推进"健康中国"建设，开展"造血式"对口支援

（1）医疗人才"组团式"援藏

实施对口援藏战略，是党中央从党和国家工作全局出发作出的重大战略部署。北京协和医院于 2015 年起牵头承担由中组部、人社部、国家卫生健康委联合开展的医疗人才"组团式"援藏工作，坚持需求导向，以学科建设为主线，以提升平台科室能力为基础，连续派出 10 批次、94 名精兵强将支援西藏。

发挥"组团"优势建设重点专科。援藏之初，协和医院派出首批临床重点专科，包括放射、检验、超声、病理、药剂等 5 个平台科室以及麻醉、护理、重症、手术室等 4 个支撑学科，以优势学科团队强化西藏自治区人民医院平台科室建设，实现"诊断有依据、治疗有支撑、敢做大手术、有能力抢救危重患者"。近年来，在提升平台科室能力的基础上，又增派基本外科、妇产科、神经科等重点优势学科以及病案科、信息中心等服务保障科室，紧紧围绕"大病不出藏"的总体目标，为当地医院重点专科建设再添活力。创新性提出"大组团""中组团""小组团"三级帮扶理念，发扬"一人援藏、全科上阵"的协和作风，在传授技术、经验的同时，带动受援科室形成与援助科室相同的工作作风和文化根基。通过线上线下、京藏联合、团队作战，自治区医院救治急难危重疾病的能力显著提高。

全方位培养医疗人才队伍。以"团队带团队""专家带骨干""师傅带徒弟"的人才培养模式，变"输血供氧"为"造血制氧"。推进分层次培养，针对学科带头人采取"一对一"的全方位培养方式，针对青年医师建成了住院医师规范化培训基地。采取立体化培养手段，强化基本功，通过现场教学、统一授课、学术会议等多种形式，提高水平、更新理念、强化标准。通过长期进修培养学科综合人才，短期培训解决临床急需问题，专项学习强化技术能力，全方位提高医疗人才队伍业务水平。

提升医院管理精细化水平。历任援藏医疗队队长（协和医院副院长）以协和现代医院管理制度为蓝本，结合当地实际情况，积极推进受援医院建立现代医院管理制度，成功将"协和机制""协和体系"引入西藏自治区人民医院。制定《西藏自治区人民医院章程》，完善规章制度数百项。以患者最不满意、员工最为关心、影响医院发展最为关键的问题为抓手，以"互联网+"为手段开展多种形式的预约挂号和分时段就诊；推进自助服务，成立一站式检查预约中心；推行行政一站式服务；扩大医院用人自主权，鼓励员工"走出去"；开展绩效考核；有序推进医院肿瘤中心和援藏专家公寓等一批基建项目，医院管理水平和服务能力不断提升。

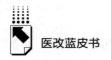
（2）"协和—托克托县"县域医疗帮扶模式

根据"京蒙对口帮扶"项目安排，北京协和医院自 2010 年起与内蒙古自治区呼和浩特市托克托县医院结为对口帮扶单位，十五年来先后派出 16 批次 44 名专家，每位专家在当地连续工作半年或半年以上，取得显著帮扶成效，形成当地群众信得过、医务人员有干劲、医疗水平上台阶的"协和—托县"县域医疗帮扶模式。托克托县医院成为内蒙古全自治区门诊量、出院量名列前茅的县医院，被评为"全区建立健全现代医院管理制度样板示范医院"。

精准发力施策，强化学科建设。协和医院根据托克托县医院的实际需求，量身制订了一系列帮扶目标、计划与措施。逐步细化科室设置，完善二级诊疗科目，显著提升外科、骨科、重症医学科、血液透析室、妇产科等科室的服务能力。打造包括新生儿急救、危重孕产妇救治、卒中、胸痛和创伤等在内的五大急救中心，为急危重症患者提供了更加及时、高效的医疗服务，显著提高了救治成功率，降低了病死率。

创新帮扶方式，推动人才培养。业务方面，通过教学查房、手术示教、疑难病例讨论、专题讲座等多种形式，向当地医务人员传授临床经验和先进技术。同时，为托克托县医院降低进修门槛，先后接纳该院近 50 名医务人员来协和医院学习。不仅传授专业技术，还订制了 6 大模块 21 讲的专属医院管理培训，涵盖党建文化、医疗服务、科教人才等内容，助力医院管理能力提升。

强化制度建设，落实"三基三严"。将协和医院优良传统和现代医院管理制度应用于对托克托县医院的帮扶实践中，规范病历书写，纠正滥用抗生素等不合理用药现象，建立健全三级查房制度、疑难病例讨论制度、术前讨论制度、死亡病例讨论制度、多学科讨论制度等。

（三）整合平台资源，构建优质医疗资源扩容下沉合作网络

1. 搭建远程医疗协作网，建成覆盖全国的远程医疗服务体系

《关于进一步完善医疗卫生服务体系的意见》明确发展"互联网+医疗

健康"。"互联网+医疗健康"是以互联网为载体，借助移动通信技术、云计算、物联网、大数据等信息技术，与传统医疗健康服务深度融合而成的一种新型医疗健康服务体系①。在此背景下，基于5G数智化技术打造的远程医疗平台对助力信息技术与医疗融合发展、降低患者医疗成本、实现优质医疗资源下沉具有重要意义。北京协和医院是国内最早开展远程会诊的单位之一，2018年成立远程医学中心，2021年3月获批北京市首家互联网医院。秉承无门槛式远程医学合作模式，与全国31个省（区、市）的430家医疗机构开展远程诊疗合作，建成覆盖全国的远程医疗服务体系。基于5G远程医疗专网、5G医疗边缘云平台云网基础设施，推动协和一点到全国多点的远程业务协同，积极开展"5G+医疗健康"应用试点项目，打造MDT多学科会诊、院间与院内远程会诊、远程影像、远程病理、远程手术等业务，提高诊疗效率并提供同质化诊疗方案，在远程手术/操作、患者随访多个方面实现技术突破。

2. 依托国家级质控中心，助力全国医疗质量同质化与技术扩散

北京协和医院在国家卫生健康委的指导下，切实承担起国家质控中心责任，现有10个国家级医疗质量控制中心和6个北京市级专科质控中心。充分发挥学科优势和引领带动作用，推动医疗质量管理规范化、制度化、精细化和科学化发展。通过搭建全国质控网络，从组织管理、规范诊疗、质量控制、持续改进四个层面建立组织体系及工作机制，通过制定行业指南、标准，在各专业领域发挥示范引领作用，全面提升区域医疗卫生服务水平。积极参与优质医疗资源扩容下沉工作，在铺设覆盖全国质控网络，开展基层调研、督查和督导，积极开展培训、远程查房，建立多模态大数据平台和远程决策支持系统等方面为推进区域医学中心建设、医联体建设、对口帮扶等工作提供医疗质量同质化的全面保障。

3. 牵头全国罕见病诊疗协作网，提高我国罕见病综合诊疗能力

北京协和医院是全国罕见病诊疗协作网中唯一的国家级牵头医院，联合

---

① 周忠良：《"互联网+医疗"的现状、问题与发展路径》，《人民论坛》2021年第22期，第88~91页。

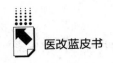

全国 324 家医院对罕见病患者进行集中诊疗和双向转诊，充分发挥优质医疗资源辐射带动作用。创建了首个国家级罕见病会诊中心，自 2019 年 2 月起，每周四中午固定开展罕见病多学科会诊（MDT），同时面向 100 余家协作网医院、4 万余名医生开放直播，搭建起覆盖范围广泛的远程教学平台，致力于为全国各地罕见病患者提供救治方案。依托"十三五""十四五"国家重点研发计划，初步建成国家罕见病注册系统、国家罕见病直报系统、国家罕见病质控中心三大国家级数据平台集群，建立起标准化、规范化的国家级罕见病生物样本库以及中文罕见病数据库，绘制了中国的"罕见病地图"，搭建起国家罕见病协作平台体系。

三　改革成效

2023 年是全面贯彻党的二十大精神的开局之年，北京协和医院锚定健康中国建设、深化医药卫生体制改革目标，主动服务国家发展大局，全力推进"1+N+X"发展战略，打造优质医疗资源扩容下沉生态圈，在提升医疗服务可及性、同质化、专业化、满意度等方面取得显著成绩。

（一）医疗服务可及性逐步提高

1. 量质齐升，基层医疗服务能力显著增强

以 2023 年为例，北京协和医院向医联体医院下转患者共计 14811 人，平均每月下转 1234 人（见图 5）；接收医联体成员单位上转患者 459 人，平均每月上转患者 38 人次（见图 6）。医院全年下派专家 4376 人次，平均每月 365 人次；接收 89 名医联体成员单位医生到医院进修；远程会诊 969 例次，指导开展新技术新项目 26 个。

推动学科建设，开展多项新技术新项目。以北京市第六医院为例，开展了炎症性肠病的生物制剂治疗等新项目，收治急性重症胰腺炎、重症肝胆疾病及复杂肠病等疑难重症患者比例逐渐提高；微创手术方面取得明显进展，开展荧光腔镜精准肺段切除等新技术，胸外科三级、四级难度手术占比超过

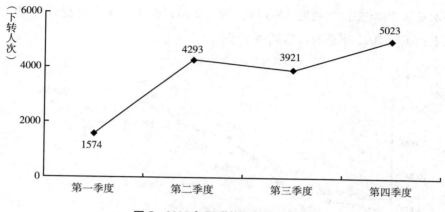

图 5　2023 年医联体下转患者人次

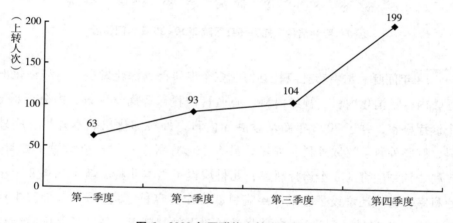

图 6　2023 年医联体上转患者人次

95%；普外科开展经皮肝穿刺胆管外引流术（PTCD）、肝动脉化疗栓塞术（TACE）、肝动脉持续性灌注化疗（HAIC）等新诊疗手段；人工智能辅助治疗技术、同种异体运动系统结构性组织移植技术、肿瘤消融治疗技术等多项限制性技术顺利开展。

14 年连续对口支援呼和浩特市托克托县医院取得显著成效。据不完全统计，2010~2023 年，该院年门诊量由 4.7 万人次上升至 20.5 万人次，增长 3.36 倍（见图 7）；住院量从 0.6 万人上升至 1.7 万人，增长 1.83 倍；

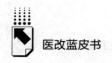

手术量从 1000 多例增至近 3000 例，增长 2 倍；四级手术占比提升了 10 倍以上；医院 2023 年总收入达到两个多亿。

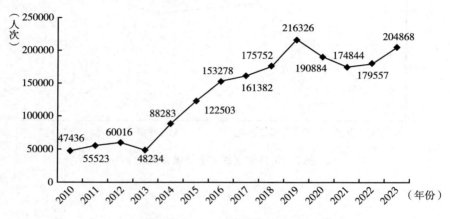

图 7　呼和浩特市托克托县医院 2010~2023 年门诊量

14 年间呼和浩特市托克托县医院多个专科得到深化发展。内科细化出呼吸内科、消化内科、神经内科、心血管内科、肾病学内科、内分泌科 6个诊疗科室，并于 2022 年新增设肿瘤内科；外科细化出基本外科、胸外科、肛肠外科、泌尿外科、神经外科 5 个诊疗科室；妇产科增设了妇科、产科、计划生育科 3 个诊疗科室；儿科增设了基本儿科、新生儿科 2 个诊疗科室；医院还增设了感染性疾病科、医疗美容科（门诊）、精神卫生科（门诊）、疼痛科（门诊）。在加强学科建设的基础上，托克托县医院整合医疗资源，建成六大中心：危重孕产妇急救中心、危重新生儿急救中心、脑卒中急救中心、胸疼中心、创伤救治中心、危重儿童救治中心，全面提升了当地的救治能力，为危急重患者抢救赢得了最佳时间。开展新技术新项目累计 108 项，填补了当地医疗技术空白，为县域医疗卫生事业发展做出了积极贡献。

2. 数智赋能，远程医疗创新实践取得突破性成果

北京协和医院远程医疗持续开放合作，签约范围覆盖全国 31 省、自治区和直辖市的 430 余家医疗机构。累计完成会诊量 9000 例，其中 2023 年会诊 3466 例，同比增长 49.78%。常态化开展远程影像、远程病理等业务，在远程医疗平台上线相关模块（见图 8）。

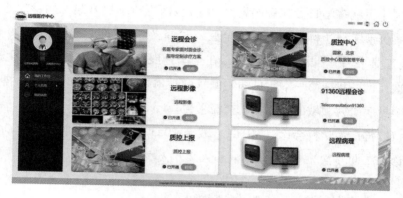

图 8　远程医疗平台界面

为更好发挥平台优势，推动优质医疗资源辐射更广大区域，协和医院引入 5G、AI、大数据等先进技术，实现多项技术突破。2019 年起，北京协和医院远程医学中心与医院眼科、中国移动通信集团有限公司（简称中国移动）等合作，通过联合眼科新型导航激光治疗与 5G 高速通信技术，开展全球首例 5G 远程眼底激光手术。随后几年内陆续实现"6 小时连续手术验证""北京—新疆 3700 公里远距离远程手术"等的突破。2021 年荣获工信部主办的第四届"绽放杯"5G 应用征集大赛医疗健康专题一等奖，并入选国家"十三五"科技成果展。

2022 年 4 月，北京协和医院与北京大学第一医院合作完成全国首例跨运营商、跨网域"5G+固网专线"国产手术机器人多点远程实时交互肾盂成形手术。2023 年 11 月，北京协和医院与辽宁省辽阳市中心医院泌尿外科专家携手完成一例三控制台两地远程机器人辅助肾癌根治术，相距近700 公里的三位泌尿外科专家先后操控辽阳市中心医院手术室内的机械臂系统，在几乎无延时的状态下，顺利完成手术。三个控制台同时参与远程手术为国内首例报道，标志着腹腔镜机器人在手术领域取得的又一突破性进展。

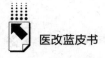
3. 协作织网，共促罕见病防治事业发展

提高罕见病规范化诊疗水平。北京协和医院主编首部《罕见病学》教材和《罕见病多学科诊疗病例集》，为各级医生持续提升罕见病诊疗能力提供了案例参考与学科智慧；主编罕见病"释义"、首部"诊疗指南"、首个"药物工具书"；开设研究生课程，在全国开展培训，培训罕见病医生逾10万人次；创办我国第一本罕见病领域权威学术期刊《罕见病研究》，搭建了我国罕见病研究领域的重要学术交流平台。

持续推广多学科会诊（MDT）。截至2023年底，成功举办罕见病多学科会诊202期（次），惠及罕见病病人220人次（见图9）。

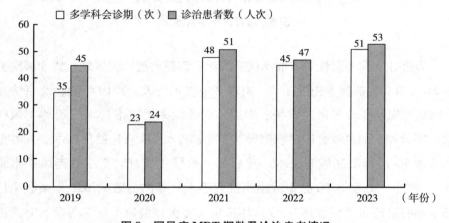

图9　罕见病 MDT 期数及诊治患者情况

加强罕见病诊疗全国协作。2023年，中华医学会罕见病分会召开成立以来首届学术年会，同年中国罕见病联盟成立5周年，向社会各界发出倡议——"进一步提升我国罕见病早发现、早诊断、早治疗、有药用、可管理、能负担的水平"。协和医院与山东省卫健委签署罕见病诊疗合作框架协议，共建国家罕见病医学中心山东分中心；协和医院罕见病多学科诊疗团队与香港大学深圳医院开展深入合作，罕见病诊疗研的"南北联合"实现常态化、便利化。

（二）医疗服务同质化成效显著

1. 以点带面，依托质控网络精准下沉专科资源

自与贵州签署合作共建协议以来，北京协和医院通过向贵州定向输出品牌、技术与管理，统筹推进区域医学中心建设，打造了"省—院"合作共建新模式。

"1+3+X"帮扶合作模式初见成效。北京协和医院主要领导先后3次带队赴黔考察调研，64名专家入黔帮扶指导，开展了50余场国家级质控中心指导培训、30余次实地医疗质量控制调研，3家省内医院整体业务提升5%以上、国考成绩大幅进位。国家级罕见病大数据中心正式启用。已分两期将数据迁移到贵阳贵安，并完成数据的迁移上云，存储总量达3.2PB，初步构建了全国规模最大、覆盖范围最广的国家级罕见病大数据中心。建设区域水平先进诊疗中心。依托北京协和医院10个国家级质控中心，确定10个专科质控方向及省级质控中心设置，建设"省级—市级—县级"三级质控网络。国家级罕见病质控中心在台江县启动全国首次县域罕见病流行病学调查，覆盖156个村落约13万人，已采集生物标本，启动样本实验室检测工作。国家级重症医学专业质控中心为贵州量身定制62节重症基础课程，每期培训基层重症医师800~1200人次，覆盖贵州省、市、县三级医疗机构。贵州省300余人参加国家病案质控中心举办的应用能力培训班，全省主要诊断编码正确率逐步提升至88.14%。建设区域医学研究中心和科研成果转化中心迈出实质步伐。依托北京协和医院科研平台和优势资源，2023年11月，举行第一批医学科研合作项目启动仪式，首批纳入合作项目36个，均为北京协和医院专家临床重点研究方向；初步拟定3个重点实验室"省—院"共建合作申报方向，明确合作项目13项，提交合作项目申请意向23份；建设标准化研究型病房，床位100余张。

2. 聚焦需求，统筹推进医疗服务质量持续提升

面对过去援藏工作"下不去""接不住""联不上"的现实挑战，北京协和医院采用"协和定制"模式，聚焦受援医院的需求与定位，以学科

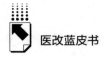

建设为主线，通过做强平台科室与支撑学科，为全院各学科发展提供支撑和保障。2016 年 10 月，西藏自治区首个手术麻醉恢复室正式建成并投入使用；2019 年，世界上唯一获得国际认证的高原检验实验室落户西藏自治区人民医院；2022 年，"西藏—北京"远程病理会诊绿色通道成功搭建。通过组团式帮扶，西藏自治区人民医院先后获批 8 个国家临床重点专科，成立 18 个省级质控中心，获批 24 个专科培训基地，自治区人民医院大病兜底、区域辐射和学术引领作用不断加强，辐射带动西藏 7 个地市和 74 家县医院，全面提升了医疗水平和医疗质量及安全水平。西藏实现了 400 多种"大病"不出自治区，2400 多种"中病"不出地市，常见的"小病"在县级医院就能够得到及时治疗的总目标。包虫病、大骨节病等地方病和先天性心脏病、白内障等高原常见病得到有效控制或者消除。西藏的妇女儿童健康水平也得到了极大提升，孕产妇住院分娩率提高到 99% 以上。截至 2023 年底，西藏自治区人民医院已经有 362 项新技术，超过 200 项的"组团式"医疗援藏科研项目，一些在其他省份落地的医疗新术式，在西藏自治区人民医院也能常规开展。

3. 管理增效，构建医疗安全管理质控体系

在呼和浩特市托克托县医院对口帮扶项目中，北京协和医院注重现代医院管理制度建设，以制度促发展，以一系列务实有效的举措构建该院医疗安全管理质控体系。健全医疗核心制度，坚持召开每月一次的医疗质控和安全管理分析会，医疗质量、医疗安全管理持续改进，滥用抗生素现象得到明显控制，病历书写、处方书写、辅助检查申请单书写日益规范，实现了"三提升三下降"。医疗质量、医疗安全管理水平、医疗服务能力逐年提升，医疗差错、医疗纠纷、医疗投诉明显下降，该院在九旗县区医院每年一度的医疗质量和持续改进评审中名列前茅，"医闹"现象得到了杜绝。

在北京协和医院帮扶下，托克托县医院 14 年间取得突飞猛进的发展，2011 年、2012 年、2014 年先后被确定为市级、自治区级、国家县级公立医院综合改革试点医院；2015 年被确定为国家第一批 500 家加强县级医院综合服务能力建设试点医院；2016 年顺利通过二级甲等医院验收；2017 年全国县级医院竞争力排行榜进入 500 强，医院综合服务能力明显提升。托克托县也于 2016 年被确定为呼和浩特市 10 个公立医院综合改革示范县之一。

（三）区域医疗机构"造血"能力持续增强

1. 医教协同，区域辐射带动能力提升

作为国家公立医院高质量发展试点单位，近年来，协和医院不断设立进修专项，增加医联体单位来院进修人次（见图 10）；同时畅通师资进修渠道，接收住培专业基地试点科室的教学管理人员和临床指导医师来院进修，内容包括但不限于了解住院医师规范化培训体系构建、科室教学管理小组架构与工作流程、教学活动实施规范等，辐射带动区域医疗水平与教学能力的整体提升。

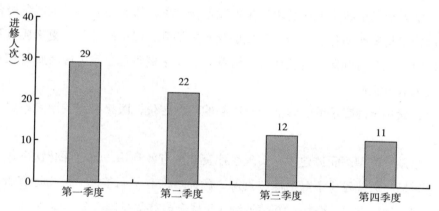

图 10　2023 年协和医院接受医联体单位进修情况

2. 全面帮扶，打造"带不走的人才队伍"

"组团式"援藏以来，协和医院牵头在西藏多次举办全国高水平的医学各专业学术会议，如协和医院重症与血流动力学珠峰论坛、西藏病理能力建设与质量控制珠峰论坛、协和—西藏麻醉大讲堂、协和—西藏超声论坛、协和—西藏影像培训班、临床实验室质控培训班、药学实用技术培训班等。搭建起前后协调、医教结合、全员参与的人才培养体系——通过现场教学和统一授课规范操作，补齐短板；通过远程教学强化标准，拓宽视野；增加外派

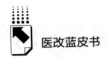

培训机会，长期进修提高综合素质，短期专项培训强化技术技能；采用"一对一""师带徒"的方式培养学科骨干，结成永久的帮扶对子。截至2022年，协和医院已帮助西藏本地培养医护人员近300人次，开展学术交流200多次，当地人才梯队建设持续完善。

与贵州省共建区域医学人才培养中心。依托北京协和医院专家团队优势和教育教学力量，帮助贵州省建设以毕业后医学教育、继续教育为重点的医学人才培养平台。2023年以来，协和医院先后接受来自贵州省各级医疗机构累计80余人分期分批到院学习进修；协和医院专家与贵州省专家联合招收博士生，为贵州省培养了一批具有协和背景的高端医疗技术人才。

（四）医疗资源配置逐步优化

随着优质医疗资源扩容下沉生态圈逐步完善，协和医院与各地区各级各类医疗机构紧密协作，在带动区域医疗水平提升、促进医疗服务更优质可及的同时，也为协和医院优化医疗资源配置、救治疑难危急重症患者腾挪出了一定的服务空间。

1. 紧扣全国疑难重症诊治指导中心的功能定位，医疗资源利用效率进一步提升

借助紧密型医联体建设，实现医疗资源更有效利用。通过深化医联体建设等举措，医院各科室盘活床位资源，病种结构有所调整，关键指标有所改善。CMI指标方面，医院CMI值连续4年居全国首位（国考分组器2021年值为1.58），但受日间医疗占比加大影响，CMI一度呈下降趋势，2023年CMI呈回升趋势（采用北京市分组器医院自行监测结果：从2022年的0.89上升为2023年的0.91，2023年1月至12月从0.91上升至0.96）（见图11）。

2023年，20个科室CMI下半年环比升高；11个科室全年环比升高；产科中心、内分泌科、妇科肿瘤中心、感染内科、普通妇科中心、泌尿外科、皮肤科、神经科、老年医学科、肝脏外科、血液内科11个科室半年、全年环比均有提升。四级手术占比企稳回升，通过向医联体疏解四级以下手术、设立"疑难危重罕见病手术日"、床位分配及绩效激励向四级手术倾斜等举

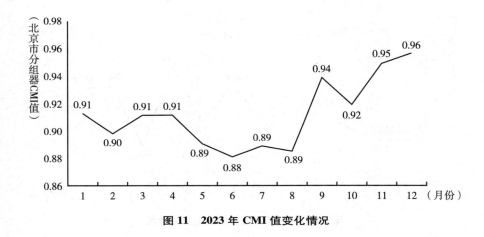

图 11　2023 年 CMI 值变化情况

措，2023 年医院四级手术占比实现下半年较上半年提升 1.2 个百分点，具体变化情况见图 12。9 个科室下半年环比升高；10 个科室全年环比升高；乳腺外科、肝脏外科、心外科、泌尿外科、基本外科 5 个科室半年、全年环比均有提升。

2023 年妇科肿瘤中心出院人次数及 CMI 值变化情况见图 13；2019~2023 年妇科肿瘤中心四级手术占比变化情况见图 14；2019~2023 年泌尿外科出院人次数及 CMI 值变化趋势见图 15。

扩大优质医疗资源辐射半径，实现疑难重症及罕见病诊治领域更有力引领。通过远程会诊，神经科发现了全国第 12 例抗 IgLON5 病患者。截至 2018 年 11 月，全球确诊病例仅有 84 例。我国第一位抗 IgLON5 病例是协和医院于 2016 年发现确诊的，此后国内陆续确诊了约 10 位抗 IgLON5 病患者。在罕见病国家重点项目与北京协和医院科研基金的支持下，神经科脑炎与脑脊液学专业组持续开展了抗 IgLON5 病的科研工作，努力提高该罕见病的诊断率。

2. 共享临床教学资源，住院医师规范化培训质量提升

基于医联体框架下的住院医师规范化培训联合培养模式，开展与医联体成员单位的住培试点项目，实现资源共享、优势互补、双向提升。协和医院

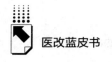

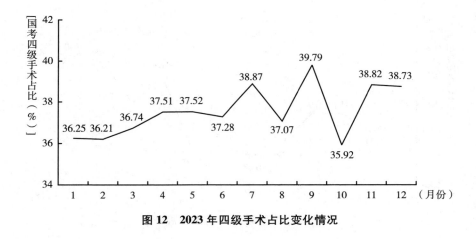

图12　2023年四级手术占比变化情况

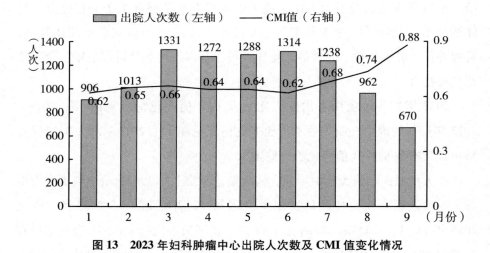

图13　2023年妇科肿瘤中心出院人次数及CMI值变化情况

充分利用医联体的临床教学资源，将达到考核标准的医联体成员单位作为年轻医生的培养基地，提升其常见病、多发病的临床诊疗能力。

秉持"同质化培养"理念，协和医院派出5个科室的5位高年资医师"组团式"脱产进驻北京第六医院，呼吸与危重症医学科、心内科等派出临床指导医师和住院医师，在北京市第六医院试点专科开展教学查房、临床小讲课等常规临床教学活动，住院医师负责日常管理与照护病人，并进行科研

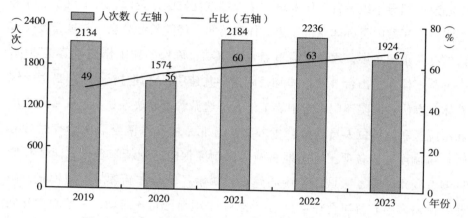

图 14　2019~2023 年妇科肿瘤中心四级手术占比变化情况

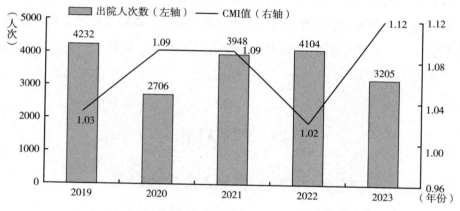

图 15　2019~2023 年泌尿外科出院人次数及 CMI 值变化趋势

实战培训，使临床师资和高层次医学人才得到更全面的培养。

3. 建立健全管理制度机制，推进医院运营管理体系建设

在推进"1+N+X"发展战略的过程中，医院面临业务量增加、业务内容拓展等新挑战。为更好满足高质量发展的现实需求，医院在原有制度体系、管理体系的基础上，在组织体系、制度建设、信息化建设等方面持续创新探索，不断提高运营管理水平。

健全组织体系。紧密对接贵州、漳州、澳门等项目，设立国家区域医疗

中心建设领导小组及各工作专班，专项推进优质医疗资源扩容下沉重点任务落实。依托院内督办体系推进重大任务落实，经院长办公会、党委常委会审议的有关重要事项，逐条形成重点督办事项，确保各项工作任务落实到位。完善制度体系。出台《北京协和医院指导共建项目管理办法》《离岛医疗综合体北京协和医院澳门医学中心工作人员选派管理办法（试行）》《北京协和医院医联体单位人员进修管理办法》《北京协和医院互联网诊疗管理办法》等制度，为各项工作落地实施提供制度保障。创新管理模式。依托紧密型医联体建设、区域医疗中心建设，探索科研合作新领域、新模式，协和—贵州多中心科研合作项目第一批 37 个项目已正式启动，住培教学开展多项联合研究，以漳州市医院管理人员进修为契机，制定管理人员专项培训课程体系。加快数字化转型。全面启动新 HIS 系统升级，顺利完成电子病历六级评级，高分通过全国智慧服务三级评审。自主打造协和数智中心，将临床数据中心（CDR）扩建为管理数据中心（MDR），筑牢"一院多区全网络"的信息根基。

四 经验启示

（一）基于责任使命，积极主动融入国家发展大局

社会责任体系建设是公立医院建设与发展的重要内容，公立医院主动承担社会责任，主动履行责任担当和社会义务，也是其发挥公益性的具体表现[1]。党的二十届三中全会指出"实施健康优先发展战略"，表明党对人民健康问题的认识达到了新的高度。当前，我国已建成世界上规模最大的医疗卫生服务体系，优质医疗卫生资源配置区域均衡化是解决卫生健康事业发展不平衡不充分的重要途径，体现着以人民为中心的发展思想。北京协和医院

---

[1] 王忠信、蒋帅、赵要军等：《战略规划背景下大型综合医院社会责任体系建设探讨》，《中国医院管理》2021 年第 41（07）期，第 22~25 页。

站在社会经济政治文化发展全局的高度，深刻认识、准确把握促进中央提出的优质医疗资源扩容和区域均衡布局的战略意义和实践要求，积极融入国家发展大局，着眼国家所需、人民所盼、医院定位，以"1+N+X"的规划布局探索协和优质医疗资源扩容下沉新路径，谋划医院高质量发展的战略新支点，履行了大型公立医院"国家队""排头兵"职责，担当起国家赋予的时代使命。

（二）基于共同愿景，充分发挥战略规划导向作用

方向既定，瞄准国家政策导向，结合医院发展定位，制定战略规划成为至关重要的环节。一是院领导班子统一思想认识、强化领导能力。坚持服务大局、精准施策，不断提升政治能力、战略眼光、专业水平，把握医院发展战略规划的连续性、稳定性，确保一张蓝图绘到底，更好发挥战略规划的导向作用。二是坚持共商共建、互惠互利的原则，增强战略规划的系统性、预见性、创造性。实现"医教研防管"的全方位协同提升是优质医疗资源扩容改革的核心要求，要基于帮扶共建主体在专科建设、人才培养、党建文化、科研合作等方面的实际需求、合作意向和共同愿景，统一部署，提高规划质量，强化政策协同。三是注重策略方法，严格工作标准。以优质资源扩容下沉各项任务落地实施为目标，建立制度健全、科学规范、运行有效的工作标准，在明确合作任务、细化合作路径、健全协调机制等方面制定翔实方案，为推进各项工作提供有力支撑。

（三）基于科学决策，落实重大事项高位统筹机制

院领导班子高度重视优质医疗资源扩容下沉工作及重点项目建设情况，坚持统筹谋划、顶层设计、高位推动，建立完善项目重大决策机制，严格落实"三重一大"制度，科学务实推进项目建设。一是建立院领导高层互动机制。重点项目推进过程中，院领导班子多次带队实地调研指导工作，高层领导面对面协商，就有关重大问题进行充分交流、交换意见，提高决策效率。二是建立工作联席机制。推进紧密型医联体建设过

程中，与医联体单位建立联络员联席工作机制。坚持定期调度，定期召开医联体院级座谈会，及时根据院级工作重点进行部署。聚焦合作痛点堵点，关注医疗质量安全管理、医疗服务同质化、信息系统互通等重点内容，及时发现问题并予以解决，推动各项重点工作落细落实。三是建立与对口支援医院定期互访机制。定期开展对口支援工作回访、交流和参观学习活动，双方对具体帮扶支援工作深入探讨、及时反馈，在重点学科建设规划、人员交流与培养、远程平台互联互通等方面持续推进合作。

（四）基于精细化管理，以制度建设保障工作实效

建立现代医院管理制度是公立医院改革的必经之路，也是新医改的重要组成部分，要建立权责清晰、管理科学、治理完善、运行高效、监督有力的现代医院管理制度，推动精细化管理①。根据公立医院高质量发展的要求，推进优质医疗资源扩容下沉应将建立现代医院管理制度作为重点内容，结合地区和医疗机构实际情况，完善制度管理体系建设，规范合作行为。一是移植管理经验，健全现代医院管理制度。以北京协和医院章程为蓝本，指导各级各类医疗机构健全医院章程、完善管理制度和决策机制，提升工作的科学化、规范化、制度化水平，助力医院高质量发展。二是坚持制度先行，形成长效工作机制。推进各类项目实施过程中，及时根据项目需要和建设现状，总结工作经验并以制度形式固化。例如，为规范医联体人才交流培养工作，医院修订了进修人员管理办法；为推进远程医疗协作，制定了框架协议模板；为建立完善区域医疗中心项目共性管理路径，制定了指导共建项目管理办法等。三是加强法治建设，为创新发展提供有力保障。在推进粤港澳大湾区建设、海峡两岸融合发展等创新实践中，明确有关工作的法律法规要求，为探索优质医疗资源扩容下沉新路径提供法律保障。

---

① 方鹏骞、王一琳：《我国公立医院治理能力现代化的关键问题与体系构建》，《中国医院管理》2020 年第 40（08）期，第 3~4+8 页。

（五）基于持续发展，完善医务人员激励机制

绩效考核是指挥棒，为各个业务主管部门提供管理抓手，丰富管理手段。医务人员激励机制的设计直接影响到公立医院乃至整个医疗体系的运行，对医务人员的合理激励关系到其社会地位、劳动价值的体现，并能够确保医疗服务提供的公平可及、优质高效①。医院以强化内生动力、实现可持续发展为目标，出台配套绩效政策，完善医务人员激励机制，促进资源扩容下沉与学科优质资源发展相结合。一是配合国家医学中心和区域医疗中心布局，健全绩效考核体系。在临床医技科室绩效考核体系中，设置"医联体建设""外派医疗队"两项考核指标，并给予较高权重。综合绩效考核中设置"医联体建设"考核指标，评价临床科室参与医联体建设的情况，将医务人员每月在医联体单位开展工作等同于院内工作量计算，纳入个人年终考核；单项加分中设置"外派医疗队"考核指标，体现对临床科室参与支援与外派工作的激励。二是鼓励多学科协作诊疗，提高诊疗效率。对于参与支援帮扶单位院际间 MDT 门诊的医师进行工作量核算，并将奖励直接发放给医生，体现医疗工作的知识价值。三是健全对口帮扶人员补偿机制，规范科室绩效二次分配。科室负责员工外派、支边和帮扶期间的绩效分配，设置考核分数加分或给予定额奖励等方式，保障上述人员薪酬待遇水平，充分肯定院内医务人员对推动医疗资源下沉所做贡献。

五 展望与建议

"十四五"期间，北京协和医院瞄准国家医学中心和国家区域医疗中心建设布局"1+N+X"发展战略，对内调整学科布局，优化资源调配机制，促进院内资源提质；对外拓展网络建设，创新高效协同机制，加速院外资源

---

① 闵锐、谢婉银、方鹏骞：《"十四五"规划实施中公立医院医务人员激励机制发展策略与展望》，《中国医院管理》2021 年第 41（03）期，第 21~25 页。

扩容，打造协和优质医疗资源扩容下沉生态圈，进一步提升区域间医疗服务同质化水平。2024 年是中华人民共和国成立 75 周年，是实现"十四五"规划目标任务的关键一年。北京协和医院将继续坚持以人民健康为中心，立足新发展阶段、贯彻新发展理念、构建新发展格局，持续推进"1+N+X"战略布局。

一是以技术优势发展"新质"，通过"扩容"引领区域医疗质量体系性提升。充分发挥北京协和医院在临床专科、科研平台和技术创新方面的优势，通过全国疑难重症诊治指导中心、国家级质控中心体系、住院医师规范化培训体系、全国罕见病诊疗协作网等平台及网络体系，推动医疗资源扩容从新技术、医疗质量与安全向医教研管等多领域、多维度辐射，推动高难度手术和复杂疾病的诊疗能力提升，以国家医学中心、国家区域医疗中心建设为契机，引入新技术、新方法，提高医疗服务的技术含量和治疗效果，引领区域医疗质量的体系性提升。

二是以同质化平移拓展"新域"，通过"下沉"构建高水平区域医疗发展格局。紧随国家层面的统筹安排及国家卫生健康战略，北京协和医院将依托优质医疗资源和管理模式，在"组团式""托管式"资源扩容模式基础上，持续探索创新跨区域"指导共建"合作模式，积极争取地方政策支持，推动医教研资源形成合力，建立可平移的标准化医疗服务流程和质量控制体系，实现医疗服务的同质化，推动区域医疗中心的建设，实现高水平医疗服务的区域拓展。

三是以互联方式构筑"新态"，通过"全网络"打通"急危重、疑难罕"协同诊疗"最后一公里"。通过建立完善远程医疗服务平台，实现医疗机构间的信息互通和资源共享，特别是针对急危重疑难罕见病的诊疗，持续深化远程会诊、远程诊断和治疗指导等服务内涵，利用 5G、人工智能、大数据等先进技术，提高远程医疗服务的运行效率和诊断准确性，建立全网络区域医疗协作平台，提高区域急危重疑难罕见病病患的救治效率。

北京协和医院将继续深入开展优质资源扩容下沉带动省市区医疗服务能

力整体提升的"协和模式"探索实践，扩大辐射带动作用，让优质医疗资源"覆盖更加广泛、体系更加成熟、质量更加提升、模式更加优化、各地更好发展、患者更多获益"，助力广大人民群众早日享受到更加公平、高效、优质的医疗服务，为实现健康中国国家战略贡献力量。

参考文献

［1］《习近平：高举中国特色社会主义伟大旗帜 为全面建设社会主义现代化国家而团结奋斗——在中国共产党第二十次全国代表大会上的报告》，中国政府网（2022-10-25），https：//www.gov.cn/xinwen/2022-10/25/content_5721685.htm。

［2］宋大平、张植晟、崔雅茹等：《"十四五"时期深化医药卫生体制改革的思路》，《中国卫生经济》2021年第40（05）期。

［3］《中共中央关于进一步全面深化改革 推进中国式现代化的决定》，中国政府网（2024-7-21），https：//www.gov.cn/zhengce/202407/content_6963770.htm？sid_for_share=80113_2。

［4］邓清文、魏艳、陈英耀：《公立医院高质量发展的探索实践及实现路径》，《中国医院管理》2022年第42（01）期。

［5］曹琦、严则金：《我国优质医疗资源扩容改革主体行为逻辑和机制优化——基于行动者中心制度主义的分析》，《中国卫生政策研究》2022年第15（02）期。

［6］周忠良：《"互联网+医疗"的现状、问题与发展路径》，《人民论坛》2021年第22期。

［7］王忠信、蒋帅、赵要军等：《战略规划背景下大型综合医院社会责任体系建设探讨》，《中国医院管理》2021年第41（07）期。

［8］方鹏骞、王一琳：《我国公立医院治理能力现代化的关键问题与体系构建》，《中国医院管理》2020年第40（08）期。

［9］闵锐、谢婉银、方鹏骞：《"十四五"规划实施中公立医院医务人员激励机制发展策略与展望》，《中国医院管理》2021年第41（03）期。

B.13
四川大学华西医院人才分类评价改革：
理路与进路

四川大学华西医院 *

摘　要：　为解决人才评价中存在的突出问题，使人才评价工作更加适应不同类型科学研究规律与人才成长规律，需持续深化人才评价改革。四川大学华西医院人才队伍量大、类型多样，因而较早开始探索人才的分类管理与分类评价，形成了一些经验做法。华西医院遵循医学健康卫生行业特点和医学科研人才发展规律，围绕"破四唯"和"立新标"两大难题，以职称制度改革与岗位评价制度改革为突破口，改变"一刀切"的评价方式，淡化论文、数量要求，合理设置评价周期，完善能上能下的用人机制，取得较好成效，人才活力得以有效激发。但改革实践仍面临挑战，需处理好"不唯"与"不要"之间的关系、解决好"当下改"与"长久立"之间的关系，并健全同行评价机制。

关键词：　四川大学华西医院　人才分类评价　"破四唯"　"立新标"

一　人才分类评价改革的逻辑理路

人才评价是"人才资源开发管理和使用的前提"[①]。建立科学的人才分类评价机制，对于树立正确的用人导向、激励引导人才发展、调动人才积极性具有重要作用。

---

*　作者单位：四川大学华西医院。执笔人：万腾、叶志宏、王峥。
①　中共中央办公厅、国务院办公厅：《关于分类推进人才评价机制改革的指导意见》，2018 年 2 月 26 日。

（一）人才分类评价改革的理论逻辑

首先，评价体系是职业环境的重要组成部分。职业环境构成了人才成长与发展的所有外部因素。具体而言，职业环境包括社会环境、行业环境与组织环境。其中，组织环境对个人的影响最为直接，包括考核评价体系、薪酬激励体系、人才支持体系及员工关怀体系等各类晋升通道、资源与机会。其中，考核评价体系是组织环境的核心部分。一方面，考核评价体系集中体现了组织的发展理念与发展方向。另一方面，考核评价体系具有引领、导向和示范作用，是人才发展的"指挥棒"，也是人才激励与使用的依据。因此，建立健全科学合理的人才评价体系，应当是一个组织长期性、常态化的改革任务。

其次，人才具有差异化特征与差异化的发展需求。从横向来看，学科各有特色、人才各有特点、岗位各有要求。就大型公立医院而言，人才构成尤其复杂，有面向医疗科学技术发展前沿，从事研究工作和创新工作的研究型人才，有主要承担临床医疗工作的卫生技术人才，有从事管理工作的管理人才及承担后勤保障工作的技术类人才，对兼具教学医院功能的公立医院，还有同时需承担教学任务的教学医疗人才。各类人才在职业生涯周期、成长发展规律、学习成长路径、风险负荷、价值贡献等方面均有较大差异，因而人才评价周期、评价手段、评价标准也应体现出差异。从纵向来看，处于事业发展不同阶段的人才，其专业积累、技术水平、贡献程度及发展需求也有差异，因而对不同类型、不同阶段的人才应进行各有侧重的差异化评价，引导和激励各类人才在不同领域各展所长，并在人才发展的不同阶段进行有计划的指导。

最后，人才分类评价对人才自身发展与组织发展具有重要意义。建立健全科学合理的人才分类评价体系，对培养人才、识别人才、激励人才、提升人才效能具有重要作用。其一，有利于识别人才聚集人才，使得适应发展需求、某一方面能力突出、做出重要贡献的优秀人才脱颖而出，避免论资排辈、平均主义等阻碍人才成长与选拔。其二，科学合理地对人才进行分类评

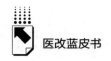
价，能够使各类人才的价值都能得到充分尊重和体现。其三，有利于明确不同类别人才的培养导向和发展方向，为人才的培养与其自身的成长提供科学指导，引导其实现自我价值和社会价值的有机统一。其四，有利于用好用活人才，充分激发和释放人才活力，有效提升人才效能，助力医院发展和国家医疗卫生事业发展。其五，建立健全科学合理的人才评价体系，有利于构建良好的人才发展生态，营造出有利于人才成长和发挥作用的评价制度环境。

（二）人才分类评价改革的现实逻辑

党的十八大以来，人才评价工作的制度环境不断完善，人才评价机制不断健全，国家先后出台《关于深化人才发展体制机制改革的意见》《关于深化职称制度改革的意见》《关于分类推进人才评价机制改革的指导意见》《关于深化项目评审、人才评价、机构评估改革的意见》等政策文件。针对医疗卫生人才，《关于深化卫生专业技术人员职称制度改革的指导意见》《关于开展科技人才评价改革试点的工作方案》相继出台，推动医疗卫生人才评价改革落地实施，然而改革实践中仍存在诸多难题。

1. 导向偏差："四唯"现状仍需继续改善

论文、帽子、课题、奖项等指标因显性且易量化、易比较而长期被作为评价人才的主要标准，这一做法有其历史阶段性，产生过一定的积极作用。然而其弊端也显而易见，"破四唯"已成为共识。然而，"旧标难舍"，医疗卫生人才评价中，论文数量与级别、项目数量与经费、获奖级别与排名等仍是主要评判标准，权重较大，"四唯"现状仍需继续改善。

2. 标准单一：新标体系未系统化确立

人才评价改革应突出"创新价值、能力和贡献导向"，而实际贡献、能力如何体现，仍是一大难题。"破四唯"难，归根结底是因为"立新标"难。一方面，新标的确立有一个初立、论证、实践、稳定评价的过程，这一过程事实上也是统一认识的过程，这一过程中很难不受以往惯性评价思维的影响。另一方面，"立新标"难背后的逻辑是分类评价不足。公立医院，尤其是大型公立医院是各类人才的集聚平台，不同类别的人才应在职称评聘、岗位聘用、绩效考核等方面均有不同的评价标准，即使在同一家医院，不同科室/部门、不同岗位、不同专业、不同层级的人才，因其岗位职责、工作任务各有不同，评价标准也应更有针对性、更加科学精准。分类评价不足，更具针对性的评价标准便难以确立，人才评价难免回到数论文、看奖项等放诸各领域皆可的路子上。

3. 手段趋同：专业化与个性化不足

随着人才分类评价改革实践的推进，各评价主体探索出了诸如同行评价、服务对象评价、用户评价、委托方评价等社会化市场化的评价方式，但也衍生出"圈子文化""人情评价""萝卜章"等诸多问题，标准化、专业化程度不足①。此外，评价周期没有体现出差异化，年度考核、聘期考核、岗位聘任、职称评价，周期趋同、内容繁复。尤其对于"研究型"人才，在成果产生之前的阶段很难以量化指标去衡量和评价其研究工作，"短、平、快"的衡量指标易助长浮躁之风，既不符合科学研究规律，也不利于人才自身发展。

二 人才分类评价改革的华西实践

四川大学华西医院（以下简称华西医院）是中国西部疑难危重症诊疗的国家级中心，拥有国家临床重点专科34个，数量为全国之最；在科研方面，医院建立起23万余平方米的独立科研院区，拥有10个国家级和31个省部级创新研究平台及一系列前沿公共创新平台。同时，作为教学型医院，华西医院建立起集在校教育、毕业后教育、继续教育于一体的医学生培养体系。故而华西医院的人才队伍也具有数量庞大、类型多样、结构复杂、人员层级多等特征，因而其较早开始探索人才的分类管理与分类评价。总体上看，华西医院主要以职称制度改革与岗位评价制度改革为突破口推进人才分类评价改革。

---

① 郭建清、王杏蕊、任舜禹：《医疗卫生人才分类评价研究综述》，《中国医院》2023年第27（02）期，第73~75页。

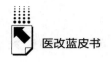

（一）职称制度改革

1. 推动职称分系列改革

华西医院人员类别多样，涵盖文、理、工、医各个领域，为拓展各类专业化人才成长发展通道，华西医院着力推进职称分系列改革，完善职称系列。从晋升通道来看，可分为破格晋升通道与常规晋升通道，其中，破格晋升通道破除了岗位限额数、任职年限的限制，拓宽了竞争平台，为优秀人才脱颖而出创造良好氛围，有利于培育重大创新成果，激励青年人才快速成长。从晋升序列来看，华西医院的职称系列涵盖教学科研、科学研究、卫生技术（医师、技/护/药师、优势技能型主任医师）、思想政治教育、工程实验（工程技术、实验技术）、图书档案、财务管理、出版编辑、党务行政管理研究九大系列，覆盖院内所有专业技术人才。其中，优势技能型主任医师系列与党务行政管理研究系列的职称评聘是华西医院极具特色的职称系列。

优势技能型主任医师系列评聘。长期以来，论文、科研项目、人才"帽子"、奖项是职称评聘的"四驾马车"，一些深耕临床、技艺高超、广受患者好评的临床医生因在论文发表、项目申报等方面不具优势而长期无法晋升职称，影响其对自身价值的确认及工作积极性的发挥。华西医院遵循医学专业的学科特点和医学人才发展规律，对"一刀切"的人才评价方式进行改革，探索出一条针对长期从事临床工作的医疗卫生人才的全新评价方式，甄选出专业技能超强、临床质效优良、长期深耕一线、业内公认的"一把刀"，单设指标、单独考核，为优势技能型人才开通晋升直通车。打破学历、论文、奖项等条件限制，重点评价其临床医疗技术水平、临床工作质效，对教学、科研业绩要求略低于传统意义上的主任医师，另设临床工作年限和临床工作质效的指标要求；通过组织院内外同行专家评议、现场答辩、考核测评等方式进行客观评价、严格推荐。

党务行政管理研究系列职称评聘。为推动党务行政工作队伍专业化职业化，华西医院依托四川大学，自2019年起开通党务行政管理研究系列专业技术职务评聘通道，探索职务职级"双线"晋升办法，实行职务（职称）

评审单列计划、单设指标、单独评审，党务行政管理类人才既可参加职员职级评聘，也可申报党务行政管理研究系列职称，拓宽了党务行政管理人员的职业发展空间和发展路径，这一"指挥棒"也有力推动了管理研究与管理实践的互动创新。秉持"管理是一门科学"的理念，党务行政管理研究系列职称着重评价学术研究能力、在党务行政管理相关领域的影响力及创新工作思路、完善工作机制的能力。截至2024年8月，华西医院获聘党务行政管理研究系列高级职称者67人。

2. 健全职称制度框架

作为高校附属医院，华西医院依托四川大学进行职称评审，单通道晋升，实行评聘结合。但每年约有2/3的正高级职称申报者因指标限制无法通过学校评审，挫伤了专业技术人员的积极性。因而，华西医院在"校聘"和"单通道"之外，实行院内职称资格聘任和多系列职称资格聘任。

第一，实行院内职称资格聘任。为进一步推动学科建设、提升学术影响力，华西医院开通院内专业技术职务资格聘任。一方面，院内专业技术职务资格聘任突破了指标限制，对一部分完全符合相应职称申报条件但仅因学校指标限制而未获学校聘任的人员给予院聘资格。另一方面，院内资格聘任突破了学历、出国要求等限制，对满足临床工作要求、教学工作要求以及科研业绩要求但仅未满足出国、学历等要求的人员实施院内资格聘任。院聘资格可用于门诊医师级别调整、研究生导师遴选、社会任职等。华西医院院内专业技术职务资格聘任的开通极大地鼓舞了各类人才在其专业领域与岗位上各展所长，有利于人才活力的释放和人才效能的激发。

第二，开通多系列专业技术职务评聘通道。为深入探索医学人才的分类评价和分系列管理模式，建立科学的人才遴选、评价、激励与保障机制，制定符合各类专业人才成长发展规律的评价标准，进一步激励引导人才职业发展、调动人才创新创业积极性，华西医院于2022年开通了多系列高级专业技术职务评聘通道，制定实施《四川大学华西临床医学院（华西医院）多系列高级专业技术职务评聘实施办法》，建立起高级专业技术职务多系列评聘机制。申报人员对照各系列申报条件，按照对应的条件和资质要求、根据

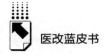

自身实际业绩和贡献进行申报；行政管理人员也可申报符合相应资质要求的高级专业技术职务。医院按照不同系列进行分类评审，实行三级评审制度，严格按照工作流程和相关规则开展评聘工作，并实施评聘结合，达到相应系列要求并获得医院专业技术职务评聘推荐小组推荐的，医院可聘其多系列职称，获聘者履行相应的岗位职责、享受相应待遇。事实上，国内多家医院（医学院）在多系列职称评聘上已有探索，如北京大学医学部的"增聘"与浙江大学医学院附属医院的"兼评"。① 北京大学医学部已获评聘的主任医师与副主任医师，满足相应的教学、科研要求可再逐级评聘教授与副教授，浙江大学医学院附属医院也规定教学、科研方面工作业绩突出的临床医师可再申请评聘教授与副教授。相比单通道的专业技术职务晋升可能出现的"评用脱节"、职称与岗位不匹配问题——既无法全面准确地反映各类人员的实际贡献，无法突出各类人员的本职工作评价，也无法形成持续的激励，多系列职称评聘作为有益补充，能够有效实现"干什么评什么"，突出实际业绩与贡献，聚焦本职工作评价，充分尊重和体现各岗位各类人员价值，同时完善职业生涯规划，形成长效激励机制，真正实现评用相适、职岗相适，此外，多系列职称评聘还有利于复合型人才的培养与发展。

3. 优化职称评审标准

一是淡化论文要求。对所有职称系列，论文均不再作为必备条件或前置条件，仅作为"菜单式选项"之一。尤其对应用属性较强的系列，如卫生技术系列专业技术人员，不做论文硬性要求，更加偏重医疗新技术的推广、数据库建设、行标指南的撰写等。

二是淡化数量要求。华西医院在中、高级职称评审中全面实行代表作评审制度。一方面，华西医院以集成式代表性成果替代以往单一代表作制度，围绕成果属性、定性表述、支撑成果等综合业绩清单规范代表性成果信息填报，丰富规范成果形式，合理设置代表性成果数量，鼓励各类人才结合自身

---

① 王银儿、毛姗姗：《高水平大学附属医院人才分类评价的调研与思考》，《中国高等医学教育》2019 年第 5 期，第 49~50 页。

特点凝练特色、发展专长。另一方面，建立健全同行评价机制。长久以来，论文、项目、奖项等量化标准是职称评审的"硬门槛"，但量化数据很难完整表达学术质量、人才能力、创新价值以及对学科、行业发展的影响。华西医院不断建立健全学术同行评价机制，适当增加同行评价的比重，将量化数据与同行专家的学术评估和价值判断有机结合。

三是增加公共服务指标权重。一方面，华西医院在职称评审中加大对承担重要公共服务人才的政策倾斜。对执行国家重要任务、应对突发公共事件、援外、援藏、援疆等承担重要公共服务的专业技术人才，适当放宽学历和任职年限要求。对执行国家重要任务且有标志性成果的医学科研人才，可通过破格通道申请高级职称。对援疆、援藏、援非等外派人员，职称评定中单列指标选送学校审核。对经认定和备案的疫情防控一线人员，缩短职称评价周期，可提前一年申报相应系列高一级别职称；疫情防控中的临床救治情况、病案病例、诊疗方案、关键核心技术研发成果、药物疫苗研发情况等，均可作为满足职称申报条件中的论文选项条件参评；同时，申报高级职称不占指标数。另一方面，在卫生技术系列职称评审中，设立对口支援这一前置性评价指标，要求申报副主任医师须有外援、下乡支援、承担突发应急任务、完成对口支援医疗卫生机构连续驻点服务不少于 6 个月的基层服务经历，以此推动优质医疗资源下沉，引导和鼓励卫技专业人才辐射基层、服务更多群众。

四是将经济效益和社会效益作为职称评审的重要内容。是否开展新技术或国际国内领先的先进（医疗）技术、技术推广情况、技术临床效果及社会经济效益等，是卫技人才评价的指标之一，经教授委员会认定、推荐后可作为职称评审的条件之一。对研究类人才，在科技成果转移转化方面业绩突出、取得重大经济社会效益和行业影响的，可破格聘任医院正高或副高级职称。

（二）岗位评价制度改革

2013 年以来，华西医院构建起以岗位管理为核心、符合现代医院管理

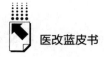

特点的分系列分层级的动态立体的岗位层级体系，岗位层级设置体系化系统化，岗位管理制度化精细化。华西医院以岗位职责为导向，将其人员划分为5大类别7大职系12个层级。其中，5大类别分别为医疗、教学、科研、行政、后勤，又将5大类别细分为7大职系——医师职系、护理职系、医技职系、研究职系、教学职系、管理职系以及服务保障职系。结合各职系职业生涯周期、发展规律、学习成长路径、风险负荷、价值贡献等因素，科学规划各职系人员的职业发展路径，将各职系细分为12个岗位层级，不同职系的不同层级均有其明确的岗位职责、岗位要求、遴选标准及晋升的细化条件，在督促员工发展业务能力的同时，也给员工提供了逐级上升的事业发展平台。分系列分层级的岗位管理模式既充分尊重不同学科特点和不同岗位差异，又充分考虑不同工作属性差异，有利于各职系员工确定其岗位价值与岗位职责。五大系列的设定和分层级的管理使得员工能够更加明晰其职业发展和上升路径，能够有效激励员工往更高的岗位层级发展，进一步拓宽了各类人才的成长路径，搭建了人才职业生涯发展的立交桥。同时，这种管理模式也使得医院人事管理愈加精细化，岗位设计更加科学合理，岗位职责更加具体明确，工作程序与结构也更加规范化标准化，为不同类别人才的各类评价奠定了基础。

目前，华西医院执行2015年制定的岗位层级划分体系（科研系列执行2021年修订版），这一评价体系应用了近十年，评价指标体系难以适应当前对人才评价的要求，也不再适应华西医院现阶段高质量发展的要求。其一，在原有的评价体系中，人才帽子、职称等在整个评价体系中的分量较重。其二，原有的评价体系中，"下"的机制不够健全，以往更多是在"如何上"上下功夫，还需要建立更加灵活和透明的晋升和降级机制。其三，评价周期没有体现出差异化，评价周期太短对科研工作的长期发展和创新是不利的。因此，华西医院于2022年底启动了岗位评价体系的改革，细化分层分类、构建新标体系、探索长效激励、优化评价周期，并将岗位层级评价与固定薪酬挂钩，强化薪酬激励。

1. 破除"一尺量"，细化分类评价

公立医院尤其是高校附属医院承载着培养医学人才、开展科学研究、提供优质医疗服务等复杂的社会功能，人员构成也复杂多样。对于高校附属医院来说，可以对人才进行基于"教师"职业属性的分类。这种分类有助于明确不同类别人才的培养导向和发展方向，为人才的培养与其自身的成长提供科学指导，引导其实现自我价值和社会价值的有机统一。华西医院根据医学健康卫生领域创新活动类型和岗位工作性质，基于"教师"属性将院内人才分为教学医疗系列、教学研究系列、管理系列、辅助系列；其中教学医疗系列细分为医师、护理、技/药师三大岗位类别，教学研究系列细分为科研、实验技术两大岗位类别，根据不同类别人才的特点及岗位职责，突出"干什么，评什么"，实行分类评价。医师岗评价聚焦医疗技术创新与医疗工作质效，护理岗重点评价护理技能与服务，技师岗和药师岗重点评价技术水平与服务，科研岗重点评价科研成果的科学价值和学术贡献，实验技术岗主要评价实验设计及对科研项目的支撑作用，管理岗着重评价管理质效和服务水平，辅助岗评价后勤保障与支持作用。在细化岗位类别的同时，华西医院结合各岗位职业生涯周期、发展规律、成长路径、风险负荷、价值贡献等因素，将各类别岗位细分为 12 个层级，实行分层评价，构建起分系列分层级、纵横交错、动态立体的岗位层级体系，搭建起人才评价的基础框架。

2. 聚焦"破四唯"，构建新标体系

在岗位层级体系的基础框架下，华西医院坚持"破四唯"和"立新标"并举，紧扣"创新价值+能力+贡献"的评价导向，构建起一套基于岗位价值的评价指标体系。下面以医师系列为例介绍新标体系的构成。

岗位价值由岗位胜任力和岗位聘期目标构成，分别对应各层级的准入与考核。岗位胜任力体现能力导向，评价历史贡献，由否决性指标、基础性指标、引领性指标构成。岗位聘期目标体现贡献导向，评价聘期（原则上为三年）内贡献，由否决性指标、约束性指标、发展性指标、卓越性指标（重大标志性成果和突出业绩）构成。其中，卓越性指标为非必选项，是免

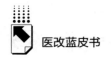

聘期考核的基本条件。

在具体指标的设置上，每一级岗位均有差异。以医师为例，一级岗的定位是领军型人才，关键评价指标包括具有开创性意义的工作、在医院发展的关键指标上做出重要贡献、在行业内和社会上有重大影响、带领学科发展；二级、三级岗的定位是引领型人才，评价指标主要为引领团队/学科发展、青年人才引育、教书育人情况、突出科研成果、业内影响力等；四~八级岗的定位是业务中坚力量，主要评价临床积累、医疗和教学工作量、个人发展指标、技术能力与技术创新、公共服务等指标；九~十二级岗为业务骨干，主要评价其医疗工作量、医疗质量安全及体现个人发展的指标。

3. 打破"天花板"，探索长效激励

在纵横交错的岗位层级体系和岗位价值导向的新标体系下，华西医院建立起能上能下的岗位动态管理机制，通过岗位聘任与聘期考核实现激励与约束并重。医院首先按照岗位胜任力（准入条件）要求，根据各类人员能力与业绩定岗定级定目标，实施岗位聘任，三年为一个聘期，聘期结束后根据该岗级聘期目标进行考核，考核不通过降低岗位层级；考核通过但未达到更高层级准入条件，维持现有岗位层级；考核通过且达到更高层级岗位准入条件，则晋升岗位层级，实施新一轮的岗位聘任及聘期考核。

岗位层级评价体系丰富和完善了人才全生命周期的职业生涯发展规划，打破了"一评定终身""一聘定终身""能上不能下"的现象，形成了长效激励机制。以一位主任医师为例，正高级职称已经达到职称评价体系的"天花板"，但从医师岗位层级评价体系上看，正高级职称只是医师五级岗的准入条件之一，仍有较大上升空间。即使满足医师一级岗的准入条件，也可能因聘期目标考核不合格而降低层级，能够有效避免"躺平"心态，同时这一考核机制也因更具弹性和包容性而不同于"非升即走"这一简单化的约束机制。

4. 引导"厚积累"，优化评价周期

科学研究具有研究周期长、成果产出慢、不确定因素多、失败率高的特

点，需要"慢研究""深研究""冷研究"，短期评价无法避免浮躁心态与功利主义倾向，急于求成往往影响正常的研发进程。华西医院充分尊重科学研究规律和人才成长规律，给予科研人才充分的信任，在岗位层级评价体系中探索实行长周期评价机制，在岗位聘期内如有重大发现、重大成果或承担重大任务，可免考核1~2个聘期，评价周期最长可达9年，在这一周期内给予稳定支持，让人才甘坐、敢坐"冷板凳"，坐稳、坐住"冷板凳"，敢于挑战具有开创性、周期长且有失败风险的创新内容，最终形成突破性成果。

5. 坚持"用为本"，强化薪酬激励

华西医院通过岗位评价较为清晰地衡量了岗位及岗位各层级间的相对价值，并将岗位评价作为薪资结构的支持性工具，确定了一套高激励性、高自驱性的薪酬激励体系：收入＝岗位薪酬＋成果奖励。首先，岗位层级对应相应的岗位薪酬，岗位薪酬在相对固定的基础上根据超额工作量、工作质量、负面清单等在一定范围内上下浮动，最大限度发挥薪酬的杠杆作用，使薪酬分配向贡献者、绩优者倾斜，建立起多劳多得、优劳优得的激励机制。其次，在岗位薪酬之外，实行成果奖励，使绩效分配向获得重大成果和关键业绩的人才倾斜，支持高水平人才潜心攻关。

（三）改革成效及经验

1. 总体成效

第一，人才评价破唯立新进展显著。在以往的评价指标体系中，人才"帽子"、职称、资历占比较重，华西医院坚持"破四唯"和"立新标"并举，以"干什么"为导向，分类分层制定或修订评价标准，引导专业技术人员回归本职工作。其一，论文崇拜现象明显好转。以职称评聘工作为例，在2023年职称评审中，未使用论文选项条件获聘高级职称的人员占比34.4%，以临床优势技能或国际国内领先的先进技术获聘卫生技术系列高级职称的人员有18人。其二，分类别分层级的新标体系不断健全。职称评价体系中形成了分系列的初级—中级—高级评审标准，并不断优化，基于岗位

职责的"菜单式"选项更加丰富。以申报副主任医师为例，除医德医风、师德师风、公共服务及医疗工作、教学工作等必备的条件外，申报人员可在文章、课题、获奖、成果转化与应用、数据库建设、行业标准撰写、国内领先的医疗技术、教材或专著撰写等十七类选项条件中择其三，"菜单式"评价标准的不断健全和优化，对于人才评价破唯立新、对激励人才在各自的领域和岗位上潜心钻研具有重要意义。岗位评价体系中形成了七大系列十二个层级的评价考核指标，从指标类型上看，可分为否决性指标、基础性指标、约束性指标、引领性指标、卓越性指标；从指标内容上看，涵盖德、医、教、研四大类标准。新标体系辩证处理"不唯"与"不要"间的关系，既承认既往贡献，又鼓励人才各展所长。目前，新标体系已完成多轮论证，预计于 2025 年实施。

第二，人才规模与质量不断提升。其一，人才规模不断增大，华西医院的专业技术人员总量从 2014 年的 6340 人增加到 2024 年的 12020 人。其二，人才结构不断优化，高级职称人数从 2014 年的 746 人增长到 2024 年的 1801 人，占比从 11.77% 提升至 14.98%。其三，人才创新能力不断增强。华西医院临床医学 ESI 排名处于全球前 0.5‰；在教育部第五轮一级学科评估中，临床医学排名 A，护理学和医学技术排名 A+，中西医结合医学排名 B+。CMI 排名全国第二；3 个专科排名全国第一，13 个专科进入前三，22 个进入前五，32 个进入前十。在国家三级公立医院绩效考核中，华西医院连续 5 年获评 A++。在中国医学科学院中国医院科技量值（STEM）综合排名中连续 11 年位列全国第一。2024 年自然指数 Nature Index 排名全国医院第 1、全球第 14 位。

第三，人才活力得以有效激发。一方面，多系列、分赛道的人才评价方式和多维度的评价标准让各类人才各展所长、价值各有依归。以优势技能型主任医师为例，2014 年开通此系列职称申报通道以来，共有 9 名临床医生打破学历、论文、项目、帽子等限制获聘高级职称，极大地鼓舞了临床医生扎根一线、凝练专长。另一方面，在传统的职称评聘这一较为成熟、系统的人才评价体系外，华西医院建立了一套相对独立于职称评价的岗位评价体系，这一体系弥补了职称评价"下"的机制不健全的缺欠，在考核评价机制上，注重"能上能下"，有效避免了"船到码头车到站"的职业倦怠和"躺平"的消极心态。

2. 改革经验

第一，坚持德为根本。"德"是人才评价的基本原则和首要标准。华西医院将师德师风、医德医风等职业操守和品德修养作为评价人才的第一标准，在人才评价的各个环节强化品德考评。为更好贯彻"以德为先"的人才评价基本原则，华西医院成立师德建设与监督工作小组，下设办公室挂靠在人力资源部，负责组织华西医院师德师风考核、教育和结果运用，考核审查内容包括但不限于意识形态情况、党风廉洁情况、学术道德规范情况、教学行为规范情况、工作纪律规范情况等，结果严格运用于职称评聘、岗位评价、合同续聘等人才评价工作，建立起教育、考核、监督、奖惩相结合的长效机制。

第二，坚持调研开路。"调查研究是谋事之基，成事之道"[1]。华西医院在人才评价改革实践中始终坚持"以调研开局，以调研开路"，包括对同行医院的调研和在院内进行的深入调研，通过调研了解国内各医院/医学院对医学人才的评价方法及院内各系列人才的实际需求和意见建议，不断论证、完善多维指标体系和评价方式。事实证明，调研既是发现问题的好办法，也是解决问题的好办法。

第三，坚持制度先行。制度先行是推动改革和发展的重要手段。华西医院坚持制度牵引，在深入调查研究和分析论证的基础上，不断建立健全人才评价制度体系，以制度约束确保改革举措立得住、落得实、行得远。华西医院相继制定《四川大学华西临床医学院（华西医院）专业技术职务评聘管理办法》《四川大学华西临床医学院（华西医院）多系列高级专业技术职务评聘实施办法》《四川大学华西临床医学院科技人才评价改革试点方案》《四川大学华西临床医学院（华西医院）职工全生命周期职业生涯发展规划（临床岗位设置）》等政策文件，以制度建设明确价值取向、促进改革举措

---

[1] 中共中央办公厅印发《关于在全党大兴调查研究的工作方案》，人民出版社，2023 年，第 8 页。

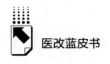

落地见效。

第四，坚持问题导向。推进改革的过程实际上就是解决问题的过程，"问题清单"即"改革清单"。华西医院在推进人才分类评价改革过程中坚持问题导向，不断发现问题、解决问题。改革举措对评价标准与本职工作脱节，"一把尺子量到底"，帽子、论文等在评价体系中分量较重，"下"的机制不够健全，各类人才评价周期差异性不大等问题均进行了回应。

第五，坚持系统思维。一方面，改革是涉及面广、影响大、情况复杂的系统性工程，人才评价改革关系到人才成长、医院发展及国家医疗卫生事业发展，改革举措的制定和实施涉及选人用人、薪酬激励等多个领域及部门，统筹协同才能增强改革举措的耦合性。华西医院成立了由党委书记、院长任组长的科技人才评价改革试点工作领导小组，小组成员涵盖人力资源部、科研实验室管理部、临床研究管理部、医务部、护理部、教务部、绩效管理办公室等十三个部门，在政策取向上相互配合、在实施过程中相互促进。另一方面，分类评价并非追求极致的类别精细化，对人才进行分类评价，但评价内容、评价指标不能割裂，医、教、研是相互促进、相互成就的有机结合体，无论是从个人发展的角度，还是从整个医疗卫生事业的发展角度，医教研的相融相通都十分重要。华西医院立足岗位职责，基于教师属性对人才进行分类，评价体系在突出不同岗位特点的同时，强调医教研有机融合和齐头并进，如果缺少临床实践和科学研究作为载体，教学会沦为"纯粹的技术"；教学中的知识融通和探本穷源无疑能拓展临床实践和科学研究的深度与广度，缺少教学，临床技术及科学研究很难赓续与突破。

三　人才分类评价改革的未来进路

人才评价伴随着科技改革的历程不断发展，在完善人才评价标准、"破四唯"、自主权下放等方面卓有成效，在鲜明的政策指向下，"一套标准用到底""一套班子评到底"等现象明显减少。但也应认识到，人才评价还面临诸多挑战，既有长期未能有效解决的"硬骨头"，也有改革过程中出现的新难题。结合华西医院的人才分类评价改革实践，推进改革需处理好以下问题。

（一）处理好"不唯"与"不要"之间的关系

"破四唯"是人才评价改革的核心环节，也已成为广泛共识。从国家到地方、到用人单位，均有一系列以破除"唯论文、唯职称、唯学历、唯奖项"为鲜明指向的举措出台，解决了评价导向不合理的问题。但在实践中又出现了"破唯"异化的问题，即"谈及论文便是唯"。事实上，破"四唯"破的对象是"唯"，如"唯帽是举""以帽取人""弟子三千不如论文一篇""手术一千台不如一篇SCI"等评价导向，"不唯"不是"不要"，尤其对于基础研究类人才，高质量的论文仍是评价科学价值的重要标准。医学是生命科学的前沿学科，知识更新快，学历学位等指标的设定可以引导医学人才保持学习和自我提升的热情。因而，破"唯"的核心是扭转单一、唯一的评价方式，考虑不同科研活动的特性，解决评价导向与人才成长规律错位的问题，而不是全盘否定某一评价指标或某一种评价体系。

（二）解决好"当下改"与"长久立"之间的关系

华西医院已初步建立起覆盖各类人才全生命周期职业生涯的评价体系，但处理好"当下改"与"长久立"之间的关系仍是一项长期任务，一方面，科学化、系统化的新标才能"立得住"，否则人才评价又会回到看帽子、数论文的老路上。另一方面，新的评价标准与评价体系能否"长久立"，还依赖于整体评价生态与评价环境。学科评价、机构评价等如果没有配套的改革举措，"指挥棒"没有统一，对人才的评价改革就很难立得住、立得久。而"新标"的确立、论证与应用反馈是一个长期的过程，新旧模式间有一个较长时间的衔接期，评价生态的改变也不是朝夕之功，从这一角度来看，人才评价改革仍任重道远。

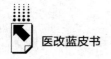
（三）健全同行评价机制，保障评价科学性与公平性

代表作评审是"破唯"的重要举措。代表作范围的拓展使评价标准更加多元，也使得评价重点从量到质、评价方式从外行评向内行评转变。但从目前代表作评审的机制上看，仍有不尽完善之处，需健全评价机制。其一，加强分学科的专家库建设，避免评审专家专业不对口的问题。其二，健全双盲机制，最大限度降低"圈子文化""人情评审"对人才评价的影响。其三，健全申诉机制，避免同行评价成为另一种"唯"。

参考文献

[1]《中共中央办公厅 国务院办公厅印发〈关于分类推进人才评价机制改革的指导意见〉》，2018 年 2 月 26 日，https：//www. gov. cn/zhengce/zhengceku/2022-11/10/content_ 5725957. htm。

[2]《科技部等八部门印发〈关于开展科技人才评价改革试点的工作方案〉的通知》，中国政府网，2022 年 9 月 23 日，https：//www. gov. cn/zhengce/zhengceku/2022-11/10/content_ 5725957. htm。

[3]《"破四唯"和"立新标"，如何才能并举——关于完善科技人才评价体系的调研》，《光明日报》2023 年 5 月 8 日。

[4]《树立科学的教育发展观、人才成长观、选人用人观——教育部有关负责人答光明日报记者问》，《光明日报》2024 年 2 月 19 日。

B.14
全面加强党的领导，引领公立医院
高质量发展
——上海交通大学医学院附属瑞金医院党建案例

上海交通大学医学院附属瑞金医院*

摘　要：　上海交通大学医学院附属瑞金医院作为国家公立医院高质量发展试点医院、现代医院管理制度试点医院，积极探索公立医院高质量发展之路。坚持党建工作与医院发展深度融合，医院综合实力和社会影响力持续提高。实践表明，大型公立医院的高质量发展应该始终坚持党委领导下的院长负责制，加强公立医院党建，健全现代医院管理制度，坚定医院文化建设的政治底色，为实现医院治理体系和治理结构的协同高效发展，提供良好的借鉴。

关键词：　党建引领　高质量发展　瑞金模式　医院文化

　　上海交通大学医学院附属瑞金医院（以下简称"瑞金医院"）始建于1907年，原名广慈医院，是一所三级甲等大型综合性教学医院。现有黄浦院区、嘉定院区、金山院区（建设中）等；医院核定批复床位5100张。连续五年获国家公立医院绩效考核 A++等级；连续六届获评"全国文明单位"。瑞金医院积极探索公立医院高质量发展之路，是国家公立医院高质量发展试点医院、现代医院管理制度试点医院、国家紧急医学救援基地；入选

---

* 作者单位：上海交通大学医学院附属瑞金医院。执笔人：瞿介明、宁光、赵维莅、吴蓓雯、陈康、孙斌、刘志刚、张琪、刘逸杰、沈士祺。

国家医学中心（综合类）首批项目，瑞金海南医院成为国家区域医疗中心；入选国家中西医协同"旗舰"医院试点项目等。拥有中国科学院院士陈竺、陈国强，中国工程院院士王振义、陈赛娟、宁光等一大批在国内外享有较高知名度的医学专家。其中，王振义院士被授予国家最高荣誉"共和国勋章"、荣获 2010 年度国家最高科学技术奖。传承百十七年历史，瑞金医院将继续坚持"向善、向上、向发展"总基调，"让患者信赖、让员工骄傲、让社会满意、让同道尊重"价值理念，秉承"广博慈爱、追求卓越"宗旨使命，履行"人民至上，生命至上"责任担当，努力建设成为全球医疗新技术缔造者及策源地、国家全生命周期健康服务示范地、上海公共卫生应急和灾害救援地、社会亟须医卫健康从业者培训地，朝着建设成为面向未来的"亚洲一流的示范性医院"的目标砥砺前行。

一 改革背景

（一）从医院外部发展环境看

习近平总书记在 2020 年 6 月 2 日专家学者座谈会上的重要讲话为我国卫生健康事业发展指明了方向。坚持"人民至上、生命至上"和"在实现两个一百年奋斗目标的历史进程中，发展卫生健康事业始终处于基础性地位"将成为卫生健康事业各项工作的重要遵循[①]。上海也将把"通过加速亚洲医学中心城市建设，到 2025 年建设成为全球公共卫生最安全城市之一"作为落实"把全生命周期健康理念贯穿于城市、规划、建设的全过程各环节"的具体举措。在这样的大环境下，作为集医、教、研、预防等为一体的大型公立医疗机构，瑞金医院更应承担起肩负的职责，促进以治病为中心向以人民健康为中心的转变，全方位干预健康影响因素，维护全生命周期

---

① 习近平：《构建起强大的公共卫生体系 为维护人民健康提供有力保障》，《求是》2020 年第 18 期。

健康。

另外，以 5G 和高速互联网为代表的信息化生态体系建设与我国新一轮"新基础设施建设"的重大发展机遇将极大地改变和促进医疗与信息技术的进一步融合。同时也将促使医疗大数据、医院组织模式、医院综合物流体系、财务支付体制、医院医疗质量管理、运营绩效与人才建设的结构性转变。疫情后，世界格局发生深刻变化，随着加强社会治理、完善重大疫情防控体制机制、健全国家公共卫生应急管理体系等方面深化改革，提高应对风险挑战冲击的能力，加快国家治理体系和治理能力现代化进程一系列举措的逐步推进，必将对行业的格局产生深刻的影响。

随着国家医药卫生体制改革的不断深化，多元化办医模式已逐步建立。破除以药补医机制、互联网医疗的兴起等都给公立医院带来了更为多变且严峻的机遇和挑战。人民群众日益增长的多层次医疗健康需求，要求医疗差异化发展以满足这些需求，进而应对外部环境的不断变化所带来的冲击。

（二）从医院内部发展环境看

用高超精湛技艺成规模且高效地护佑生命和追求健康幸福，从而造福社会和患者，是瑞金医院的办医宗旨。医院体系建设围绕这一宗旨，是目标实施的关键、是业务能级提升的核心、是管理效能提升的基础。医院运营应建立在体系之下，包含质量体系、运营体系、医疗体系、研究体系、财务体系、成本体系、支撑体系、绩效体系、评估体系。质量是医院追求发展与卓越的内在动力，是不断进取的推动力，是不断矫正行为的标尺。但随着人民健康水平和意识的逐步提高，人口老龄化和疾病谱、生活方式的不断变化以及突发公共卫生事件等带来的影响，如何健全现代医院管理体系，提升医疗服务内涵质量与医院运营效率，也成为医院管理者亟须思考的课题。

二 改革的主要做法

瑞金医院以健康中国和高质量发展战略为指引，遵循"一张蓝图擘画

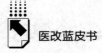

到底"原则，坚持党建工作与医院发展深度融合，医院综合实力和社会影响力持续提高，医院党建工作质量连续 3 年被上海市医院党建工作指导委员会评价为"好"，并入选"全国公立医院党建工作示范医院"创建单位、上海公立医院党建工作"示范医院"。医院获评国家特色医院文化单位、人文管理创新医院、全国人文爱心医院，改善医疗服务示范医院、"健康中国医者先行"全国样板医院。连续 6 次蝉联全国文明单位、连续 5 年在国家公立医院绩效考核（"国考"）中荣获 A++最高评级。转化医学国家重大科技基础设施（上海）正式启用。医院入选国家公立医院高质量发展试点医院、国家医学中心（综合类）辅导类建设项目、国家紧急医学救援基地、国家中西医协同"旗舰"医院试点项目建设单位。

（一）深化公立医院党的建设，提升医院治理能级

1. 全面履行党委职责

全面推行党委领导下的院长负责制，充分履行党委"把方向、管大局、作决策、促改革、保落实"的职责。为守护人民群众的生命安全，在新冠疫情防控中医院党委带领全院党员干部不畏艰难、冲锋陷阵。"挂党旗、戴党徽、披红衫"成为瑞金人的醒目标志，使"一个支部一个战斗堡垒、一个党员一面旗帜"的作用得到充分发挥。在深化公立医院党的建设过程中，坚持以党的建设要求为统领，科学编制《瑞金医院章程》，把党的领导融入医院治理各个环节；规范落实"三重一大"决策机制和民主集中制原则，制定及持续优化党委会、院长办公会议事决策机制并规范落实。深入贯彻落实医药卫生体制改革，全力推进"九大体系"（即品牌文化、医疗服务、科研学术、教育培训、人力资源、财务支撑、后勤安保、物资供应、绩效管理）、"八大工程"（即广慈品牌、广慈人才、广慈医术、广慈名科、智慧瑞金、美丽瑞金、云中瑞金、赋能瑞金）建设，实现党建工作与医院中心工作同频共振。

2. 夯实基层党支部建设

坚持以"应建尽建""支部建在学科上"和"合理控制党支部党员人数

规模"为原则，合理设置基层党支部，选优配强党支部书记，不断强化基层党支部凝聚力和战斗力。目前临床科室党支部书记由内设机构负责人/业务骨干担任的比例达到100%。坚持严把党员发展质量关，落实党员与学科骨干"双培养"机制，重视在临床优秀业务骨干和海外留学归国人员中发展党员。认真贯彻《党支部工作条例》，开展党支部示范点、党员示范岗等创建活动，引导党员在服务医院改革发展、促进医院和谐稳定中当先锋、做表率。2人荣获全国优秀共产党员、2人荣获全国高校百名研究生党员标兵；6个基层党支部分获全国临床科室标杆党支部、上海市"党支部示范建设点"、上海市"优秀党员示范岗"、上海市教卫工作党委系统"先进基层党组织""党支部建设示范点""党建工作样板党支部"创建单位、上海公立医院党建工作"样板支部"创建单位。

3. 全方位加强干部管理

注重树立正确的用人导向，认真做好干部选拔任用工作，坚持在执行标准政策上从严，在履行任用程序上从严，在遵循组织纪律上从严，在监督管理上从严，营造了良好的选人用人氛围。注重干部的培训和培养，制定中层干部教育培训规划，加强各级各类干部综合素质的塑造，强化责任担当意识。加强干部管理，修订完善管理干部问责实施办法，强化对医院各合作项目管理人员、医联体单位管理人员的纪律教育，培养高素质专业化干部。建设医院管理干部储备库，通过多项实践项目让储备库成员在实践中感悟管理工作的内涵，提高解决问题的本领。

（二）党建引领彰显公立医院公益性，主动服务国家和人民需求

1. 深化医疗卫生改革

以国家重大战略需求为牵引，成功研制并获批上市国产首台质子治疗装置，全面启用转化医学国家重大科技基础设施（上海），上海首个数字医学创新中心落户瑞金。瑞金海南医院获批建设国家区域医疗中心，围绕海南人民"大病不出岛"、中国患者"大病不出国"，促进实现全球最先进的创新医疗产品在瑞金海南医院落地应用的目标，迄今为止已落地特许药械116项

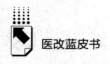

（全国首例76项），受益患者逾12000人次。医院主动融入长三角一体化发展战略，充分发挥优质医疗资源的辐射效应，在无锡、三明、迪庆藏族自治州等地合作医院实施"50个第一"新技术平移战略，填补区域医疗技术空白。医院实现黄浦院区、嘉定院区"一体化运行、垂直化管理、同质化医疗"的高质量发展模式，并以专科医联体为纽带组建由600余家成员单位组成的21个跨省专科医疗联合体，充分发挥了三级甲等综合性公立医院的牵头引领作用。

2. 积极应对突发公共卫生事件

建设特大城市公共卫生灾害应急体系和智能化应急救援指挥中心，全力打造上海市中心平战结合"应急医疗综合体"和上海西北部区域性公共卫生中心。与上海海事局、华东民航局等共建海上、空中远程互联急救机制，初步构建了"海陆空"全覆盖立体医疗救援体系雏形。面对新冠疫情，2020年先后派出医护人员201人次驰援武汉、支援上海公共卫生临床中心。2022年，医院先后派出医疗队21支奔赴上海各方舱、高校及社区核酸采样点等疫情防控第一线，还派遣医疗队驰援江苏、海南、新疆、西藏、内蒙古、重庆等地，并成为上海市首家开设24小时咨询热线的医疗机构，为广大市民提供医疗咨询服务。医院北部院区成为上海市首批新冠定点救治医院，由医院保障的上海市嘉荷新苑集中隔离救治点成为上海市首个运行和关闭的市级公寓式方舱医院。瑞金"尖刀连"先后筹建7个方舱医院，共建设和管理近11万张床位。同时，医院多领域专家学者在临床救治、科研攻关、咨政建言、防控科普等方面牵头形成多项重症新冠肺炎救治临床指南和专家共识。医院获评上海综合性医院中唯一全国抗击新冠疫情先进集体，重症救治医疗队获全国卫生健康系统新冠疫情防控工作先进集体，16人次获全国抗击新冠疫情表彰，34人次获上海抗击新冠疫情表彰。

3. 努力践行社会责任

主动服务泰国、蒙古、塞尔维亚等"一带一路"沿线国家医药卫生发展，发起成立世界顶尖医院联盟，与亚洲、欧洲、北美洲等同行积极建立全球患者触手可及的诊疗网络。与江西瑞金、福建三明等革命老区，云南墨江等边远地区签署医疗对口合作协议，通过远程医疗、对口支援等方式，促进优质医疗资源下沉，推动帮扶医院实现从"输血"到"造血"，稳步提升综合服务能力。自 2017 年以来，医院共派出 99 人次完成上级指令的援外、援建任务（包括援摩洛哥 5 人次，援疆 6 人次、援滇 76 人次、援藏 12 人次），并协助日喀则人民医院顺利通过三级甲等医院评审，在西藏建立首个院士工作站，完成西藏自治区首例远程多学科会诊。医院还组建 11 支职工志愿者队伍，2017 年至 2023 年职工志愿服务累计时长逾 18 万小时，以"广为慈善"为初心的志愿服务项目荣获上海市社会工作品牌项目。以"让每一位患者不因经济困难而缺失应有救治"为原则，医院成立"广聚善爱"（慈善）基金，持续推动捐赠项目管理体系建设，累计资助贫困患者 437 例，资助金额 1500 余万元。

（三）党建"软实力"助推学科"硬发展"，强化人才引育和科技创新

1. 提升学科综合实力

以重大医学和健康问题为引导，优化学科布局，全力打造十大国际标杆学科群，构建高峰、高原、优势、特色立体学科建设体系，全力加强老年医学中心、脑病中心、医学影像先进技术研究院、医学技术学院、全生命周期健康管理中心以及全生命周期健康实验室的建设。深入推进"广慈名科"学科振兴提升计划，积极拓展学科活跃度，进一步提升学科带头人综合影响力。立足国内外先进医院多院区布局未来趋势和建设内涵，基于学科评价指标体系的建设，科学打造瑞金医院未来发展"学科地图"蓝本。在瑞金海南医院、广慈—思南国家转化医学创新产业园区、转化医学国家重大科技基础设施（上海）、嘉定械谷等实体转化布局的基础上，推进医药卫生产业创新转化瑞金模式，大力开展新药、新械临床研究，探索全生命周期健康管理模式，助力学科加速发展。

2. 加强人才梯队建设

坚持党管人才，加强对人才的政治引领，落实医院领导班子成员联

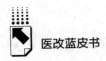

系优秀中青年专家制度。整体规划人才引育计划，加强人才培养。推出
"广慈高能计划"，探索构建多元化分类的人才评价体系，为人才引进提
供各类制度和服务保障。截至 2023 年底，医院新增中国工程院外籍院士
1 名、二级教授 12 名、国家高层次人才特殊支持计划 5 名；全职引进国
内外具有学科/学术带头人水平的高层次人才 34 名，新增博士生导师 84
名、硕士生导师 124 名；共获国家级人才项目 34 人次、省部级人才项目
78 人次，并推荐 1 名外籍合作专家获上海市"白玉兰纪念奖"及"中国
政府友谊奖"。

3. 赋能科学技术创新

建立科技创新与知识服务转化的协同机制，以临床问题为驱动，完善临
床研究体系建设，打造临床研究队伍，持续加强瑞金临床研究中心建设。全
面启用瑞金医院肿瘤质子中心，实现"产学研医"深度融合。在转化医学
国家重大科技基础设施（上海）设立研究型床位 300 张（包括 50 间百级层
流研究性病房），开展各项临床试验。建设标准化生物样本库、专病数据
库、生物样本全息库。成立知识产权和成果转化办公室，不断完善成果转化
管理体系，助推科技成果转化。

（四）淬炼党性修养，坚持立德树人，促进党建工作与教书育人融合发展

1. 强化师德师风规范建设

始终把思政工作贯穿于卓越医学创新人才培养的全过程，成立党委教师
工作委员会，统筹并加强医院教师思想政治工作。制定《瑞金医院师德规
范》，明确医院教师行为的"正面清单"和"负面清单"，使其成为教师思
想政治建设的行动指南。坚持教书和育人、言传和身教、学术自由和学术规
范的统一，并将师德师风内容融入新职工培训的课程体系之中，将师德师风
规范纳入瑞金教职工评价考核体系之中。先后有 2 名教师获"上海医德之
光"、2 名教师获"上海医德楷模"殊荣。

2. 强化卓越医学人才培养

医院形成以瑞金临床医学院、医学技术学院、中法联合医学院、继续教育学院四大学院和医学模拟、医学人文、教育信息化三大教学公共平台为基础的大教育体系。坚持将思想政治教育和社会主义核心价值观教育、职业精神教育融入理论和临床教学全过程，通过组织"仪式教育""宿园导师""医学人文周""院长有约""医平方"等活动，创新思政教育模式，引导学生树立热爱医学、尊重生命、服务健康中国的理想和信念。积极推进理论与实践、医学与人文、基础与临床相融合的医学生创新培养模式建设，建立"进阶整合式医学课程体系"，大力发展虚拟仿真智慧教学，探索本研融通的医学技术创新人才培养模式，逐渐完善卓越医学人才培育体系、"住专一体化"毕业后培训体系、院校教育—毕业后教育—继续教育融会贯通的医学人才培育体系。2017 至 2023 年荣获国家级教学成果一等奖 2 项，获上海市教学成果一等奖 1 项，新增国家规划教材主编/副主编 9 项，获省部级以上一流本科课程/重点课程 8 项，获批 7 个国家专科医师规范化培训制度试点培训基地，国家住院医师规范化培训基地增至 23 个。

（五）坚守服务人民健康初心，党建赋能提升医疗服务能级

1. 提供便捷的就医服务

始终坚守"人民至上、生命至上"目标，以患者需求为导向，以学科群为依托，以疾病为诊疗链，进一步完善临床学科设置，建设多学科诊疗团队，以精湛的技术和优质的服务满足人民群众日益增长的健康和医疗服务需求。通过推出多种预约形式，增设周日门诊和周末手术，缩短患者预约与等候时间；通过提高公共平台效率，缩短检查预约周期；通过推行医疗数字化转型，实现"一部手机走医院"从 1.0 版到 3.0 版的提升，建设多院区智能影像诊断平台、智慧病区、智慧云上诊室等，为患者提供便捷的就医场景；通过初步建成一体化智慧综合运管平台，实现对医院科学化和精细化的管理。

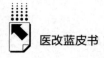

2. 强化医疗技术创新

通过推行广慈创新技术启航计划，设立广慈临床技术创新奖，鼓励临床新技术的开发与应用，助力提升疾病诊断和治疗水平。达芬奇机器人手术量居国内前列，胰腺机器人辅助腔镜手术例数居国内第一，成为上海市器官移植资质最全的医院等，并发布"瑞金护理十八法"。

3. 改善患者就医体验

坚持以"全国文明单位"创建为抓手，先后开展"改善医疗服务行动计划""三好一满意"等活动；建立满意度动态服务平台，强化对住院、门诊、急诊患者满意率回访及薄弱环节的梳理，制定满意度提升专项计划；推进"美丽瑞金"工程建设，打造愉悦的疗愈空间，持续改善患者就医环境。在近年的上海市公立医疗机构服务质量患者满意度第三方测评中，医院持续保持市级综合医院前列。

（六）以党建为核心构建医院文化品牌，向善向上向发展

1. 传承瑞金院史文化

改版升级院史陈列馆，编纂出版上海市级医院第一本专志《瑞金医院志》和讲述医院起源与发展的《回眸广慈》，其已成为全院职工学习了解医院院史和文化的生动教材。制作医院路名牌、院士墙、终身教授文化墙、可阅读的人文建筑/故事等，打造瑞金"一步一景一文化"的文化环境。发布2023版《瑞金赋》，铭记从广慈到瑞金追求卓越的发展历程，传承和诠释"广博慈爱，追求卓越"百年瑞金文化内涵。

2. 积极打造文化特色

持续举办传播医学人文精神的"瑞金讲坛"，持续开展创行业之先的"医学体验营"，组织内涵丰富的"医学与人文讲堂""名医大师""医学人文周"等活动，讲好瑞金故事，培育瑞金文化"土壤"。排演以医院援鄂队员为原型的上海市首部原创抗疫音乐剧《那年那时那座城》，讴歌抗疫精神。推出宣传片《医瑞金至，慈当广矣》及由医院职工自编自演的原创话

剧《抉择》和中法双语微舞台剧《大师》，弘扬瑞金人的职业精神。推出医院文创产品、出版医院文化书籍，不断提升文化育人的实效。

3. 强化医院品牌建设

充分运用院报、院刊、网站、官微、自媒体等各类宣传阵地，树立典型，弘扬先进；开展"四名工程"宣传，展示瑞金医者风采，凝聚发展的合力。以创新自媒体撬动传统媒体，在对外品牌宣传中，医院品牌影响力和美誉度逐年攀升，获得全国科普教育基地（2021—2025 年）、历年中国医疗机构互联网品牌影响力全国十强、历年上海市十大健康微信公众号等称号。

三　改革成效

（一）"十年磨一剑"国产首台质子治疗系统投入使用

2023 年 11 月 24 日，"十年磨一剑"，首台获准上市的国产质子治疗系统开始正式运营。首台国产质子治疗系统获批上市，突破多项"卡脖子"技术，打破大型尖端放疗设备国外垄断的局面，标志着我国迈入粒子治疗这一高端医疗技术领域的国际先进行列。按照医院党委决策部署，瑞金医院作为临床试验承担单位，立足民生需求，结合国际前沿，动员全院力量攻坚克难，探索建立符合中国人群的质子治疗技术和临床标准化操作规范，形成质子治疗系统应用于肿瘤治疗的系统性、标准化、规范化的"瑞金方案"，推动产、学、研、医一体化深度融合，让"高度精准，更低负担"的国产质子治疗系统惠及更多国内患者。

质子装置的国产化，大幅降低了设备成本和减轻了患者治疗负担，瑞金医院质子治疗收费标准为同一适应症每疗程最高不超过 17 万元，可纳入"沪惠保"等惠民保项目和商业医疗保险的报销范围。截至 2024 年 10 月，已收治患者超过 300 例，实现常见恶性肿瘤全覆盖。瑞金医院持续攻坚符合我国国情的疑难病种，目前病种涵盖面进一步扩大，新增宫颈癌、

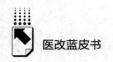

肛管癌、直肠癌复发、胃癌、小肠淋巴瘤等，显示出了良好的近期疗效，并且已完成治疗儿童及青少年肿瘤 8 例，最小患儿 4 岁，部分小患者在放疗后 3 个月内就已经出现明显病灶退缩和症状缓解。同时，有 29 名患者使用"沪惠保"服务。

（二）国家卫生健康委医院满意度调查结果为好

医院党委围绕"党建引领公立医院高质量发展，满足人民群众日益增长的健康需求，践行人民至上、生命至上"和"坚持问题导向，为民办实事，持续提升员工的获得感、成就感，实现'幸福员工高效科学工作'目标"两大主题，开设患者服务中心等集成式服务单元，为就诊患者提供便捷、高效、满意的服务；实践"以患者为中心"的"一站式"诊疗模式，优化提升患者就医体验。聚焦职工关注的热点问题，组织"瑞金茶室"和开展"瑞·倾听"项目；落实多项职工惠民实事项目，包括组织医务人员开展心理培训和心理减压、优化职工体检方案，设立"职工健康专病门诊"，关心职工身心健康；深化"爱·益"职工互助项目，全方位做好职工帮扶救助体系；建设爱心妈咪小屋，推进"职工标准化休息室"改建及上海交通大学附属嘉定实验学校的合作办学等，努力用心用情关爱职工，让每位职工切实感受到瑞金"大家庭"的温度。根据国家卫生健康委医院满意度调查，门诊患者满意度、住院患者满意度 2021 年、2022 年名列前茅。2022 年员工满意度较前大幅提升（见表 1）。

表 1　国家卫生健康委医院满意度调查数据

单位：%

项目	2021 年	2022 年
门诊患者满意度	95.77	95.77
住院患者满意度	98.38	98.38
员工满意度	83.12	95.63

资料来源：国家卫生健康委医院满意度调查平台。

（三）推进"便捷就医服务"数字化转型

依托瑞金医院建设的上海市数字医学创新中心，在医院党委领导下，依照国家智慧医院建设"智慧服务分级评估"标准、上海市"便捷就医服务"数字化转型1.0、2.0及上海申康医院发展中心便捷就医场景及三统一建设等一系列规范指引，在患者智慧服务领域积极探索、稳步推进，在全市率先完成所有便捷就医场景的建设和应用。其中"便捷就医"、"一部手机走医院"等应用获得了"第四届上海医改十大创新举措"、"2021世界人工智能大会SAIL奖"等荣誉，相关建设成果也通过了国家"智慧服务三级"测评，为上海的最高等级。基于已有成果，结合整体发展愿景，医院积极推进"云上瑞金"建设，全面重构服务，进一步整合资源优化流程，相关便捷就医的措施也获得了广大患者的认可，取得了实效（见表2）。

表2 上海市"便捷就医服务"数字化转型

建设时间	应用场景	建设成效
2021年"便捷就医服务"数字化转型1.0	精准预约	减少就诊等候时间,缓解患者"挂号难"
	智能预问诊	提高门诊诊疗效率和质量
	互联互通互认	减少"重复检查",减轻群众就医负担
	医疗付费"一件事"	提升群众便捷度、体验度和满意度
	医保电子病历卡	解决群众医保持册就医堵点问题
	线上申请核酸检测	优化群众核酸检测流程
	智慧急救	实现"上车即入院",争取患者抢救宝贵时间
2022年"便捷就医服务"数字化转型2.0	智能分诊导诊	实现患者精准就医
	智能院内导航	解决患者院内就诊"找不到路、往返跑"的烦恼问题
	智能识别通行	助力疫情防控及应急能力提升
	医疗收费电子票据	方便患者"随时查""随时用"
	智能诊后管理	赋能医院慢性病管理
	区块链中药代煎配送	中药饮片生产、流通全过程安全可溯有保障
	便民"一键呼救"	提升院前自救互救效率效果

续表

建设时间	应用场景	建设成效
2023 年 "便捷就医服务" 数字化转型 3.0	互联网医院多学科会诊	解决会诊受时间空间限制的问题
	一键式病案服务	解决病案打印耗时耗力合规性差的问题
	云陪诊服务	改善以中老年为主的就医数字鸿沟问题
	云胶片服务	解决影像高质量共享问题
	医保电子处方中心	解决医保患者用药问题
	创建数字化传染病临床 诊治体系	解决突发传染病分级分类救治问题
	互联网医院专区服务	解决互联网医院分诊导诊问题

资料来源：根据历年上海市"便捷就医服务"数字化转型资料整理。

四 改革经验

（一）深化公立医院党的建设，增强医院高质量发展动能

切实提高政治站位，把党的领导贯穿办院治院全过程，以加强公立医院党的建设为主线，努力实现医院治理体系和治理结构的协同高效发展。

1. 进一步强化医院科学治理

全面发挥好医院党委职责，按照"科学合理、权责一致，有统有分、有主有次，履职到位、流程通畅"的目标要求，建立"优化、协同、高效"的内部治理体系和治理结构。秉持科学和民主决策原则，持续优化医院议事决策流程。积极探索各项改革任务的机制创新，确保各项重大工程建设高质量按时竣工。

2. 进一步加强基层党组织建设

严把党员发展关，抓严抓实党员教育，注重在一线职工、高层次人才和优秀学生中发展党员。通过系列主题活动激励党员在工作、学习和生活中彰

显模范带头作用。在推动基层党支部履行好直接教育、管理、监督党员责任的同时，推进基层党建工作与临床学科建设深度融合、推进跨院区党建工作一体化发展，把基层党组织建设成为有效实现党的领导的坚强战斗堡垒，并做好可复制、可推广经验的总结。

3. 进一步加强干部队伍建设

加强班子政治思想教育和作风建设，强化班子责任担当，建设团结和谐、充满活力的领导班子。牢固树立正确的选人用人导向，在严把干部政治关、品行关、作风关、廉洁关的同时，拓宽干部选育视野，加大对优秀青年管理干部的选拔和培养力度，强化管理干部储备库建设。优化医院管理干部队伍建设，进一步提高干部的政治素质和业务能力，为医院高质量发展输送敢担当作为、履职尽职的管理干部。

（二）以党建为引领，以公益为基石，满足人民群众多元化健康需求

坚持社会主义办院方向，把社会公益性放在首位，确保医院的发展符合国家卫生健康政策和人民群众日益增长的多元化高品质健康服务的需求。

1. 瞄准未被满足的医学需求

医院发展紧密围绕国家卫生健康政策导向，坚持以人民健康为中心，贯彻落实预防为主、防治结合方针，关注卫生健康领域最新研究动态，多与医护人员沟通、多收集患者反馈，建立主动发现及响应人民群众和医学界未被满足的医疗需求的有效机制，激励医护人员成为新生命领域的主动创新者，并带动生命医学相关的产业共同发展，让大型公立医院成为医学创新的源头，彰显大型公立医院在新质生产力中所发挥的作用。

2. 主动担当社会责任

主动投身国家医疗改革，为全国医改提供经验和示范。进一步助力老少边穷、革命老区等地医疗帮扶，建立以"技术平移"和"六病共管"为核心的医疗帮扶新范式，发挥医院优质医疗资源和管理理念的辐射、带动效应，为帮扶地区留下一个"搬不走"的瑞金医院、建一个"百姓家门口"的瑞金医院，从根本上减轻当地百姓的医疗负担，提高生活质量。进一步主

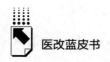

动融入长三角一体化发展战略，深入推进区域医联体和专科医联体的建设及合作分院同质化建设，拓展优质医疗供给半径，赋能"一小时瑞金医疗服务圈"，实现"瑞金"服务在长三角区域全覆盖。进一步加快国家区域医疗中心建设，更快更高质量推进真实世界研究项目，并依托博鳌乐城先行区"双国九条"优惠政策，以最优治疗方案和最佳医疗技术，保障全球最先进的创新医疗产品在瑞金海南医院更多落地，实现国人"大病不出国"的目的。进一步加强海陆空一体化应急医疗体系的建设，助力提升上海市乃至全国应对各类突发公共卫生事件的处置能力，为危急时刻抢救生命赢得宝贵的时间。

3. 优化健康服务能级

坚持以人民为中心的发展理念，把人民群众健康需求作为工作出发点和落脚点，形成以患者需求为导向，以疾病诊治为中心的创新医疗服务模式，有针对性地满足人民群众多层次、多样化的健康需求。进一步提高医疗服务质量和医疗技术水平，做大做强优势病种、特色病种，形成多学科诊疗和"广慈医术"特色；进一步提升诊疗能力和水平，优化医疗服务流程，提高公共平台运行效率，推动床位资源动态调配与管理，进一步打造"智慧瑞金"特色数字化转型服务全新体验，持续提升医疗服务人性化和温馨感，不断改善患者就医体验。

4. 打造瑞金善爱文化

进一步加强广聚善爱·公益慈善文化体系建设，多渠道筹集善款及规范运行"广聚善爱"基金，逐渐扩大"广聚善爱"受众覆盖面，以提供部分贫困和弱势群体必要的医疗服务和优惠政策，提高人民群众对看病就医的认同感和满足感。进一步打造"蓝小医"志愿服务品牌，定期组织医务人员开展志愿服务和社会公益，并将其常态化，以传承和弘扬"奉献、友爱、互助、进步"的志愿精神。

（三）瞄准世界医学科技前沿，党建驱动铸就研究型医院典范

对接国家和上海科技战略需求，加强科技创新体系和学科体系建设，建

设一批一流学科、催生一批原创性成果，引领医学事业发展。

1. 提升科技创新能力

聚焦生命科学、生物医药科技最前沿，深度融合大数据、人工智能等前沿技术，从学科发展、临床需求、产业市场整体规划医学科技创新任务。有组织开展科学研究，打通"技术更新—技术落地—技术迭代"路径及科技成果转化"最后一公里"，探索出一种"医学+工业""医院+工厂""医生+工程师"的多维度"医工协同"的产医融合模式，从源头上解决关键性临床问题。以国家医学中心建设为契机，加快全球最领先的创新医疗产品、技术和方案落地。

2. 打造研究型医院

以满足重大和疑难复杂疾病临床诊治需求为重点，瞄准生命健康前沿基础领域和关键核心技术重大科学问题，开展跨领域、跨学科的原创性交叉研究，打造以"临床问题驱动、基础研究支撑、临床平台验证、科技转化续航"为特色的新型研究型医院建设之路。

3. 抓实学科建设规划

依托转化医学国家重大科技基础设施（上海）、全国重点实验室、国家临床医学研究中心、上海市重点实验室等为主体的创新研究平台体系，开展前沿基础研究和重大科技攻关。以"高峰学科、优势学科、特色学科、扶持学科"为柱，以"十大学科群"为链，顶层规划医院学科布局，整合院内外优质资源，形成一批处于国际、国内领先水平的优势学科，形成一批具有引领作用的临床转化成果。基于国产首台质子治疗系统临床应用，打造符合中国国情的肿瘤治疗瑞金方案；基于医学影像先进技术研究院建设，打造国产医学影像与放疗技术创新研究和成果转化基地；基于完善环广慈—思南园区建设，凝练对标国际一流水平的医学高科技园区成果转化的成功经验；并积极推动中西医结合高水平发展，落实好国家和上海市中西医结合"旗舰"医院项目建设任务。

（四）坚持铸魂育人，构筑党建与卓越医学人才双向融合的培养体系

坚持以德为先，加强大思政和大教育体系建设，落实卓越医学创新人才

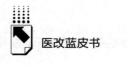
培养目标。

1.加强卓越医学大思政体系建设

落实立德树人根本任务，坚持把思想政治工作贯穿教育教学全过程，推进医学专业"课程思政"教学改革，将理想信念教育、职业精神教育、专业思想教育贯穿始终，激励医学生传承并发扬瑞金文化精神和医学品格；不断完善师德师风和思政队伍建设，打造一个有内涵的国家级"课程思政示范团队"。

2.完善医教协同大教育体系建设

不断提高教学质量，推进"邝安堃—傅培彬计划"的实施，深化临床医学"4+4"专业培养改革以及单循环器官系统整合课程改革，努力挖掘特色课程和建设国家级的优秀课程，强化医学模拟教学和医学法语教学两大品牌。基于大教育体系，进一步探索住院医师规培和临床博士后的衔接、医工交叉技术人才培养等路径，努力把医院建设为输送医疗卫生优秀人才的孵育地、优秀专科人才的培育地、社会亟须医卫健康人才的培训地。

（五）党建赋能智慧医院建设，锻造高速发展的数字引擎

聚焦智慧服务、智慧医疗、智慧管理，融合新一代信息技术，打造实体医院加"元医院"双轮运行的未来智慧医院典范。

1.全面深化智慧医院建设

进一步深化"智慧瑞金"工程建设，切实推进"未来医院"项目实施，完善"互联网+医疗健康"服务。深化医疗设备智慧化管理中心建设，实质推动合作分院医疗信息系统一体化进程，持续推进智慧"元医院"建设，继续迭代完善数字孪生智能运营平台。

2.夯实"云上瑞金"技术研发

推动具有瑞金核心技术的全生命周期健康管理产品的形成与转化。做好智慧医院、数字医疗相关标准制定和专利等自主知识产权申报，完成数字化手术室、数字病理等技术标准制定。

（六）加强党建彰显广慈底蕴，打响瑞金特色文化品牌

坚定医院文化建设的政治底色，打造健康向上、开放包容、医患和谐、广聚善爱的新时代瑞金文化品牌，践行医院文化建设的使命。

1. 坚持文化政治底色

将医院文化与国家需求、人民愿望紧密结合，凸显文化的引领作用。将医院文化的核心理念融入日常管理，使之成为全院职工的行为规范。充分发挥党支部在文化建设中的积极作用，以典型选树和宣传，引导职工立足岗位，践行社会主义核心价值观，扎实培育促进公立医院改革与发展的人文根基和文化土壤。

2. 营造医学人文氛围

进一步推进院史文化、建筑文化、安全文化、管理文化等的建设及"广聚善爱"、志愿服务、"仪式教育"等品牌活动项目，讲好"瑞金故事"、抓实"四名工程"、深化融媒体平台和多元化科普基地建设等，充分挖掘和凝练医院文化特色，多渠道展示医院文化底蕴和精神内核，持续增强瑞金职工的文化自觉和文化自信，切实提高医院凝聚力和向心力。

（七）党建引领凝心聚力，提振干事创业激情

优化统战和群团工作的工作机制，全方位激发各级职工的内在潜能和工作积极性，凝心聚力共促医院高质量发展。

1. 优化统一战线工作机制

树立"大统战"格局，进一步做好党外知识分子思想政治工作，推动党外人士在思想、目标与行动上与中国共产党保持同心同向。加强统战人才队伍建设，发挥好无党派人士"蓄水池"的作用。健全沟通渠道，充分发挥党外代表人士在医院发展中的建言献策作用。

2. 优化对群团组织工作的领导

坚持党对群团组织的领导，不断增强群团组织的政治性、先进性、群众性，进一步健全民主管理和监督的工作机制，支持职代会、工代会代表充分

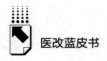

行使职权，有效激发职工参与医院民主管理和科学决策的热情。进一步创新工会和妇委会的工作机制，畅通职工沟通渠道，多渠道弘扬先进典型和塑造职业精神，鼓励职工立足岗位建功，凝心聚力共谋发展。推动团组织更好发挥政治功能的同时，进一步为青年搭建成长的平台，引领广大青年职工争做有理想、敢担当、能吃苦、能奋斗的新时代好青年。

3. 持续提升职工满意度

以"全生命周期健康"为理念，坚持以职工需求为导向，持续构建多元化职工关爱体系，全力打造围绕职工从入职到荣退，全方位、全职业生涯的关爱体系；精细做好终身教授、离退休老同志的关心关爱与服务保障工作；务实推进各项职工关爱计划，包括持续优化职工的工作环境，保障职业安全、身心健康、生活与家庭关爱、困难援助、工会普惠福利等，从点滴到系统，温暖每一位职工，从内心激发其对医院的热爱，汇聚起"向善向上向发展"的强大动力，让幸福职工高效科学地为患者工作。

五 工作展望

瑞金医院始终以习近平新时代中国特色社会主义思想为指导，在党中央国务院的坚强领导下，继续以人民健康为己任，以卓越党建为引领，坚守医院公益性，践行改革发展使命，提升医疗质量，加速医学创新与转化，赋能健康中国，构建公立医院高质量发展瑞金模式。

随着中国特色社会主义进入新时代、上海"五个中心"的核心功能迈上新台阶、人民城市建设迈出新步伐，瑞金医院也将进入新的历史方位。瑞金医院将继续坚持"向善、向上、向发展"的总基调，遵循"让患者信赖、让员工骄傲、让社会满意、让同道尊重"价值理念，秉承"广博慈爱、追求卓越"宗旨使命，履行"人民至上、生命至上"责任担当。以"品牌塑造、进步变革、质量体系、有机整体、智力智慧、提高效率和技术至上"为一体的"BE-QUIET"发展战略为指引，有力探索并实践单体多院区"一体运营、垂直管理、同质医疗"的现代化医院发展之路。

　　面向未来，深知前进之路任重而道远。站在新起点，面向新时代，蓝图已绘就，奋斗正当时，故应更加紧密围绕在以习近平同志为核心的党中央周围，不忘初心，牢记使命，攻坚克难，开拓创新，为医院早日全面建成"亚洲一流的示范性医院"、助力健康中国建设而踔厉奋发、勇毅前行！

B.15
香港大学深圳医院实施人事薪酬制度改革推动公立医院改革与高质量发展

香港大学深圳医院　广东省卫生健康委员会　深圳市卫生健康委员会*

摘　要： 深圳市自 2010 年成为全国首批公立医院改革试点城市以来，在改革公立医院管理体制和运行机制等方面先行先试，并于 2017 年被确定为全国公立医院综合改革示范市。特别是香港大学深圳医院作为深港医疗合作的重要平台，积极学习借鉴香港地区先进管理经验，结合国家对深圳市的城市定位，围绕当地医疗卫生事业发展目标，聚焦老百姓不断增长的医疗服务需求，以管理创新、模式创新推动公立医院改革与高质量发展。香港大学深圳医院自 2012 年开业以来便实行"全员聘用""岗位管理"等人事管理制度，以及"固定为主""同岗同酬"等薪酬分配制度，探索出薪酬制度改革"增动力、调结构、稳保障、强内控"的实施路径和操作指南，稳定了医务人员薪酬预期，激发了规范诊疗的内生动力，推动了"绿色医疗"模式落地落实，探索出一条人事薪酬制度改革与精益运营管理相辅相成、相得益彰的新路子。香港大学深圳医院的改革经验多次获国家层面肯定，并于 2021 年成为委省共建公立医院高质量发展试点医院（全国共 14 家），以及国家建立健全现代医院管理制度试点医院，为全国公立医院改革与高质量发展的理论研究和实践探索提供了有益经验参考。

关键词： 岗位管理　薪酬分配　现代医院管理　高质量发展

---

* 作者单位：香港大学深圳医院。徐小平、张文智、万新华；作者单位：广东省卫生健康委员会。王春晓、郑爽；作者单位：深圳市卫生健康委员会。吴红艳、李创。

一 改革背景

完善公立医院人事薪酬制度是深化公立医院改革的重大课题。党的十八届三中全会审议通过的《中共中央关于全面深化改革若干重大问题的决定》明确提出，要加快公立医院改革，落实政府责任，建立科学的医疗绩效评价机制和适应行业特点的人才培养、人事薪酬制度。有研究报告指出，中国医生从单位得到的薪酬与当地社会平均工资的比值处于国际合理范围的下游，略偏低；更为突出的是三方面的结构问题：薪酬构成不合理（奖金最高能占到全部工资的70%-80%）、退休与在职收入反差过大、地区和医院间差别过大，并提出适当提高医生的合法薪酬水平、将基本工资所占比重提高到总薪酬的70%等改革措施建议[①]。

2017年，全国启动公立医院薪酬制度改革试点，对建立符合医疗行业特点、体现以知识价值为导向的公立医院薪酬制度作出制度安排。各地按照"两个允许"（允许医疗卫生机构突破现行事业单位工资调控水平，允许医疗服务收入扣除成本并按规定提取各项基金后主要用于人员奖励）要求[②]，稳妥推进公立医院薪酬制度改革，在薪酬水平、薪酬结构、资金来源、考核评价等方面进行广泛探索。2021年，经国务院同意，人力资源和社会保障部等五部委印发《关于深化公立医院薪酬制度改革的指导意见》（人社部发〔2021〕52号），在全国范围内进一步推动改革。

不过，由于公立医院薪酬制度改革涉及人事编制管理、经费渠道、"三医"联动改革等方面，单线作战、单点突破的效果往往有限。通过这些年的改革试点发现，改革的系统性、整体性、协同性还亟待加强，公立医院薪

---

① 贡森、葛延风、王列军：《中国公立医院医生薪酬制度改革研究》，社会科学文献出版社，2016。

② 《人力资源社会保障部关于深入学习贯彻全国卫生与健康大会精神的通知》，中华人民共和国人力资源和社会保障部网站，2016年9月27日，https：//www.mohrss.gov.cn/SYrzyhshbzb/shehuibaozhang/zcwj/yiliao/201610/t20161009_ 254212. html。

酬制度改革仍面临许多难点堵点。一是科学化规范化的人事管理制度有待优化，例如，医院岗位总量不足且结构不合理，对岗位缺乏基于职责、风险、工作量的精细化分析，岗位绩效考核标准单一，激励机制不完善。二是符合医疗行业特点的薪酬制度亟待健全，例如，各方对如何合理确定公立医院薪酬水平仍未达成共识；薪酬水平总体偏低，内部差异很大，基本工资偏低，奖金比例过高，薪酬与科室、个人业务净收入挂钩；目前公立医院薪酬分配在医院内各个专业各个科室之间不平衡，社会所需要的一些短板学科和专业，长期难以得到加强和发展，如儿科、感染科、麻醉科、病理科、精神卫生科、护理专业等①。三是公立医院筹资渠道尚需拓展，如，医疗服务收入对人员经费支出的补偿程度不高，医疗服务价格调整不到位，医保结算周期较长等。政府对公立医院的财政投入相对不足，2016~2021年政府财政投入占公立医院总收入的8%~9%，低于德国、英国、新加坡及美国等政府对公立医院的补偿（比例分别为27%、85%、50%和60%）。四是医院内部运营管理方面的短板弱项仍待补齐，例如，医院重成本核算轻成本管理，或仅管控日常的执行性成本，科室、病组、项目等成本单元内外部相互割裂，未形成基于价值链视角的成本管理体系，管理费用相对较高，且存在医疗资源、医疗费用浪费的情况，在控制医疗费用的要求下，医院收支结余面临较大挑战。

党的十八大以来，党中央赋予深圳市建设好中国特色社会主义先行示范区、创建社会主义现代化强国的城市范例的历史使命②。为此，深圳市持续深化医药卫生重点领域关键环节改革，先后承担药品采购供应保障制度、按病种分值付费、紧密型城市医疗集团建设、国家中医药传承创新发展等20余项改革任务，因真抓实干成效明显两次获国务院表彰激励，为公立医院薪酬制度改革创造了良好的外部环境。同时，深圳市也积极推动公立医院内部运营管理机制改革，9家医院入选国家和省现代医院管理制度试点医院，7家医院入选国家和省高质量发展试点医院。特别是香港大学深圳医院在人事

① 《实施健康优先发展战略——访国家卫生健康委主任雷海潮》，《人民日报》2024年8月11日，第2版。
② 习近平：《在深圳经济特区建立40周年庆祝大会上的讲话》，人民出版社，2020。

薪酬制度改革等方面取得积极进展。

香港大学深圳医院是由深圳市政府全额投资，引进香港大学现代化管理模式的综合性三级甲等公立医院，于 2012 年 7 月 1 日开业。截至 2023 年底，医院拥有床位 2000 张，人员 3159 人。年门急诊 166.9 万人次，出院 6.8 万人次，日门急诊量约 7000 人次，平均住院日 6.6 天。作为"一国两制"事业下深港合作新实践，粤港澳大湾区医疗融合排头兵，深圳建设先行示范区医改标杆，香港大学深圳医院以"建湾区高地，登国际巅峰"为目标，积极引进国际一流的先进医院管理经验和医疗技术，全力打造集"医、教、研、管"为一体的大湾区国际化医疗中心，并同步推进人事薪酬制度改革。通过借鉴其他国家（地区）公立医院人事聘用和薪酬激励等制度做法，香港大学深圳医院致力于建立一个以岗位管理为基础，薪酬水平较高，固定工资为主的人事和薪酬管理体系，以建立正确的激励机制，实施"绿色医疗"模式，推动维护公益性、调动积极性、保障可持续的公立医院运行新机制落地落实，为全国公立医院薪酬制度改革提供"广东方案""深圳样板"。

二 主要做法

香港大学深圳医院按照"增动力、调结构、稳保障、强内控"的思路，推进人事薪酬制度改革，探索出一条医生回归看病本职、医疗回归价值本身、医院回归公益性质、人民群众得实惠的改革道路（见图 1）。

（一）"增动力"：稳定医务人员收入预期，激活规范诊疗内生动力

1. 实行"岗位管理"和"全员聘用"的人事管理制度，实现用人自主权

一是落实用人自主权。在核定员额范围内，医院实行"自主设岗、自主招聘、自主定薪"，建立"人员能进能出、岗位能上能下、薪酬能升能降"的选人用人机制，实现用人自主权。

二是实现自主设岗。融合香港地区管理经验和深圳医疗管理实际，设置医、护、药、技、管、支援等 6 个岗位职系，每个职系再分若干级别（如

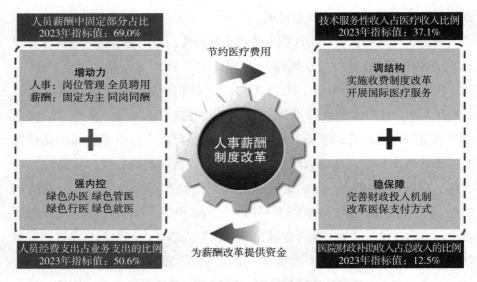

图 1　香港大学深圳医院人事薪酬制度改革模式

医生职系分为高级顾问医生、顾问医生、副顾问医生、高级医生、驻院医生 5 个级别，并分别设置不同的薪金点，见图 2），建立符合医疗行业特点的岗位体系及岗位薪酬。

三是实行自主聘用。聘任员工以应聘者的专业、医疗知识和技能，及重视医院规定的工作操守为依据。所有岗位人员均依法签订书面聘用合同，明确双方的权利义务，实行合同管理。

四是优化人员结构。优化岗位结构和技能组合，增加护理人员数量，提升医疗质量和患者满意度。设立医生辅助岗位，如医生助理、B 超技术员、牙科治疗师等，提高医生工作效率。2023 年，医院床人比、医护比达到 1∶1.9 和 1∶1.5，优于全国平均水平（1∶1.2 和 1∶1.18）。

五是拓展晋升空间。完善护理职系的晋升阶梯，增设临床护理专家和护理顾问岗位，为致力于专科发展方向的护士，提供临床管理工作以外的晋升阶梯选择（见图 3）。

2. 实行"固定为主"和"同岗同酬"的薪酬分配制度，落实结构调整

一是建立体现岗位价值的薪酬体系。参考发达国家（地区）公立医院

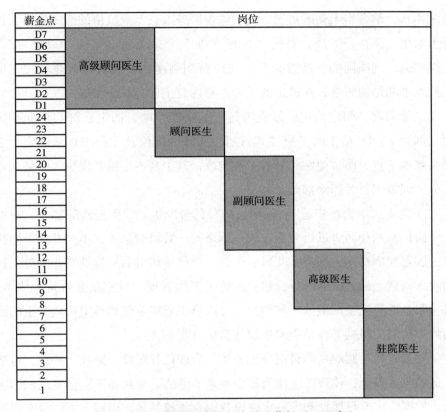

薪金点	岗位
D7	高级顾问医生
D6	
D5	
D4	
D3	
D2	
D1	
24	顾问医生
23	
22	
21	
20	副顾问医生
19	
18	
17	
16	
15	
14	
13	
12	高级医生
11	
10	
9	
8	
7	驻院医生
6	
5	
4	
3	
2	
1	

图 2　香港大学深圳医院医生职系薪级（2023 年）

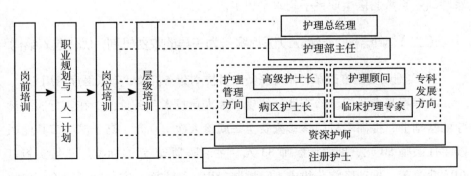

图 3　香港大学深圳医院护理职系岗位设置

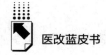
薪酬体系，结合本土薪酬情况，建立体现医务人员专业价值的薪酬体系，细分为医生、医技、护理、科研和管理支援 5 个薪级表。实行"以岗定薪、人岗相适、同岗同酬、绩效管理"岗位薪酬制度，突破现行事业单位工资调控水平和结构限制，在核定的预算总额内自主确定薪酬待遇。

二是采取"固定为主、绩效为辅"的薪酬策略。固定薪酬与浮动薪酬的比例为 7∶3。员工的工资按其资历、从事的岗位及工作表现来确定，主要由基本工资、岗位津贴和绩效工资构成，其中基本工资和岗位津贴是固定部分，绩效工资为浮动部分。

三是建立"责薪相适""同岗同酬"的分配机制。固定薪酬部分，根据人员岗位系列和薪级进行分配，同一职系同一薪级的员工在不同专业不同科室的固定薪酬相同，保障了儿科、全科、产科等相对弱势领域专业医务人员的收入待遇。绩效薪酬部分，建立以员工工作表现、科室服务数量和成本、科室服务质量为主的绩效考核制度，形成员工履职尽责和科室量质并重的激励约束机制，根据考核结果发放绩效薪酬（见图 4）。

四是统筹不同职系和科室分配关系。合理拉开医疗、医技、护理、行政人员的收入差距，体现医生作为核心要素的价值。为兼顾不同科室之间的平衡，根据临床专科属性和发展定位设置综合加权系数，以调节不同科室之间同岗同级人员的绩效工资差距，儿科、急诊、麻醉、病理、全科等紧缺专业医师绩效系数居医生职系平均水平以上。

（二）"调结构"：建立以医疗服务为主导的收费机制，优化收入结构

1. 实施收费制度改革，体现医务人员技术劳务价值，降低医疗费用

一是提高专科门诊诊查费，体现医务人员技术劳务价值。在实行团队诊疗的基础上，提高专科门诊诊查费至每就诊人次 100 元，高于深圳市其他医院主任医师 50 元、副主任医师 33 元、主治医师 25 元的标准。二是实施打包收费改革，推动医院节约成本、控制费用。一方面，实行全科门诊打包收费，一次全科门诊收费 200 元，包含诊查费，检验费，放射、超声、心电图检查费，非严重伤口处理费，最多 7 天药费；另一方面，对住院患者实行基

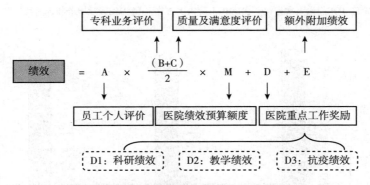

图4　香港大学深圳医院绩效工资计算方法

础诊疗服务打包收费，每床日收费255元，包含诊查费、护理费、注射费、吸氧费、换药费、雾化费等六大类共75个诊疗项目（见图5）。

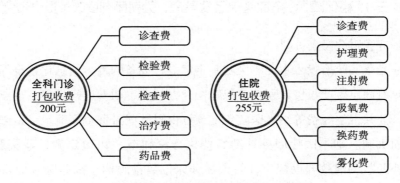

图5　香港大学深圳医院打包收费情况

2. 开展国际医疗服务，满足境内外患者多样化医疗服务需求

发挥深港合作平台优势，参照香港地区玛丽医院医疗运作模式，积极开展国际医疗服务，满足市民、港澳跨境人员和外籍人士多层次、多元化、个性化的医疗服务需求。2023年，医院已与境内外33家国际保险公司及第三方机构签订直付协议，国际医疗中心门诊人次占医院总门诊人次的比例为3.32%，出院人次占医院总出院人次的比例为6.20%，国际医疗服务收入占医院医疗收入的比例为13.50%，形成对基本医疗服务的有益补充（见图6）。

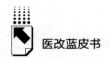
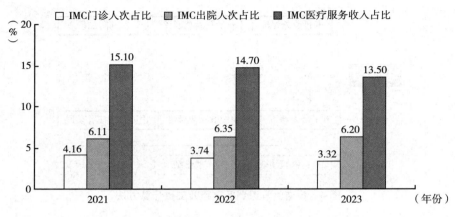

图6　香港大学深圳医院国际医疗中心（IMC）服务情况

（三）"稳保障"：拓宽医院经费渠道，为薪酬制度改革提供资金保障

1. 完善财政投入机制

一是落实政府投入责任。医院基本建设、设备购置、信息化建设等纳入年度政府固定资产投资计划全额保障。开办经费、初期运行经费、重点学科经费、公共卫生经费等纳入医院年度预算由财政安排资金保障。二是创新财政补助机制。基本医疗服务补助经费执行深圳市"以事定费、购买服务、专项补助"的财政补助规定，与人员和床位数量脱钩，按照医院提供基本医疗卫生服务（含门诊和住院）的数量、质量、群众满意度等核定，并与医院绩效考核结果挂钩。2023年，医院财政补助收入占总收入的比例为12.5%。

2. 改革医保支付方式

一是医院推行按病种付费为主的多元复合式医保支付方式改革，住院全面执行按病种分值付费（Diagnosis-Intervention Packet，DIP），普通门诊统筹按人头付费，对门诊血透、腹透等实行按单元付费，对康复医疗实行按床日付费。二是执行特殊病例评议和特殊项目加成分值机制。对于符合条件的特殊病例以及罕见病治疗药品、肿瘤靶向治疗、免疫治疗及化疗药品，医院向市医疗保障经办机构提出特殊申请，给予加成分值。三是深圳市医保部门综合考虑定点医疗机构级别、功能定位、医疗水平、专科特色等因素，采用基本系数与加权系数结合的方式确定定点医疗机构等级系数，医院作为委省共建公立医院高质量发展试点医院，加权系数增加2%。

（四）"强内控"：创新"绿色医疗"模式，让医疗回归价值本身

1. 绿色办医，公平公益

一是率先推行全预约服务。首推非急诊100%预约诊疗服务制度，开展多渠道预约，减少患者候诊时间，人满为患现象得到根本性缓解。二是推行"先全科、后专科"。设置全科医学与家庭医学门诊，首诊患者在此接受诊疗，需要进一步治疗的患者再转入相应的专科，实现院内分级诊疗，同时，腾出专家精力专注解决疑难杂症和带徒带教，降低医疗服务成本。三是推行团队诊疗服务。提供专家领导下的团队诊疗服务，患者按科室挂号，由科室安排医生为患者提供服务，避免专家看小病，让年轻医生早临床、多临床、反复临床。四是注重慈善关怀。坚持开展"冷门"服务，为唇腭裂患儿、成骨不全患者等提供免费诊疗服务。坚持开展各类健康讲座和人文活动等公益善举，共获港深两地社会慈善捐赠累计约1.6亿元。

2. 绿色管医，廉洁高效

一是倡导廉洁从业。对收受红包、回扣等行为"零容忍"，相关人员一旦违规即开除处理。设立"病人紧急援助基金"，将无法退还的礼品予以拍卖，并将拍卖所得的资金以及无法退还的红包，纳入该基金，用于资助医院困难病人。二是推进业财融合。设置运营管理委员会，探索从战略到执行的运营管理体系，推行专科运营查房和运营述职。三是建设"三位一体"智慧医院。加快信息化建设，医院电子病历应用水平达到五级，信息互联互通标准化成熟度达到五级乙等。

3. 绿色行医，专业循证

一是实行循证诊疗。强调临床路径、科学把握指征、缩短住院时间。

比如，产科严控手术指征，2023 年剖宫产率为 36.9%，显著低于全国三级公立综合医院平均水平（44.1%）。又如，生殖医学科依据国际诊疗指南，结合国内实际，对于 35 周岁以下首次种植胚胎的患者，只种植一枚胚胎，医院多胎妊娠率低于 10%（全国平均 20%~30%），与国际水平相若。践行加速康复理念，骨科关节镜手术患者平均住院日缩短至 2.9 天。二是推行绿色用药。建立新药申请遴选机制，以循证为原则，参考国际医学专家共识（GRADE 系统）评价药品目录，开院以来没有开设门急诊输液，执行中西医分治和药品拆零发放制度。规范抗生素使用，门诊抗菌药物使用比例为 4.5%，药品费用占比为 19.0%，远低于全国平均水平（见图 7）。

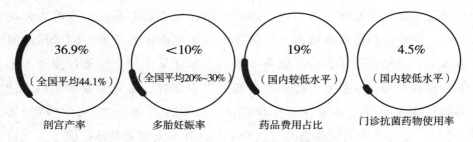

图 7　香港大学深圳医院循证诊疗、绿色用药情况（2023 年）

4. 绿色就医，医患互信

一是设置病人关系科。通过设置病人关系科，建立患者投诉管理机制，倡导公开披露的医疗文化，及时有效处理患者投诉和医疗纠纷。制定《病人约章》，阐明病人的权利与义务，引导理性就医和文明就医，对医闹和医暴"零容忍"，构建和谐医患关系。二是合理保障医务人员权益。制定医院"十大家规"，注重培养和提升医护人员的道德操守、专业水准和专业规范。为所有医生购买医疗责任险，将医疗事故责任交予第三方处理，充分保障患者和医院双方的合法权益。三是构建"绿色医疗"文化品牌。打造公益、廉洁、诚信、循证、自律和关爱等独具特色的"绿色医疗"文化名片，以文化建设助力医院高质量发展。

三 改革成效

香港大学深圳医院把国家关于公立医院薪酬制度改革的决策部署变成行动，通过为医务人员提供强大的薪酬保障，激发了医务人员规范诊疗的内生动力，推动"绿色医疗"模式落地落实，提升了医院运营管理效率，节约了医疗费用。同时，医院运营管理绩效提升所产生的收支结余又可运用于薪酬制度改革，由此形成改革与高质量发展的闭环，将"建立维护公益性、调动积极性、保障可持续的公立医院运行新机制"变成现实图景。医院于2017年通过三级甲等综合医院评审，2018年成为广东省高水平医院建设单位，2021年成为委省共建公立医院高质量发展试点医院和国家建立健全现代医院管理制度试点医院。2023年，"推广香港大学深圳医院'绿色医疗'模式"被写入《中共广东省委 广东省人民政府关于推进卫生健康高质量发展的意见》（粤发〔2023〕1号）。

（一）公益性得到更好维护

2019年以来，医院医疗服务收入（不含药品耗材检查化验收入）占医疗收入的比例保持在37.0%左右，优于全省和全市公立医院平均水平（32.2%、34.6%）（见图8）。2023年医院管理费用占业务支出的比例为8.0%，优于全省和全市公立医院平均水平（11.3%、9.8%）。

（二）积极性得到更好调动

2019年以来，医院人员薪酬中固定部分占比保持在70.0%左右，2023年为69.00%，优于全省、全市公立医院平均水平（46.49%、51.89%）（见图9）。医生的薪酬水平适度提高，医生人均年收入是深圳市在岗职工年平均工资的4.28倍，优于全国平均水平（2倍）[①]。合理拉开不同类型

[①] 贡森、葛延风、王列军：《中国公立医院医生薪酬制度改革研究》，社会科学文献出版社，2016。

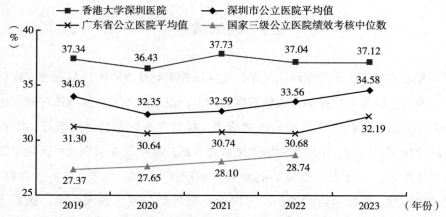

图8 2019~2023年香港大学深圳医院医疗服务收入（不含药品耗材检查化验收入）
占医疗收入比例及与深圳市公立医院平均值、广东省公立医院平均值
和国家三级公立医院绩效考核中位数对比

注：由于数据不可得性，国家三级公立医院绩效考核中位数2023年数据缺失。

人员的收入差距，医生人均年收入是护士的2.22倍，优于全国平均水平
（1.28倍）。

（三）可持续发展得到更好保障

2019年以来，医院人员经费支出占业务支出的比例保持在50.0%以上，
2023年达到50.58%，优于全省、全市公立医院平均水平（43.8%、
49.15%）（见图10）。

四 改革经验

（一）"用人自主"，建立灵活的选人用人机制

落实医院人事管理自主权，医院可按照自身发展规律完善人事管理体
系，建立灵活用人机制，降低不合理的用人成本，提升人力资源绩效。强调
岗位的性质和要求，实现因事设岗而非因人设岗，并配套严谨规范的管理制

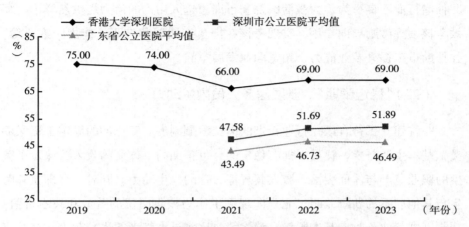

**图 9　2019～2023 年香港大学深圳医院人员薪酬中固定部分占比
及与深圳市公立医院平均值和广东省公立医院平均值对比**

注：由于数据不可得性，深圳市公立医院平均值和广东省公立医院平均值，2019～2020
年数据缺失。

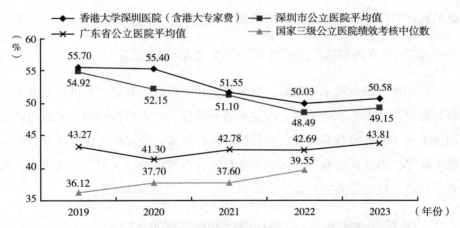

**图 10　2019～2023 年香港大学深圳医院人员经费支出占业务支出比例
及与深圳市公立医院平均值、广东省公立医院平均值
和国家三级公立医院绩效考核中位数对比**

注：由于数据不可得性，国家三级公立医院绩效考核中位数 2023 年数据缺失。

度，提高人事管理科学化、系统化、专业化水平。身份转变有助于"适才
适用"，合同管理畅通人员流动渠道，纪律聆讯机制规范员工遵守道德法律

并杜绝行业不良行为，为激活医院基于岗位选人用人的活力提供新样本。绩效考核发挥激励导向作用，实现考核在岗员工履职的知识、能力、素质等，并帮助员工提升专业能力，拓宽职业发展空间。

（二）"稳定预期"，激发医务人员内生动力

医院建立了符合医疗行业特点的岗位薪酬制度。高比例的固定工资保障员工基本生活需要，让员工拥有稳定的、可预期的、体面的收入，保障了医生的职业尊严与体面生活，激发其规范诊疗的内生动力。同时，合理拉开医生与其他职系的薪酬差距，充分体现医生作为核心岗位的劳务和技术价值。薪酬制度与业务收入基本脱钩，消除绩效比例过大带来的逐利行为，在诊疗活动中保持专业精神。考核体系"量质并重、优绩优酬"，在保障医院公益性的前提下提高员工积极性，促进医院可持续发展。探索非经济激励机制，为员工购买保险，实施员工支援计划等，为员工提供安全工作环境，维护良好的医疗秩序，构建和谐的医患关系。

（三）"开源节流"，拓宽薪酬制度改革经费渠道

深圳市经济发展水平较高，财政状况相对较好，其财政补助机制改革为释放薪酬改革潜力创造条件。医院积极开展服务收入结构调整，实施自我控制成本为主的打包收费制度，开展国际医疗服务，既保障了医疗质量，提升服务水平，提高医疗服务收入的含金量，又未增加财政负担，实现医生、患者、政府、社会等多方共赢。

（四）"降本控支"，以绿色医疗推动实现收支结余

创新推行"绿色医疗"改革，形成在"办医、管医、就医、行医"等方面的新理念新模式。以循证诊疗、绿色用药、绿色手术为主要手段，严控药品、耗材无效使用，促进资源配置从注重物质要素转向更加注重人才技术要素。强化绿色运营，推动战略规划、业务管理与经济管理深度融合，提高运营效率。控制医院运行成本、医疗成本和管理费用，为薪酬制

度改革腾挪空间。收支结余主要用于人员薪酬制度改革，从而建立良性循环新模式。

五 展望

下一步，香港大学深圳医院将继续贯彻落实国家和省市关于推进公立医院改革与高质量发展的决策部署，围绕"构建新体系、引领新趋势、提升新效能、激活新动力、建设新文化"，强化体系创新、技术创新、模式创新、管理创新，持续深化细化人事薪酬制度等重点领域关键环节改革，总结提炼可复制可推广的好经验好做法，为全国公立医院改革与高质量发展的政策研究和具体实践提供香港大学深圳医院样本。

（一）持续优化科学的岗位管理体系

一是开展医院人才盘点和人力配置标准研究，优化各职系人员配置总量和结构。借鉴发达国家（地区）医院人事管理经验，设置临床口腔助理、运营管理员等新岗位，优化人力组合和技能组合。二是以岗位管理为核心，探索建立基于"岗位价值—任职资格—核心才能—履职尽责"的四位一体人力资源评价体系，并与职级薪级、岗位晋升、绩效激励等挂钩，创新探索技术与管理职业发展"双通道"。三是建立顶尖人才寻聘机制和网络，完善学科带头人遴选与激励机制，制定重点学科接班人计划。四是重视建立良好的员工关系，发扬团队精神及保持员工士气，优化员工协商架构，完善员工申诉、调解和解决争议的政策与机制。

（二）持续推进薪酬分配制度改革

一是引入第三方专业机构开展外部薪酬调查，包括入职薪酬、薪酬水平等，优化各职系薪酬标准，完善"高精尖缺"岗位的薪酬激励政策和奖补政策。二是持续优化固定薪酬和浮动薪酬比例，并基于岗位"含金量"的评估，调整内部不同职系和同一职系不同职级之间的薪酬差距，明确合理的

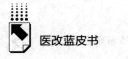

比例关系。三是综合运用平衡计分卡、RBRVS、DRG/DIP 等工具，探索从高质量发展战略到执行的绩效分配新路径，发挥绩效正向激励作用，并积极探索多元化非经济性薪酬激励措施，强化长期激励。

（三）持续以精细化管理促进提质增效

一是推进全面预算绩效管理，强化预算约束。推进按病种和按项目成本核算，强化内部控制和风险防范。二是聚焦关键环节和流程管控，以项目管理方式推进业财融合，优化资源配置，再造业务流程。三是建设运营管理信息集成平台，构建医院运营目标管理和运营监测分析体系，强化数据赋能决策。四是加快数字化转型，加强人工智能、云计算、大数据、互联网、物联网、区块链等新技术新应用，建成医疗、服务、管理"三位一体"的智慧医院。五是全面提升后勤管理的精细化和信息化水平，打造"绿色医院"样本。六是构建"绿色医疗"文化体系，打造公益、廉洁、诚信、循证、自律和关爱等文化名片，以文化建设助力医院高质量发展。

参考文献

［1］贡森、葛延风、王列军：《中国公立医院医生薪酬制度改革研究》，社会科学文献出版社，2016。

［2］《人力资源社会保障部关于深入学习贯彻全国卫生与健康大会精神的通知》，中华人民共和国人力资源和社会保障部网站，2016 年 9 月 27 日，https：//www.mohrss.gov.cn/SYrlzyhshbzb/shehuibaozhang/zcwj/yiliao/201610/t20161009_254212.html。

［3］《实施健康优先发展战略——访国家卫生健康委主任雷海潮》，《人民日报》2024 年 8 月 11 日，第 2 版。

［4］习近平：《在深圳经济特区建立 40 周年庆祝大会上的讲话》，人民出版社，2020。

Abstract

In accordance with the principle of scientificness, rigor and representativeness, the Chinese Academy of Medical Sciences organized experts of relevant fields to compile this report including progress of health reform in 2023 and key issues and areas of health reform at current stage. This report objectively analyses the health reform based on factual evidence, puts forward a strategic vision for reform in the new era, and provides helpful support to further deepen health reform.

2023 marks the first year of thoroughly implementing the spirit of the 20th National Congress of the Communist Party of China. Efforts to deepen the reform of the medical and healthcare system have continuously improved the people-centered development mechanism, leveraged institutional and mechanism reforms and innovations as the driving force, focused on key areas and critical links, promoted high-quality development of the medical and healthcare industry, and enhanced people's senses of gain, happiness, and security with new achievements in the construction of a healthy China. The expansion of high-quality medical resources and their balanced regional distribution have been continuously promoted, the development mechanism of public hospitals oriented towards public welfare has been deepened, the multi-tiered medical security system has been continuously improved, reforms and innovative developments in the pharmaceutical field have enhanced drug supply security, the national public health system has been further strengthened, and remarkable progress has been made in other related reform areas such as expanding the talent pool. The Third Plenary Session of the 20th Central Committee of the Communist Party of China emphasized the great significance of deepening the reform of the medical and healthcare system and deployed it as an important task to further comprehensive and

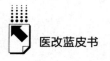

deepen reforms, and to advance Chinese-style modernization. Future health reform development strategies should emphasize the structural reform and connotative development of the medical and healthcare supply side, the systematic continuity of health services, the systematic integration of reforms, the consolidation and improvement of the basic medical and healthcare system with Chinese characteristics, and the continuous improvement of institutional mechanisms for high-quality healthcare development, empowering the high-quality development of the healthcare industry with innovative technologies and methods.

This book consists of three parts: a general report, special reports, and local experiences and cases. The general report systematically, scientifically, and objectively analyzes main progresses and impacts of key fields in health reform in 2023, including further improving the medical and healthcare service system, deepening the reform of public hospitals oriented towards public welfare, continuously improving the medical security system with Chinese characteristics, advancing reforms and innovative developments in the pharmaceutical field, strengthening the comprehensive supervision effectiveness of the entire medical and healthcare industry, and expanding the talent pool. The special reports objectively and deeply discuss the core issues in key areas such as the coordinated development and governance of medical services, medical insurance, and pharmaceuticals, the reform and high-quality development of public hospitals, and the reform of medical insurance payment methods. They provide systematic analysis from the experts' perspectives, hoping to inspire and provoke thought among readers. The section on local experiences and case studies selects typical regions with relatively rapid reform progress and visible reform achievements, summarizes their practical experiences, and provides references and insights for promoting the in-depth development of healthcare reform nationwide.

Keywords: Medical and Health System Reform; High-quality Development; Institutional mechanism reform

Contents

Ⅰ General Report

Abstract: In 2023, the country continued to deepen health reform, and several key reform measures have been implemented and taken effect, including the ongoing promotion of expanding and decentralizing high-quality medical resources and distributing among regions evenly, the enhancement of medical and healthcare service capacity at different levels and grades, as well as the continuous improvement of the medical and healthcare service system; significant progress was made in the reform of public hospitals with a public welfare orientation, promoting the high-quality development of public hospitals; the smooth transition of multi-level medical insurance was promoted, driving the high-quality development of China's unique medical insurance system; the supply capacity of drugs was further improved through the reform and innovative development of the pharmaceutical sector; the effectiveness of comprehensive regulatory supervision in the healthcare sector was strengthened through innovative regulatory means. Facing new situations and challenges, the future strategic orientation of healthcare reform should place greater emphasis on supply-side structural reform and inward-oriented development

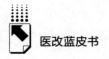
in the healthcare sector, place greater emphasis on the systematic continuity of healthcare services, and pay more attention to the systematic integration of reform, consolidating and improving China's unique basic medical and healthcare system, and using innovative technologies and means to empower the high-quality development of the healthcare industry.

Keywords: Healthcare service system; Reform of public hospitals; Medical security; Pharmaceutical Supply Guarantee System; Comprehensive supervision

II Special Topics

B.2　Promote the Coordinated Development and Governance
of Healthcare, Medical Insurance and Pharmaceuticals

Wu Yinxin, Ming Qiang / 073

Abstract: *Resolution of the Central Committee of the Communist Party of China on Further Deepening Reform Comprehensively to Advance Chinese Modernization* emphasizes the importance of promoting coordinated development and governance among the healthcare, medical insurance and pharmaceutical sectors. These three sectors share a common goal: to provide the public with safe, appropriate, high-quality, and efficient basic healthcare services. However, differing perspectives on the pathways and strategies to achieve this goal often leads to significant conflicts among the three sectors. It is necessary to strengthen policy and management coordination, promote the transformation of the three sectors linkage reform to coordinate development and govern so as to enhance overall effectiveness and adapt to health-center requirements.

Keywords: Collaborative development among healthcare, medical insurance, and pharmaceutical; Collaborative Governance; Mechanism reform

B. 3   Driving reform and high-quality development of municipal

public hospitals through project-based approaches

Fu Qiang, Xu Shuqiang, Ma Xinge and etc. / 088

Abstract: In order to implement General Secretary Xi Jinping's important instructions on deepening the reform of the medical and health system and to promote the high-quality development of public hospitals, starting from 2022, the Ministry of Finance, in collaboration with the National Health Commission, began supporting the selection of cities for demonstration projects through competitive evaluations. These projects aim to drive and guide the reform of public hospitals at the municipal level. The demonstration projects strengthen the responsibility of stakeholders, advance cycle management, and carry out supervisory evaluations. By combining a point-and-area approach, they guide systemic reform and high-quality development of public hospitals from three aspects: capacity enhancement, smart hospitals, and cost control. The demonstration project experiences indicate that the leadership of the Party Committee, government leadership, the introduction of project management mechanisms, and performance budgeting are crucial for stimulating local reform momentum and innovation. Coordinated multi-party efforts are key to advancing reforms. Future reforms should continue to refine project management systems, deepen institutional and mechanism reforms, facilitate the decentralization of high-quality medical resources, improve hospital management levels, and promote the high-quality development of public hospitals.

Keywords: Public Hospital Reform; High-quality Development; Medical and Health System Reform; Project Management

B. 4   Deepen the reform of the salary system for public hospitals

Zhang Guangpeng, Li Xiaoyan and Zhao Mingyang / 107

Abstract: Since the comprehensive reform of the salary system of public

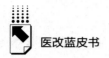

hospitals was launched nationwide in 2021, local governments have been steadily adjusting medical service prices in a cautious and orderly manner, gradually increasing the proportion of income from medical services such as diagnosis and treatment, traditional Chinese medicine, nursing, and surgery in total hospital income, and rationally adjusting salary levels and raising the proportion of personnel expenses. The internal structure of salaries has also been optimized, with emphasis on raising the stable income of medical staff. These efforts have yielded positive results. However, there are still problems such as an imperfect mechanism for determining salary levels, an unoptimized internal salary structure, a lack of complete breakthrough in the link between medical staff's salary and hospital business, and insufficient space for salary reform. In the future, efforts should be made to address these issues from the characteristics of the medical and health industry and the actual situation of public hospitals, with a focus on solving the issues of salary level determination, salary structure, salary internal allocation, and salary reform sources. Active efforts should be made to guide the path of public hospital salary reform and motivate medical staff.

Keywords: Public hospitals; Health personnel; Salary system

B.5 Policy and Impact Analysis of DRG and DIP Payment Method Reform
Ying Yazhen, Zhang Liqiang / 122

Abstract: In accordance with the requirements of establishing an effective and efficient medical insurance payment mechanism, our country has promoted the reform of diversified compound payment methods mainly based on DRG/DIP, continuously improved the payment system, and achieved initial results. Regarding the reform which involves multiple interests, with professional requirements and technical skills, this report explores its logic and impact of the reform, and enables relevant participants to accurately understand DRG/DIP, promote the improvement of reform quality and efficiency.

Keywords: DRG; DIP; Principal agent theory; Economic analysis

III Local Experiences and Cases

B.6 Promoting Reform and High-Quality Development of

Public Hospitals in Beijing   *Health Commission of Beijing* / 138

Abstract: This article delves into Beijing's efforts to propel the reform and high-quality development of public hospitals amidst the backdrop of advancing healthcare system reforms in the new era. It underscores the significance of public hospital reform, viewing it as a foundational requirement for enhancing the Chinese-characteristic basic healthcare system and a pivotal assurance for achieving more efficient, equitable, sustainable, and secure economic and social development. By integrating experiences from the Sanming medical reform with Beijing's unique attributes, the city has embarked on the "three medical integrations" reform, prioritizing high-quality development. This reform has catalyzed transformations in public hospital development methodologies, operational models, and resource allocation. The article expounds on this from four facets: reform background, primary initiatives, reform accomplishments, and future prospects. The reform background section highlights that high-quality public hospital development is a necessary response to people's escalating demands for a better life, a crucial component of Chinese-style modernization, and an inevitable trajectory of public hospital evolution. The primary initiatives section meticulously outlines Beijing's specific measures in refining the "Integrated Reform for Public Health Services" mechanism, medical service systems, service capabilities, hospital operations, and policy synergies within the medical services, medical insurance, and pharmaceuticals. The reform accomplishments section underscores achievements in medical and health resource expansion, health investment enhancement, health indicator optimization, medical burden alleviation, healthcare security upgrading, and drug supply guarantee improvement. Lastly, the future prospects section suggests directions for future endeavors, including bolstering public hospitals' public welfare, igniting their enthusiasm, and tightening supervision to elevate management standards.

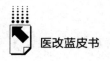
医改蓝皮书

Keywords: Public Hospital Reform; High-Quality Development; Collaborative development among medical services, medical insurance, and pharmaceutical; Medical Service System; Medical Insurance

B.7 Sichuan Province Implemented Comprehensive Health Reform Measures to Improving Public Satisfaction

Health Commission of Sichuan Province / 155

Abstract: As a pivotal province in China's comprehensive healthcare reform, Sichuan has steadfastly embraced a people-oriented development approach, prioritizing the resolution of its citizens' most urgent healthcare needs. Sichuan stands as the pioneer in implementing tiered diagnosis and treatment, charting a healthcare reform course tailored to local conditions. Building on an analysis of Sichuan's medical reform challenges and current state, this article systematically outlines the province's comprehensive healthcare reform measures across five dimensions: fostering multipartite collaborative governance, enhancing the healthcare service system, advancing the expansion and decentralization of high-quality healthcare resources, promoting the high-quality development of public hospitals, and ensuring the legalization, standardization, normalization, and informatization of the healthcare system. The practical insights gleaned can be encapsulated as the "four essentials": Firstly, the leadership of the Communist Party of China must serve as the cornerstone; secondly, people's health must take precedence; thirdly, coordinated governance among medical services, medical insurance, and pharmaceuticals is a crucial pathway; and fourthly, a reform approach grounded in provincial realities is imperative. Looking ahead, Sichuan Province aims to further deepen its comprehensive medical reform by focusing on refining the "four service systems," addressing the "four key tasks," and fostering the "four innovative measures."

Keywords: Comprehensive Health Reform; Diagnosis and treatment services; Public Satisfaction; Sichuan Province

B.8 Experience and Inspiration in Promoting Comprehensive
Reform of Primary Healthcare in Chongqing

Health Commission of Chongqing / 175

Abstract: This article outlines the experiences and insights gained by Chongqing in advancing comprehensive reforms of its primary healthcare system. Confronted with challenges such as personnel shortages, stagnant development momentum, and inadequate technical coordination in primary healthcare, Chongqing has embarked on a series of reform initiatives. The key experiences encompass: establishing an integrated medical service system at the district and county levels to optimize resource allocation; innovating healthcare talent support mechanisms to mitigate the talent shortage; utilizing diversified funding sources to bolster primary healthcare capacity, thereby addressing funding deficiencies; harnessing digital tools to empower and enhance primary care capabilities, tackling technological shortcomings; and implementing convenience and benefit measures to heighten the public's sense of gain. These reforms have yielded notable outcomes, advancing the tiered diagnosis and treatment system with a focus on primary care, alleviating the "difficulty and expense in seeking medical care" for residents at the grassroots level, and enhancing their access to medical services. Chongqing's experiences and insights offer replicable models for other regions.

Keywords: Chongqing; Primary Healthcare; Reform

B.9 Dedicated to Establishing a High-Quality and Efficient
Healthcare System in Guangzhou through Top-Level
Innovation, Foundation Consolidation, Institutional
Integration, and Enhanced Cooperation

*Health Commission of Guangdong Province, Health
Commission of Guangzhou* / 194

Abstract: The establishment of a high-quality and efficient healthcare system

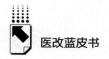
is a pivotal decision stemming from the 19th CPC National Congress, aiming at advancing the Healthy China Initiative. Guangzhou, as a pioneering mega-city at the forefront of China's reform and opening-up, has embarked on a mission to explore pathways for modernized health development. Adopting a government-led, public interest-oriented, and public hospital-centered approach, Guangzhou has prioritized the creation of an exemplary health service system, characterized by top-level innovation, foundation consolidation, institutional integration, and enhanced cooperation. To this end, the city has implemented strategies encompassing three key initiatives to establish medical excellence, leveraged three networks to foster multi-tiered health services, deepened reforms within the medical and healthcare system through coordinated development and governance of medical services, medical insurance, and pharmaceuticals, and bolstered medical capacity through three outreach efforts. By doing so, Guangzhou actively promotes the construction of a high-quality and efficient healthcare system while blazing trails for high-quality healthcare development in mega-cities.

Keywords: Healthcare System; High-Quality Development; Guangzhou

B.10 Promotion of Sanming Medical Reform Adapted to Local Conditions in Xiangtan

Health Commission of Xiangtan, Hunan Province / 216

Abstract: The Sanming medical reform serves as a nationwide reference model for healthcare system reform. Xiangtan has studied and adapted the Sanming experience to local conditions, carrying out beneficial practices and explorations. This paper outlines the specific measures and achievements of Xiangtan's medical reform in recent years, focusing on four key areas: improving the mechanism of medical reform, optimizing the healthcare service system, enhancing the comprehensive capacity of public hospitals, and strengthening the coordinated development and governance medical services, medical insurance, and pharmaceuticals.

Additionally, it presents the thoughts and prospects for the next stage of Xiangtan's medical reform. The inspiration drawn from Xiangtan's medical reform emphasizes adhering to the public welfare of public hospitals while optimizing the integration of existing medical resources through healthcare system construction. This includes promoting the extension of high-quality medical resources to the grassroots level, accelerating the overall development of medical specialties and talent teams, taking multiple measures to consolidate the momentum of medical reform, and integrating various aspects to drive the holistic development of healthcare.

Keywords: Xiangtan; Sanming Medical Reform; Healthcare System Reform; Systematic Integration

B.11 Practice of Building a Close knit County level Digital Medical Community in Yancheng, Jiangsu Province

Health Commission of Yancheng, Jiangsu Province / 237

Abstract: In recent years, Yancheng, Jiangsu Province, has conscientiously implemented the decisions and deployments of the Party Central Committee and the State Council. Based on the pilot project in Dongtai, Yancheng has adapted and promoted the experience of the Sanming medical reform according to local conditions. Focusing on digital empowerment, institutional innovation, health priority, and evaluation and assessment, Yancheng has promoted the construction of digital medical communities throughout the region. By adopting the "Yancheng Practice," the city has actively explored the high-quality development of closely integrated county-level digital medical communities, achieving a transformation from isolated "bonsai"-like initiatives to comprehensive "scenery"-like systems. These efforts have been fully recognized by senior officials at the National Health Commission and the Jiangsu Provincial Government. Consequently, the National Health Commission has held three training sessions in Yancheng to disseminate the experience of building a closely integrated county-level medical

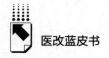
community. Furthermore, a special press conference was held to learn and promote the broader experience of the Sanming medical reform. As a result, Yancheng has been nationally recognized as a demonstration model for learning from and implementing the Sanming medical reform experience.

Keywords: Digitalization, Medical Community; Top Ten Centers; Yancheng.

B.12 Exploration and Practice of the "PUMCH Model" to Expand and Channel High-Quality Medical Resources towards Grass-roots for Improving the Overall Capabilities of Primary Healthcare Services

Peking Union Medical College Hospital / 261

Abstract: This report delves into the development strategy of Peking Union Medical College Hospital (PUMCH), focusing on its "1 +N +X" layout. It introduces the primary practices of PUMCH in diversifying channels and innovating models. The report analyzes the effectiveness of the reform from four perspectives: service accessibility, service homogenization, service capabilities, and resource allocation. Furthermore, it summarizes the construction experience of the "PUMCH model." The insights drawn from PUMCH's practices indicate that hospitals should actively contribute to the overall national development, formulate strategic plans, and strive to promote the construction of national and regional medical centers. Additionally, hospitals need to adjust their disciplinary layouts, expand cooperation networks, and establish an ecosystem to direct high-quality medical resources towards grassroots levels. Ultimately, these efforts aim to deepen the reform of the medical and health system and build a medical and health service system with Chinese characteristics.

Keywords: High quality medical resources; Regional balanced layout; Reform of the medical and health system; Peking Union Medical College Hospital

B. 13　The Rationale and Approach of Reform of Talent

Classification and Evaluation at West China

Hospital of Sichuan University

West China Hospital of Sichuan University / 294

Abstract: To address prevalent issues in talent evaluation and align evaluation practices with the unique patterns of scientific research and talent development, a comprehensive reform of talent evaluation is imperative. West China Hospital of Sichuan University (SCU), with its vast and diverse talent pool, was an early initiator in exploring talent classification management and evaluation, culminating in the development of several empirical strategies. By adhering to the distinct characteristics of the medical and healthcare sector and the developmental trajectories of medical research professionals, the hospital has prioritized addressing the challenges of " Breaking the Four-Dimensional Constraints" and " Establishing New Standards " through reforms in the title system and position evaluation mechanisms. This shift has moved away from a " one-size-fits-all " evaluation model, reduced the emphasis on publications and quantitative metrics, introduced reasonable evaluation cycles, and enhanced the flexibility of the employment mechanism, resulting in significant improvements in talent vitality. However, despite these advancements, challenges remain, particularly in balancing the need for flexibility without abandoning essential elements, reconciling immediate reforms with long-term stability, and refining the peer evaluation system.

Keywords: West China Hospital of SCU; Talent Classification and Evaluation; "Breaking the Four-Dimensional Constraints"; "Establishing New Standards"

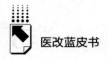

B.14   Comprehensively Strengthen the Leadership of the
　　　 Party and Leading the High-quality Development
　　　 of Public Hospitals

Ruijin Hospital affiliated to Shanghai JiaoTong
University School of Medicine ∕ 311

Abstract: Ruijin Hospital affiliated to Shanghai JiaoTong University School of Medicine, as one of the first pilot hospitals of high-quality development of national public hospitals and pilot hospitals of modern hospital management system, actively explores the road of high-quality development of public hospitals. Adhere to the deep integration of party building work and hospital development, and the hospital's comprehensive strength and social influence continue to improve. Practice has shown that the high-quality development of large public hospitals should always adhere to the president responsibility system under the leadership of the Chinese Community Party, strengthen the party building of public hospitals, improve the modern hospital management system, and firm the political background of hospital culture construction, so as to provide a good reference for realizing the coordinated and efficient development of hospital governance system and governance structure.

Keywords: Guidance of Chinese Community Party Building; High-quality Development; Mode of Ruijin Hospital; Hospital Culture

B.15   Personnel and Compensation System Reforms at the
　　　 University of Hong Kong-Shenzhen Hospital Drive Public
　　　 Hospital Reform and High-Quality Development

The University of Hong Kong-Shenzhen Hospital, Health Commission of
Guangdong Province, Health Commission of Shenzhen ∕ 332

Abstract: Since its selection as one of the initial pilot cities for national public hospital reform in 2010, Shenzhen has been a pioneer in reforming the management systems and operational mechanisms of public hospitals. In 2017, the city was designated as a national model for comprehensive public hospital reform, achieving several significant milestones in healthcare reform. Notably, The University of Hong Kong-Shenzhen Hospital (HKU-SZH), serving as a pivotal platform for healthcare collaboration between Shenzhen and Hong Kong, has actively integrated Hong Kong's advanced management practices. Aligned with the national strategy for Shenzhen's development and the city's healthcare objectives, HKU-SZH has focused on addressing the escalating demand for medical services from the public. Through innovative management and operational models, the hospital has propelled public hospital reform and high-quality development. Since its inception in 2012, HKU-SZH has implemented personnel management systems such as "full-staff appointment" and "position management," alongside a remuneration system rooted in "fixed pay as the mainstay" and "equal pay for equal work." This approach has paved the way for reforming the compensation system, adhering to the principles of "new growth momentum, structural adjustment, stable guarantees, and strengthened internal controls." These reforms have stabilized salary expectations for medical staff, nurtured intrinsic motivation adhering to standardized clinical practices, and facilitated the successful implementation of the "green healthcare" model. The hospital has fostered a synergistic relationship between personnel and compensation reforms, and lean management practices. The reform experience of HKU-SZH has garnered national recognition. In 2021, it was selected as one of 14 pilot hospitals for high-quality development under a central-provincial joint initiative and designated as a national pilot hospital for establishing and improving modern hospital management systems. Thus, the hospital has provided valuable insights and practical models for nationwide research and practical exploration in public hospital reform and high-quality development.

Keywords: Position Management; Compensation Distribution; Modern Hospital Management; High-Quality Development

社会科学文献出版社

皮 书

智库成果出版与传播平台

❖ 皮书定义 ❖

皮书是对中国与世界发展状况和热点问题进行年度监测，以专业的角度、专家的视野和实证研究方法，针对某一领域或区域现状与发展态势展开分析和预测，具备前沿性、原创性、实证性、连续性、时效性等特点的公开出版物，由一系列权威研究报告组成。

❖ 皮书作者 ❖

皮书系列报告作者以国内外一流研究机构、知名高校等重点智库的研究人员为主，多为相关领域一流专家学者，他们的观点代表了当下学界对中国与世界的现实和未来最高水平的解读与分析。

❖ 皮书荣誉 ❖

皮书作为中国社会科学院基础理论研究与应用对策研究融合发展的代表性成果，不仅是哲学社会科学工作者服务中国特色社会主义现代化建设的重要成果，更是助力中国特色新型智库建设、构建中国特色哲学社会科学"三大体系"的重要平台。皮书系列先后被列入"十二五""十三五""十四五"时期国家重点出版物出版专项规划项目；自2013年起，重点皮书被列入中国社会科学院国家哲学社会科学创新工程项目。

权威报告・连续出版・独家资源

皮书数据库
ANNUAL REPORT(YEARBOOK)
DATABASE

分析解读当下中国发展变迁的高端智库平台

所获荣誉

- 2022年，入选技术赋能"新闻+"推荐案例
- 2020年，入选全国新闻出版深度融合发展创新案例
- 2019年，入选国家新闻出版署数字出版精品遴选推荐计划
- 2016年，入选"十三五"国家重点电子出版物出版规划骨干工程
- 2013年，荣获"中国出版政府奖・网络出版物奖"提名奖

皮书数据库　　"社科数托邦"
　　　　　　　微信公众号

成为用户

　　登录网址www.pishu.com.cn访问皮书数据库网站或下载皮书数据库APP，通过手机号码验证或邮箱验证即可成为皮书数据库用户。

用户福利

- 已注册用户购书后可免费获赠100元皮书数据库充值卡。刮开充值卡涂层获取充值密码，登录并进入"会员中心"—"在线充值"—"充值卡充值"，充值成功即可购买和查看数据库内容。
- 用户福利最终解释权归社会科学文献出版社所有。

数据库服务热线：010-59367265
数据库服务QQ：2475522410
数据库服务邮箱：database@ssap.cn
图书销售热线：010-59367070/7028
图书服务QQ：1265056568
图书服务邮箱：duzhe@ssap.cn

S 基本子库
SUB DATABASE

中国社会发展数据库（下设 12 个专题子库）

紧扣人口、政治、外交、法律、教育、医疗卫生、资源环境等 12 个社会发展领域的前沿和热点，全面整合专业著作、智库报告、学术资讯、调研数据等类型资源，帮助用户追踪中国社会发展动态、研究社会发展战略与政策、了解社会热点问题、分析社会发展趋势。

中国经济发展数据库（下设 12 专题子库）

内容涵盖宏观经济、产业经济、工业经济、农业经济、财政金融、房地产经济、城市经济、商业贸易等 12 个重点经济领域，为把握经济运行态势、洞察经济发展规律、研判经济发展趋势、进行经济调控决策提供参考和依据。

中国行业发展数据库（下设 17 个专题子库）

以中国国民经济行业分类为依据，覆盖金融业、旅游业、交通运输业、能源矿产业、制造业等 100 多个行业，跟踪分析国民经济相关行业市场运行状况和政策导向，汇集行业发展前沿资讯，为投资、从业及各种经济决策提供理论支撑和实践指导。

中国区域发展数据库（下设 4 个专题子库）

对中国特定区域内的经济、社会、文化等领域现状与发展情况进行深度分析和预测，涉及省级行政区、城市群、城市、农村等不同维度，研究层级至县及县以下行政区，为学者研究地方经济社会宏观态势、经验模式、发展案例提供支撑，为地方政府决策提供参考。

中国文化传媒数据库（下设 18 个专题子库）

内容覆盖文化产业、新闻传播、电影娱乐、文学艺术、群众文化、图书情报等 18 个重点研究领域，聚焦文化传媒领域发展前沿、热点话题、行业实践，服务用户的教学科研、文化投资、企业规划等需要。

世界经济与国际关系数据库（下设 6 个专题子库）

整合世界经济、国际政治、世界文化与科技、全球性问题、国际组织与国际法、区域研究 6 大领域研究成果，对世界经济形势、国际形势进行连续性深度分析，对年度热点问题进行专题解读，为研判全球发展趋势提供事实和数据支持。

法律声明

"皮书系列"（含蓝皮书、绿皮书、黄皮书）之品牌由社会科学文献出版社最早使用并持续至今，现已被中国图书行业所熟知。"皮书系列"的相关商标已在国家商标管理部门商标局注册，包括但不限于 LOGO（▧）、皮书、Pishu、经济蓝皮书、社会蓝皮书等。"皮书系列"图书的注册商标专用权及封面设计、版式设计的著作权均为社会科学文献出版社所有。未经社会科学文献出版社书面授权许可，任何使用与"皮书系列"图书注册商标、封面设计、版式设计相同或者近似的文字、图形或其组合的行为均系侵权行为。

经作者授权，本书的专有出版权及信息网络传播权等为社会科学文献出版社享有。未经社会科学文献出版社书面授权许可，任何就本书内容的复制、发行或以数字形式进行网络传播的行为均系侵权行为。

社会科学文献出版社将通过法律途径追究上述侵权行为的法律责任，维护自身合法权益。

欢迎社会各界人士对侵犯社会科学文献出版社上述权利的侵权行为进行举报。电话：010-59367121，电子邮箱：fawubu@ssap.cn。

社会科学文献出版社